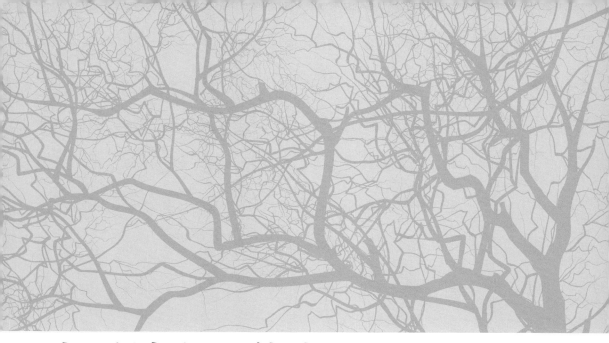

中国城乡失能老人
长期照料需求比较研究

吕晓莉　著

中国社会科学出版社

图书在版编目(CIP)数据

中国城乡失能老人长期照料需求比较研究/吕晓莉著.—北京:中国社会科学出版社,2016.9

ISBN 978 - 7 - 5161 - 9587 - 1

Ⅰ.①中… Ⅱ.①吕… Ⅲ.①老年人—护理—社会服务—对比研究—中国 Ⅳ.①R473②D669.6

中国版本图书馆 CIP 数据核字(2016)第 325585 号

出 版 人	赵剑英
责任编辑	耿晓明
责任校对	石春梅
责任印制	李寡寡

出　　版	中国社会科学出版社
社　　址	北京鼓楼西大街甲 158 号
邮　　编	100720
网　　址	http://www.csspw.cn
发 行 部	010 - 84083685
门 市 部	010 - 84029450
经　　销	新华书店及其他书店

印刷装订	北京君升印刷有限公司
版　　次	2016 年 9 月第 1 版
印　　次	2016 年 9 月第 1 次印刷

开　　本	710×1000　1/16
印　　张	17.75
插　　页	2
字　　数	305 千字
定　　价	69.00 元

凡购买中国社会科学出版社图书,如有质量问题请与本社营销中心联系调换
电话:010 - 84083683
版权所有　侵权必究

自 序

　　一直有将博士论文整理出版的念头。终要付梓时，心中却着实不安，总觉得还有许多问题没有研究透彻，总想着这里要改改那里要修修。最后还是决定将论文基本保持原貌，以真实反映当时的阶段性研究成果，然后将新近一年以来的想法在自序中作个梳理。我想，这也是一个实事求是的学术态度。

　　该研究课题是城乡失能老人长期照料需求比较研究，这个题目有四个关键词，即失能老人、长期照料、需求分析、城乡比较。对失能老人长期照料问题的关注，源于笔者在全国老龄委办公室工作期间的大量调研，以及对失能老人规模增长带来服务需求剧增的担忧，显然这已经成为亟须解决的社会问题。对需求分析的强调，则是源于在贯彻落实国务院《关于加快发展养老服务业的若干意见》中，对发展什么类型的服务、提供什么样的服务项目、什么是老年人需要的服务、怎样形成服务业态等问题的思考，源于对一些社区养老服务设施空置、利用率低和"供非所需"现象的反思。而对城乡比较研究，则是源于城乡二元结构的基本国情下政策研究的基本逻辑和务实负责的态度，正视当前发展阶段城乡养老服务现状的明显差异，根据城乡统筹的要求提出有针对性的政策路径，是政策部门必须面临和解决的问题。为此，本研究从失能老人的长期照料需求出发，使用中国城乡老年人口状况追踪调查数据，运用城乡二元—失能等级—需求类型的三维分析模型，对城乡失能老人的长期照料需求进行了比较研究，分析了失能老人长期照料的需求结构、城乡差异及影响因素，以期为有针对性地发展城乡长期照料服务体系提供量化参考依据。从养老服务业的发展来看，这也是养老服务业供给侧改革需要解决的重要课题。

　　回顾整个研究过程，有几个花费精力较多、前后思虑再三的问题，现在依然记忆深刻。首先是对需求结构分析框架的确定。关于需求结构的分析框架如何建立，的确让人颇费脑筋。研究再三强调"城乡—等级—类型"三维分析模型，更多是基于在什么样的地域、针对什么程度的失能老人、提供哪些有针对性的服务项目的考虑。我认为只有适应需要的、精准的、迫切的服务内容和项目，才能将老年人及其家庭的潜在需求激发出来，才能真正促进养老服务业的发展。由此，对长期照料需求结构的数据分析是在城乡框架下从横向和纵向两个维度，即通过等级与类型的交叉分析进行的。这种交叉分析完整呈现了城乡失能老人长期照料需求的结构分布，对城镇或农村、五个等级失能老人、四种长期照料内容、不同照料服务项目的需求规模及比例，有了一个比较完整的数据展现。进行如此细致的数据分析的出发点，一来是对长期照料服务供给体系的建立、开展长期护理保险制度的精算提供一些决策参考，对政府购买长期照料服务提供有益借鉴；二来也希望对有意参与长期照料服务的市场主体和社会组织起到一些引导作用，避免一些有投资养老服务市场热情的市场主体出现选择不当或项目偏差的情况。

　　其次是对失能老人自理能力测量指标的确定。目前大多数关于失能老人的研究都是基于 ADL（Activities of Daily Living，日常生活活动能力）六项指标的障碍程度的分类，这是一种比较便捷易行的分类方式，ADL 六项指标仅限于老年人个体身体功能的方面，不包括其家庭功能和社会功能方面的内容。根据世界卫生组织及全社会对老年人独立、尊严、参与的提倡，结合当前中国经济社会发展阶段特征，本研究从IADL（Instrumental Activities of Daily Living，工具性日常生活活动能力）中选取了适当的新增指标纳入，形成了本研究的指标体系。按照本研究指标，失能老人比传统意义上范围更加宽泛一些，将失能老人分为轻微失能老人、轻度失能老人、中度失能老人、重度失能老人和极重度失能老人五个等级。对应来看，本研究中的中度、重度、极重度失能老人大致对应平时所说的完全失能老人，适合发展机构集中照料和社区居家护理服务；轻度失能老人大致对应平时所说的半失能老人，应以支持老年人独立生活为目标，有针对性地提供辅具辅器和介助服务，以延长其在社区独立生活时间；而轻微失能老人是以往研究和实践服务中被忽视的群体，应以融入社会服务的发展路径为其提供支持性服务，支持轻微失能老人更好地融入社区，实现更安全、舒适、便捷的社区生活。轻微失能老人的概念，是本研究调整指标后纳入的一个新提法，是基于在社区里为更多有需求的老年人提供便捷服务、鼓励有一定自理能力老年人更好融入社区生活的考虑，是对建设老年宜居环境的一种倡导。这一指标体系确定具有一定的创新，但因与传统指标口径不同，带来统计上总量的增加，可能会有不同意见，也非常欢迎一起研究探讨。

最后是对城乡长期照料服务供给的差异路径的思考。城乡数据比较分析呈现了农村突出的长期照料需求和发展长期照料服务的紧迫性、必要性，如何有针对性地提出城镇和农村长期照料供给模式和照料方式的政策建议，形成城乡长期照料服务供给的差异化路径。思考这一问题，最关键的是要深入比较城镇和农村的照料服务供给与利用情况、深入分析城镇和农村在照料资源的优劣势方面的差异，包括文化、技术、人力、组织等诸多方面，从而统筹资源、发挥优势，实现城乡有别但方向一致。本研究在这方面作了尝试。在城镇，提出要大力发展居家长期照料服务和发挥信息技术的优势，进一步培育市场和提高失能老人接受及使用照料的动力；在农村，要充分发挥挖潜资源优势发展互助养老，着眼当下务实解决长期照料需求高但供给不足的问题；同时从城乡统筹的角度，提出了建立失能老人长期照料保障制度的政策建议。当然，这些政策建议还需要实践发展的检验。

研究过程中有许多有意思的研究发现，中间几章的数据分析和最后一章的研究发现呈现出了严峻现实。比如，农村长期照料需求超出预期，规模远远大于城镇。有长期照料需求的农村失能老人数量是城镇的 2.31 倍，农村长期照料需求占城乡总需求的 74.55%；比如，城乡失能老人健康照料的需求明显高于其他三类长期照料需求，农村失能老人健康照料的需求甚至达到生活照料的 2.63 倍；比如，在各类家庭特征的因素中，子女数量、子女孝顺程度等因素，对城乡失能老人长期照料需求有重要的影响，这说明了家庭对失能老人长期照料的重要意义和家庭养老在中国的特殊地位；等等。基于这些研究发现，提出了"以需求为导向"，构建生活照料为基础、健康照料为重点、社会支持为拓展、精神慰藉为提升的失能老人长期照料服务体系的政策建议，并在福利多元主义框架下，提出在城镇大力发展社区居家式、在农村大力发展互助式的差异化长期照料服务模式，并从未来需要重点研究的政策领域角度，提出了加快出台家庭养老支持政策和医养融合政策的意见。

我非常高兴地看到，近一年多来国务院相关部委在推进医养结合方面取得了重大进展。2015 年 11 月，国务院办公厅转发了卫生计生委等 9 部门《关于推进医疗卫生与养老服务相结合的指导意见》，对失能老人大幅增加以及医疗卫生需求、生活照料需求叠加的趋势有非常客观的判断，强调了医疗卫生与养老服务相结合的重要意义，明确了基本原则、发展目标和重点任务，提出要建立健全医疗卫生机构与养老机构合作机制、支持养老机构开展医疗服务、推动医疗卫生服务延伸到社区家庭、鼓励社会力量兴办医养结合机构、鼓励医疗卫生机构与养老服务融合发展，明确了一系列保障措施。2015 年 12 月，民政部与卫生计生委联合召开了全国医养结合工作会议，安排部署推进医养结合工作。民政部还将护理型养老床位比例作为约束性指标列入了《民政事业发展十三五规划》。在家庭养老支持政策方面也有令人欣喜的进展。最近，习近平总书记在中央政治局集体学习时强调要着力完善老龄政策制度，制定家庭养老支持政策作为系列惠老政策之一，与农村留守老人关爱服务政策、扶助老年人慈善支持政策、为老服务人才激励政策一起，将形成制度衔接和政策合力。期待不久的将来，这些惠老政策能够尽快出台。

在梳理政策建议时也发现了一些遗憾。比如，没有根据照料需求和国际社会经验提出发展老年社会工作的建议。老年社会工作是为老服务中不可或缺的重要内容，是提升长期照料服务专业化水平的重要途径。老年社会工作服务的内容主要包括救助服务、照顾安排、适老化环境改造、家庭辅导、精神慰藉、危机干预、社会支持网络建设、社区参与、老年教育、咨询服务、权益保障、政策倡导、老年临终关怀等。专业的老年社会工作者不同于医务人员、护理人员，他们关注老人生理、心理及精神需求的全方位满足，可以在不同层面发挥重要的作用。他们可以开展入院评估，在此基础上策划渐进式的活动，满足老人的精神、社交需求；他们可以链接基金会等公益组织，了解政府购买服务流程，对接家庭需求并整合与老人相关的各方面资源；开展临终关怀，组织生命回顾，让老人有尊严地度过最后岁月；同时，在工作中形成的个案资料、活动记录、评估报告等规范数据，有利于为形成标准化、系统化服务模式提供参考；他们还可以通过服务促进老人对工作人员的理解，通过专业活动直接纾解工作人员和家庭成员的心理压力和不良情绪；等等。2016 年 1 月，民政部第 396 号公告发布了《老年社会工作服务指南》（MZ/T 064—2016）推荐性行业标准，规定了老年社会工作的术语和定义、服务宗旨、服务内容、服务方法、服务流程、服务管理、人员要求和服务保障等，对社会工作者面向有需要的老年人及其家庭开展服务具有重要的行业指导作用。期望更多的养老机构和社区服务层面能够提供专业老年社会工作服务，可以通过在机构和社区中设置社工岗位的方式、或者通过购买社工机构专业服务的方式实现，这无疑有利于大大提升老年人尤其是失能老人的生活质量，有利于满足失能老人对精神慰藉和情感支持的需求。总之，这是基于个人博士论文改写的著作，虽尽全力但总有缺憾，研究中肯定有许多不够全面、不够深入之处。此次编辑出版，亦是以虔诚之心请更多关注此课题的专家学者或同事，批评指正。

当前，党中央、国务院高度重视积极应对人口老龄化。老龄事业迎来了重要发展机遇。2015 年年底，习近平总书记、李克强总理等中央和国务院领导多次就应对人口老龄化作出重要指示，要求加强顶层设计，结合"十三五"规划编制实施，抓紧研究提出可操作性强的政策建议。《国民经济和社会发展第十三个五年规划纲要》明确了要积极应对人口老龄化，建立多层次养老服务体系，支持面向失能老年人的老年养护院、社区日间照料中心等设施建设，推动医疗卫生和养老服务相结合等一系列措施。2016 年 5 月 27 日，中共中央政治局就我国人口老龄化的形势和对策举行第三十二次集体学习。习近平总书记进一步强调，坚持党委领导、政府主导、社会参与、全民行动相结合，坚持应对人口老龄化和促进经济社会发展相结合，坚持满足老年人需求和解决人口老龄化问题相结合，努力挖掘人口老龄化给国家发展带来的活力和机遇，努力满足老年人日益增长的物质文化需求，推动老龄事业全面协调可持续发展。我真诚地期望，在积极应对人口老龄化进程中，我国经济社会不断发展进步，人们对美好生活的期待能够实现，所有老年人过上幸福有尊严的晚年生活！

吕晓莉

2016 年 5 月

目　　录

表 目 录

图 目 录

1

第1章 绪论

1.1 研究背景

我国 1999 年迈入人口老龄化社会,[①] 此后老龄化呈快速发展趋势。2015 年年底,60 岁以上老年人口已达 2.22 亿人,占总人口的 16.1%;65 岁以上老年人口 1.44 亿人,占总人口的 10.5%。从发展的角度来看,老龄化走势不容乐观。预测显示:60 岁以上老年人口将于 2025 年突破 3 亿人,2033 年突破 4 亿人,2053 年达到峰值 4.87 亿人,比例达 34.9%。[②] 其中,高龄人口[③]增长速度迅速,2010 年,我国高龄人口规模为 1904 万人,预计 2021 年达到 3000 万人,2033 年超过 5000 万人,2049 年达到 1 亿人,2071 年达到峰值 1.34 亿人,高龄化水平(高龄老人占老年人口的比重)从 2010 年的 11.4%,到 2050 年翻一番达到 22.3%。而我国劳动年龄人口已经开始呈现下降趋势,社会总抚养比[④]将由当前较低水平的 43% 增至 2030 年的 73%,2054 年达到 102.8% 的峰值,社会抚养负担非常沉重。相比之下,我国社会养老服务体系建设

---

① 人口老龄化是指年轻人口比重相对减低、年长人口比重相对增高的人口变动过程。国际社会通常把 60 岁以上人口比重达到 10%,或 65 岁以上人口比重达到 7%,作为一个国家或地区进入人口老龄化社会的标准。1999 年,我国 60 岁以上老年人口达到 1.31 亿人,占总人口比例达到 10%,按照国际通行标准,成为人口老年型国家。

② 除特别说明外,本研究使用的预测数据均来自全国老龄工作委员会"国家应对人口老龄化战略研究"课题组。

③ 高龄人口,一般指年龄在 80 周岁以上的老年人口,其身体机能退化明显,照料需求突出。

④ 社会总抚养比,是指 0—14 岁少儿人口和 60 岁以上老年人口之和与 15—59 岁劳动年龄人口之比。

还处于起步阶段，养老服务供给总量不足和结构不合理的矛盾都比较突出，特别是我国失能老人规模巨大、家庭照料功能弱化、养老服务利用效率不高、城乡存在显著差距，这使得"明天我们如何养老"成为政府、学界和老百姓普遍关注的问题。特别是失能老年人的长期照料问题，困扰着众多失能老人及其子女，成为一个亟须解决的社会问题。

1.1.1 城乡失能老人照料需求巨大

2010 年，我国人口平均预期寿命已达 74.83 岁，相当于中上收入国家的平均水平，预计 2050 年达到 80 岁。但是，我国老年人口长寿不健康、带病生存时间长的现象也比较突出，世界卫生组织统计全球 49 个高收入国家人均健康寿命为 70 岁，我国仅为 66 岁。[①] 2010 年，民政部、全国老龄办发布的数据显示，我国城乡部分失能、完全失能老年人口已经达到 3300 万人，约占老年人口总数的 19.0%；其中完全失能老年人口 1080 万人，占老年人口总数的 6.23%。预测显示，到 2015 年部分失能、完全失能老年人将达 4000 万人，比 2010 年增加 700 万人；其中完全失能老年人达 1240 万人左右，比 2010 年增加 160 万人；2053 年前后老龄化高峰时期，失能、半失能老年人口将达 9750 万人。显然，不论是从疾病扩张理论还是疾病压缩理论抑或是均衡理论的角度出发，[②] 中国失能老人的规模巨大是不容置疑的。2012 年中国老龄科学研究中心的调查显示，中国失能老人愿意入住养老机构的比例将近 17%，即近 600 万名失能老人需要入住养老机构，但目前护理型养老床位严重不足，民办养老机构中仅有 15% 左右以提供"康复护理"服务为主，供需缺口很大，难以满足老年群体日益增长的生活照料、康复护理、精

---

① 世界卫生组织：2009 世界卫生统计，http://www. who. int/gho/publications/world_ health_ statistics/zh/，2009。

② 关于健康预期寿命的研究有三种理论，一是 Fries 提出的功能缺损的压缩（a compression of morbidity）理论，认为随着寿命的延长，功能完好的时间不仅在绝对量上有所增加，而且在生命长度中的相对比重也会增加。二是 Gruenberg 和 Kramer 提出的功能缺损扩张（an expansion of morbidity）理论，认为不断提高的医疗水平和健康预防会延长患病人员的寿命，从而带来功能缺损时间延长并在余寿中比重加大。三是以 Manton 为代表提出的均衡发展（a dynamic equilibrium）理论，认为在预期寿命延长的同时，人的健康预期寿命也有延长，二者平等发展。三种理论分别得到不同实证研究的支持。

神慰藉、临终关怀等服务需求，养老服务和照料服务供给不足的矛盾日益突出。

1.1.2　家庭照料老人的功能严重弱化

人口老龄化在加重家庭养老负担的同时，也在改变家庭结构和规模，表现为家庭小型化、少子化、老年人家庭户比重提升和高风险老年家庭增加。平均家庭规模从 1982 年人口普查的 4.41 人减少到 1990 年的 3.96 人和 2010 年的 3.10 人；[①] 目前仍呈继续下降趋势，预测到 2030 年将减少为 2.61 人，2050 年减少为 2.51 人。预测显示，无子女的老年家庭将由 2010 年的 840 万户增加到 2050 年的 4000 万户；无配偶老年人口持续增加，2010 年为 5162 万人，2030 年将翻一番，达 1.05 亿人，2050 年扩大到 1.57 亿人，2055 年前后达到峰值接近 1.62 亿人；丧偶老年人口规模大，2010 年丧偶老年人口为 4786 万人，2030 年将翻番达到 9770 万人，2055 年达到峰值接近 1.55 亿人；老年人独居、空巢家庭持续增加，2000—2010 年，城镇空巢老人比例由 42% 上升到 54%，农村由 37.9% 上升到 45.6%。[②] 家庭结构的小型化和高风险家庭的增长，致使家庭照料功能严重弱化。

1.1.3　服务供给未能有效满足需求

在当前的服务供给体系中，由于缺失对总体需求的全面把握、区域需求的分布差异、类型需求的细致区分、个性需求的动态把握，在发展社会养老服务包括长期照料服务体系时，过度强调整体化、单一化、模式化推进，致使照料服务供给体系存在诸多问题。主要原因是需求导向不够。

一是服务总量不能满足需求。从长期照料服务的供给方面看，约有 40% 的城镇社区和 50% 的农村社区缺少长期照料服务；而 90% 以上的老年人选择居家和社区养老，其中超过 10% 的失能老人对生活照料、

---

① 资料来源：1953 年、1964 年、1982 年、1990 年、2000 年和 2010 年全国人口普查资料。

② 数据来自中国老龄科研中心 2010 年城乡老年人生活状况调查。

健康照料、社会服务及精神慰藉的需求，很大程度上得不到满足。

二是服务与需求不匹配。失能老人长期照料需求多样可变，不同年龄、职业、家庭及健康情况的老人服务需求各有不同，不同个体在服务项目、服务方式、服务时间、服务强度等方面各有差异。目前，最严重的是服务供给与需求的不匹配。社区提供的长期照料服务内容单一，大多是家政服务、物业服务和一般生活照料类服务，而针对失能老人或高龄老人急需的健康照料提供不足，在照顾老人进食、如厕、行走、洗澡等方面专业性不够，难以满足居家老人的长期照料需求。

三是缺乏统一的需求评估标准。老年人因患病或失能的程度不同而需要不同程度的照料，这就意味着长期照料需要对需求进行专门的评估和判定，根据需求级别提供从家庭照料到社区照料、日间照料、机构照料、医院护理、姑息服务等一系列适应各类需求的服务。但目前，这种以需求为导向的、可持续的长期照料服务体系并未建成，同时也缺乏专业的评估标准及规范。

1.1.4 城乡照料需求及供给差异显著

受城镇化进程及人口流动等因素影响，我国农村将面临比城镇程度更高、速度更快的人口老龄化。预测显示：到2030年，农村老年人口将达到1.65亿人，老龄化水平达到33%，高出城镇11.7个百分点；农村80岁以上高龄老年人将增加到2000万人，高龄化水平高于城镇1.7个百分点；农村老年抚养比达到63%，高出城镇28个百分点。中国老龄科研中心的调查显示，2006年我国城市老年人生活部分不能自理、完全不能自理的分别占9.6%和5.0%，农村老年人生活部分不能自理、完全不能自理的分别占14.1%和6.9%，[①]农村失能比例高于城镇，农村失能老年人的长期照料需求将呈现大幅增长的态势。

但目前我国城乡之间长期照料服务发展很不平衡，在经济比较发展的城市和东部地区，政府通过发展社会养老服务体系和购买服务为居家

---

① 张恺悌、郭平：《中国人口老龄化与老年人状况蓝皮书》，中国社会出版社2010年版，第6—10页。

养老的失能老人提供了长期照料服务，但在广大农村地区和经济社会发展水平相对滞后的中西部地区，失能老人则很难享受到政府提供的长期照料服务。总体上看，农村地区的社会养老服务体系整体上仍处于起步阶段，在普遍范围内为农村失能和高龄老人提供生活照料、康复护理、心理关爱、临终关怀等服务的长期照料体系尚未形成，农村社会养老服务的供需矛盾有可能趋向尖锐。

通过以上分析，可以发现两个突出问题。一方面，人口老龄化快速发展带来老年人口、高龄人口、失能老人的数量增长，养老需求和长期照料需求剧增；失能老人因家庭结构的发展变化出现了家里无人照料、无力照料的问题，而当前社会可以提供的养老服务供给还十分有限。另一方面，由于缺乏对失能老人照料需求的准确把握和城乡差异的紧迫认识，有限的照料供给未能发挥应有的作用，在服务利用方面存在针对性差、利用率低的现象，老年人的养老需求特别是长期照料需求远未得到满足。

那么，我们就会产生一系列疑问：（1）我国失能老人的总体情况怎样？有什么主要特征？城乡差异如何？（2）我国失能老人长期照料需求的总体情况怎样？在不同特征人群上、失能等级上，长期照料需求是如何分布的？需求结构的城乡差异如何？（3）长期照料需求受到哪些因素影响，城乡之间存在哪些差异？（4）长期照料服务的供给与利用情况怎样？城乡之间有哪些差异？（5）城乡长期照料服务供给体系和制度建设如何回应需求结构的显著差异？带着这些研究问题，本研究对国内外相关领域的研究进展情况进行了梳理。

1.2　国内外研究进展

对于老年人长期照料的研究，国内和国外起步的时间不同，所处的社会经济文化和人口结构的背景不同，由此所关注的重点亦有不同。国内学术界对老年人长期照料体系的研究并没有很长的历史，对失能老人长期照料需求的研究则更少。最早的研究可追溯到王照华的《中国老年人的长期照料》，[①]此后相关研究陆续展开，但直到近几年才在社会

---

① 王照华：《中国老年人的长期照料》，《老年学杂志》1993 年第 6 期。

学、老年学、医学、心理学、社会保障等领域引起广泛关注。

1.2.1　长期照料

1.2.1.1　基本内涵

长期照料来源于英文 Long-Term Care（LTC）。国际上并没有对长期照料的定义进行统一界定。美国医疗保险和医疗补助服务中心（Centers for Medicare and Medicaid Services，CMMS）认为，LTC 是"为帮助失能老年人日常生活而长期提供的各种服务"，其中提供最多的是看护服务，提供场所包括家庭、社区和各种服务机构。世界卫生组织对 LTC 的定义为：为保证能力不足的人能够根据个人偏好，选择并保持较高的生活品质、享有最大限度的独立、自主、参与、个人充实和人格尊严，而由非正规照料者和专业人员提供的服务和活动。非正规照料者包括家人、朋友、邻居，专业人员包括卫生、社会工作者和其他领域专业人员。[1]　虽然研究视角不同对 LTC 的概念界定有所差异，但还是有许多学者在"长期"和"照料"两个角度上，找到了更多的一致理解。有的学者认为，为生活不能自理人群提供的 90 天以上照料可称为长期照料；[2]　也有学者认为 LTC 是没有明确时限的，他定义长期照料是指在一个相对长的时期里，提供给那些丧失自我照料能力的老年人的个人照料、健康照料和社会支持服务；[3]　凯恩·罗莎莉（Rosalie A. Kane）认为，LTC 是指在较长时间内提供的一套长期性的医疗、护理、个人与社会支持的照顾服务，这一照顾服务的目的是促进或维持对象的身体功能、增进独立自主的正常生活能力。[4]　国内学者对 LTC 也有不同的界定。一般认为 LTC 是老年人由于其生理或心理受损而导致生活不能自理，在一个相对长的时期内（甚至在生命存续期），

---

[1]　WHO, *Active Ageing: A Policy Framework*, 2002, p. 22.

[2]　Kenneth Manton, XiLiang Gu, Vicki L. Lamb, "Change in Chronic Disability from 1982 to 2004/2005 as Measured by Long-term Changes in Function and Health in the U. S. Elderly Population," *Proceedings of the National Academy of Sciences*, Vol. 103, No. 48, 2006.

[3]　转引自曹艳春、王建云《老年长期照护研究综述》，《社会保障研究》2013 年第 3 期。

[4]　Rosalie A. Kane, Kane Robert L., Ladd, Richard C., *The Heart of Long-term Care*, New York: Oxford University Press, 1998, p. 4.

都需要他人给予的各种帮助的总称。荆涛认为，LTC 是指个体由于意外、疾病或衰弱导致身体或精神受损而致使日常生活不能自理，在一个相对较长的时期里，需要他人在医疗、日常生活或社会活动中给予广泛帮助①；而这一较长照料周期至少为 6 个月以上，甚至长达数年或十几年。清华大学老年学研究中心的研究结果认为，LTC 既可以提供非专业的生活照料，也可以提供专业护理；既可以提供医疗保健，也可以提供生活照料；既可以由正规和专业机构提供，也可以由社区和家庭提供。②

对 LTC 的理解因不同侧重而出现多种不同译名，如长期护理、长期照料、长期照顾、长期介护、长期照护、长期养护、看护护理、养老护理等。大陆老年学学者习惯于用"照料"一词，侧重于从日常服务的角度理解 LTC；医学学者习惯于用"护理"一词，侧重于从专业的医疗服务角度理解 LTC；也有使用"照护"一词的，认为照护是个综合概念，既包括来自家庭、社区的生活照顾，也包括来自专业团队的医疗护理；③而我国港澳台地区则常常使用"照顾"一词，强调以协助日常生活活动的服务为主，其内涵与"照料"相似。尹尚菁倾向于使用"长期照护"，认为 LTC 应该包括两个方面，即日常生活照顾服务和改善、恢复功能的医疗服务，④ 这与我国台湾地区提出的"照顾为主，医疗为辅"的观点相近。而另有不少学者认为"长期照料"的概念更为科学，因为将没有治疗价值的护理、对患慢性病等退行性疾病的失能老年人的服务，从针对疾病治疗的供给体制中分离出来，是在疾病谱转变条件下发展出的一种新的供给体制，体现了医疗护理与非医疗护理的区别。⑤

1.2.1.2　照料对象

长期照料对象的界定是进一步深入研究的基本前提。美国医疗救

① 荆涛：《建立适合中国国情的长期护理保险制度模式》，《保险研究》2010 年第 4 期。
② 清华大学老年学研究中心：《老年长期照护体系的规划与发展》，《社会福利》2010年第 4 期。
③ 林艳、党俊武、裴晓梅等：《为什么要在中国构建长期照护服务体系?》，《人口与发展》2009 年第 4 期。
④ 尹尚菁：《中国老年人长期照护需求研究》，中国人民大学 2013 年博士学位论文。
⑤ 林艳、党俊武、裴晓梅等：《为什么要在中国构建长期照护服务体系?》，《人口与发展》2009 年第 4 期。

助福利部1963年指出，LTC对象是指因身心疾病、功能障碍而需要长时间的医疗、护理或支持性健康照护的病人，或因严重急性伤病而需长期恢复和治疗的病人。① OECD认为，LTC对象是身心功能障碍人口。② 来自保险方面有关机构在界定照料对象时，也有不同表述。美国联邦长期照顾保险计划对LTC的定义是指对不能自行料理日常生活的人所实施的一项照顾措施；③ 美国纽约州保险部界定的对象是指"那些由于意外、疾病及衰弱的人"；美国健康保险学会（Health Insurance Association of American，HIAA）认为LTC对象一般是指：患有慢性疾病（Chronic Illness）譬如早老性痴呆（Cognitive Impairment）等认知障碍或处于伤残状态下即功能性损伤（Functional Impairment）的人。④

国内外学者在研究中也对照料对象作出了自己的界定。凯恩认为长期照料是为那些有身心功能障碍的人提供的服务，这些对象包括因衰老、慢性疾病或身体和精神功能障碍，而部分丧失自我照护能力的老年人；服务内容包括健康、个人看护和社会需求方面各种不同的服务。⑤ 也有学者认为，随着年龄的增长，身体功能逐渐退化和患慢性疾病的可能性增高，老年人口特别是80岁以上高龄老人将会成为长期照料的主要对象。⑥ 也有学者对长期照料对象的界定则更加宽泛，包含所有年龄人群中罹患慢性病的人和身心功能障碍者。台湾有关文献对长期照料对象的界定，也多包含老年人和各类身心功能损伤者；⑦

① 转引自曹艳春、王建云《老年长期照护研究综述》，《社会保障研究》2013年第3期。

② OECD, *Long-term Care for Older People*, OECD Publishing, 2005, p.15.

③ 转引自陈超《美国老年人长期照护法律体系及其对我国的启示》，《浙江树人大学学报》2007年第2期。

④ 转引自戴卫东《长期护理保险制度理论与模式构建》，《人民论坛》2011年第29期。

⑤ Rosalie A. Kane, Kane Robert L., Ladd, Richard C., *The Heart of Long-term Care*, New York: Oxford University Press, 1998, pp.6-8.

⑥ Camnios, E., Robine, J., "An International Comparison of Trends in Disability-free Life Expectancy," In Roland Eisen, Frank A. Sloan eds., *Long-term Care: Economic Issues and Policy Solutions*, Kluwer Academic Publishers, 1996, pp.11-24.

⑦ 李世代：《长期照护需求推估之探讨》，《社区发展季刊》2000年第92期。

也有的学者用疾病类型来定义长期照料对象，认为除老年照料对象外，其他潜在对象还包括多种脑部疾病患者，或因重大意外事故而造成无自我照顾能力者，如脊髓损伤、头部外伤等。① 可见，长期照料是一种持续性、跨专业领域的照料概念，虽然定义层面相当广泛，但是服务对象主要是指日常生活功能受损而需要由他人提供照顾服务的人，讨论的焦点以身心功能障碍的"失能"（disabled）人口为主。由于老年人是失能风险的高发人群，也有一些学者提出长期照料对象就是"老年人"，包括低龄老人和 80 周岁以上的高龄老人。

1.2.1.3　照料内容

关于长期照料内容，OECD 认为包含健康、个人与社会诸多方面，如对病人提供的创伤敷裹、药物处理、疼痛管理、剂量测定，以及预防、康复或缓和等医疗服务；美国纽约州保险部也认为，长期照料内容包含较宽泛的医疗、个人及社会服务，通常在不能独立完成日常生活任务，而必须接受他人辅助之时提供。② 美国健康保险学会（HIAA）认为，长期照料包括居家服务、医疗服务、社会服务、运送服务或其他支持性服务；长期照料与健康护理有一定区别，健康护理是针对疾病提供相应的治疗，而长期照料则是对慢性疾病患者或失能失智人员，进行长期的综合性照料。查（Cha H. B.）认为长期照料包括个人照料服务、健康照料服务以及社会支持性照料服务。其中，个人照料服务（personal care service）是指吃饭、洗澡以及与日常生活活动有关的事务；健康照料服务（health care service）是指诸如健康管理、营养服务、服药、护理和康复训练（rehabilitation treatment）一类的服务；社会支持服务（social support services）则是指协助解决洗衣、做饭、清洁、参与社会活动方面的问题，以及解决与工具性日常生活活动相关的社会和心理问题。③ 更多的研究也都基本认同这一观点，即长期照料是一种内容比较丰富的综合性服务，既包括与日常生活活动功能相关的服务（如

---

①　李雪桢、殷婕芳：《台湾地区复健治疗介入老人长期照护体系之回顾与展望》，《台湾神经学研究数据集》2003 年第 12 期。

②　OECD, *Long-term Care for Older People*, OECD Publishing, 2005, p.16.

③　转引自曹艳春、王建云《老年长期照护研究综述》，《社会保障研究》2013 年第 3 期。

穿衣、洗澡等简单居家生活功能），也包括治疗与管理慢性疾病的专业护理。还有学者认为，长期照料包括日常生活照料、医疗护理照料两个方面，内容至少涵盖医院临床护理、治愈后的医疗护理、康复护理和相应训练等。我国台湾的一项研究认为，长期照料服务包括健康照顾（health care）、个人照顾（personal care）和社会性服务（social care）等系列照顾措施。①

1.2.2　长期照料需求

国外文献多关注长期照料需求的变化趋势和规模分析。2004 年来自美国国会预算局（Congressional Budget Office，CBO）的预测显示，美国需要长期照料的老年人数将从 1996 年的 720 万人增长为 2020 年的 1000 万人；② 也有研究发现，由于自理能力的改善，美国老人平均居家照料的时间有所下降。照料需求的增长及照料费用的上升，推动西方政府出台了一系列降低机构养老、鼓励社区照料的政策，这带来照料方式的变化，体现在机构照料比例的下降和社会照料、家庭照料需求的不断上升。

国内关于老年人长期照料需求状况的分析，通常和失能老人的数量联系在一起，许多学者通过对人口普查或抽样数据的研究，从宏观层面对失能人口的规模和长期照料需求的增长趋势进行了分析。孟群等利用国家卫生服务调查（NHSS）纵向数据，分析了老龄化加重和期望寿命延长的背景下失能率与失能老人均快速增长的趋势，预测 2050 年中国失能老人将达到 1.4 亿人，对专业护理和照料的需求将显著增加。③ 尹尚菁、杜鹏通过分析 2008 年老年人健康状况调查资料，指出随着年龄的增长，老年人的日常生活活动能力逐步下降，对长期照料的需求

---

① 郑清霞、郑文辉：《长期照顾制度的费用估算与财务处理》，《台大社工学刊》2007年第 15 期。

② Federal Interagency Forum Aging Related Statistics（FIFARS），"Old Americans 2004：Key Indicators of Wellbeing," *Federal Interagency Forum on Aging*, 2004，p. 2.

③ 孟群等：《中国老年人口失能流行趋势的分析与建议》，《中国卫生统计》2012 年第1 期。

将显著增加。[①] 中国老龄科学研究中心关于全国失能老年人的专题调查，推估全国失能、半失能老年人口约为 3300 万人，约占老年人口总数的 19%；在完全失能的 1080 万名老人中，城乡分别有 77.1%、61.8% 的失能老人表示需要长期照料，且呈明显增长趋势，但家庭、社区、机构可提供的照料服务非常有限。[②] 尽管上述研究关于失能老人长期照料需求的规模和数量上有所差别，但总体结论却是一致的，即老年人对长期照料服务的需求很大并呈快速增长趋势。产生差异的主要原因在于对自理能力与照护需求的定义不一，且采用了不同的数据来源。

国内关于长期照料需求类型的研究显示，当代老年群体的需求已经呈现出多样性和多层次的特点，包括医疗护理、生活服务、文化娱乐、体育活动、情感交流等诸多方面。[③] 老年人需求呈现差序性，老年人最需要的、最强烈的需求是以健康护理和衣食住行为代表的基本生存方面的需求，其次是以医疗保障和福利需求为主要内容的安全需求。[④] 所以应有针对性地发展长期照料服务，充分考虑并优先满足最紧迫的需求，[⑤] 在基本生活照顾方面，不断完善老年饭桌、上门就诊、入户护理、家政服务、社区卫生服务等服务体系；[⑥] 在健康照料护理方面，加快发展上门看病、康复服务、健康咨询、体检和慢性病防治，加大社区日间照料、护理服务站、康复机构的投入和建设。[⑦] 一些地方开展的调查对老人需要的长期照料服务项目进行了研究。上海的一项社区调查发

[①]　尹尚菁、杜鹏：《老年人长期照护需求现状及趋势研究》，《人口学刊》2012 年第 2 期。

[②]　中国老龄科学研究中心：《全国城乡失能老年人状况研究报告》，未刊，2010 年。

[③]　张祖平、田军：《上海老年人口养老服务需求调查分析》，《社会福利》（理论版）2012 年第 8 期。

[④]　陈友华：《人口老龄化与城市社区老年服务网络建设》，《南京大学学报》（哲学人文社科版）2002 年第 5 期。

[⑤]　宋宝安、杨铁光：《观念与需求：社会养老制度设计的重要依据——东北老工业基地养老方式与需求意愿的调查与分析》，《吉林大学社会科学学报》2003 年第 3 期。

[⑥]　刘艺容、彭宇：《湖南省社区居家养老的需求分析——以对部分老年人口的调研数据为基础》，《消费经济》2012 年第 2 期。

[⑦]　米文婧、张开金、蔡玲玲等：《中老年人卫生服务需要、利用与医疗保障水平的研究》，《中国老年学杂志》2007 年第 5 期。

现，老年人比较急需的家庭护理项目，依次是血压监测、健康咨询、照顾者指导、服药指导和心理护理；① 杭州某区的一项调查发现，失能老人期望的社区服务项目，主要是家庭康复、定期探访、帮助配药、家庭护理和健康咨询；② 北京的一项调查发现，老年人对家庭户内的服务需求明显高于户外服务需求，"入户护理""入户家务料理""日间照料服务"是排在前三位需求项目，比例均超过20％。③ 黄方超等人梳理出社区—居家老年人 LTC 服务项目，包括日常生活照料、专业医疗护理、精神慰藉服务 3 个一级指标，以及包含家政辅助、饮食照料、社区暂托、康复运动、健康咨询、临终关怀等 16 个二级指标；④ 也有学者开始关注老年人的精神需求，尤其是孤寡和空巢老人对于情感保障的需求；但在需求层级排序理念的影响下，老年人精神需求的满足往往被置于"重要但不迫切"的地位。⑤

1.2.3　长期照料需求的评估

如果把长期照料服务体系作为一个完整系统来研究，那么首要的是通过一个筛选机制来评定，哪些服务对象应该纳入这个体系中来，即通过对老年人长期照料的需求进行评估，找到长期照料的服务对象。对需求的正确评估是高品质照顾的基础，要从老年人需求的多样性和老年人群体的异质性两个角度来认识需求。由于失能老人是需要长期照料的主要人群，很多研究致力于通过老年人心理、生理功能的衰退规律，设计出各种量表作为评估老年人对长期照料服务需求程度的依据，以准确地把握需求的数量、需求的时间以及需求的程度，并以此确定获得何种级

①　曾友燕、王志红、吕伟波等：《上海某社区老年人家庭护理需求的调查分析》，《解放军护理杂志》2008 年第 3 期。

②　倪荣、刘新功、朱晨曦：《城市失能老人长期照料现状及对策》，《卫生经济研究》2010 年第 7 期。

③　贾云竹：《北京市城市老年人对社区助老服务的需求研究》，《人口研究》2002 年第 2 期。

④　黄方超、王玉环、张宏英：《社区—居家式老年人长期护理的服务内容》，《中国老年学杂志》2011 年第 11 期。

⑤　谈孝勤、解军：《上海浦江镇老年人心理健康状况及其影响因素调查分析》，《医学文选》2005 年第 5 期。

别的长期照料。

1.2.3.1 国外失能老人长期照料需求的评估工具

"日常生活活动能力"（Activities of Daily Living，ADL）是对老年人独立生活能力的测定，也是反映个体健康状况的最重要指标。ADL作为一个规范的学术术语，于卡兹（Katz）1963 年提出后，成为测定老年人独立生活能力的常用工具。

一般来说，将日常生活活动能力分为基本日常生活活动能力（Activities of Daily Living，ADL）和工具性日常生活活动能力（Instrumental Activities of Daily Living，IADL）两个部分，绝大多数研究使用 ADL 和 IADL 作为长期照料的测量工具。其中，ADL 主要是指吃饭、穿衣、洗漱、上厕所、上下床、室内走动等基本功能，反映老年人基本生活是否能够自理；IADL 通常包括做饭、理财、乘车、购物等内容，反映老年人操持家务的能力。上述两方面的功能测定反映了老年人基本生活自理的个体功能与老年人充当社会和家庭角色的社会功能。如果没有能力执行其中一项，则可视之为一项功能限制（functional limitation），[①] 意味着对他人照料存在较大依赖性，需要长期的日常生活照顾。对这两个方面能力的测量一般借助于各种量表，来综合构造出一个指数以反映老年人日常生活活动的功能状况。在所有 ADL 评价表中，卡兹指数量表以及巴氏日常生活功能量表（Barthel Index，BI）是经常被使用的评估工具；而对 IADL 测量多选用 Lawton 和 Brody 修订量表。

卡兹日常生活自理量表被沃伦斯（Wallace M.）认为是评估老年人日常生活活动独立性的最合适的工具。[②] 该量表长期用于 ADL 独立性的测量，具体包括洗澡、穿衣、上厕所、上下床、室内走动、进食，这六项评定内容按照由难到易的顺序排序，表明功能活动的丧失是根据特定顺序进行的，复杂的功能首先丧失，简单的动作丧失较迟。卡兹指数把 ADL 功能状态分为 A—G 七个等级，A 级为完全自理，G 级为完全依赖，从 A 级到 G 级独立程度依次下降。之后对每一个问题进行打分，

---

① Zachary Zimmer, "Active Life Expectancy and Functional Limitations among Older Cambodians: Results from a 2004 Survey," *Population Council*, 2005, pp. 4 – 5.

② Meredith Wallace, "Try This: Best Practice in Nursing Care to Older Adults from The Hartford Institute for Geriatric Nursing," *MEDSURG Nursing*, Vol. 11, No. 2.

最终通过累加各个问题的分数得到老年人 ADL 的总分。卡兹指数量表简单易行，应用面很广，但是针对那些具有最少残障的人群或者说 ADL 差异较小的人群，这种指数的鉴别能力不高。因此，一些学者对卡兹指数量表进行了改造，即依然使用六项活动的问题和选项等级，但是不构造卡兹指数或总分，仅仅将六项活动均能完全自理的老人归为生活完全自理类，而将至少有一项日常活动能力需要他人帮助的老年人归为生活不能完全自理类，通过相应的比例来反映某一个特定老年群体的 ADL 状况。

日常生活功能量表（BI）主要用于测量照料与活动性领域功能的独立性，在简洁性方面具有明显优势。经典的 BI 量表内容更加广泛，涉及进食、洗澡、修饰、穿衣、控制大小便、如厕、床椅转移、平地行走以及上、下楼梯 10 项活动，每项的等级只有 2—4 级，每等级为 5 分，总积分 100 分。总积分大于 61 分者被认为日常生活基本自理，回归家庭和社会基本无障碍；41—60 分者被认为日常生活需要部分的辅助，回归家庭有一定困难；21—40 分及 20 分以下者被认为日常生活明显需要依赖他人或完全依赖他人，日常生活需要全部帮助，回归家庭几乎不能成为可能。经常使用的还有功能独立性评定量表，FIM 评估分为 6 类 7 级 18 项，6 类包括自理活动（6 项）、括约肌控制（2 项）、转移（3 项）、行进（2 项）、交流（2 项）和社会认识（3 项）。每项满分为 7 分，最低为 1 分，依次对应完全独立到完全依赖的 7 级功能状态。FIM 的总分为 126 分，根据评定结果可分为三个等级，即独立（108—126 分）、有条件依赖（54—107 分）、完全依赖（18—53 分）。

对 IADL 测量多使用 Lawton 量表，此量表由 Lawton 和 Brody 制定于 1969 年，包括躯体生活自理量表（Physical Self-Maintenance Scale，PSMS）和工具性日常生活活动量表（Instrumental Activities of Daily Living Scale，IADLS），前者与其他测量 ADL 的工具相似，共含有 6 项基本生活活动能力，而工具性日常生活活动量表共有 8 项内容，包括打电话、购物、备餐、做家务、洗衣、使用交通工具、服药和自理经济等，代表老年人是否能够独立完成各种家务活动。评定结果可按总分、分量表分和单项分进行分析。单项分 1 分为正常，2—4 分为功能下降。总分最高 64 分，最低 16 分为完全正常，大于 16 分有不同程度的功能下降。

近些年来，对老年人综合健康状况评估（Comprehensive Geriatric Assessment，CGA）的研究发展迅速，这种综合评估包括对老年人的躯体健康、精神健康、功能状态、社会功能、环境状况的多维度测量。国外 CGA 的评估内容和方式没有一个固定不变的模式，① 最具代表性的是老年人资源与服务评价量表（Older Americans Resources and Services，OARS）。

OARS 是美国杜克大学 1975 年研制的老年人健康综合评估工具，主要包括多维功能评价问卷（Multidimensional Functional Assessment Questionnaire，MFAQ）和服务评价问卷（Service Assessment Questionnaire，SAQ）两个部分，共 105 个题目，涉及老年人健康的 5 个重要维度和 14 个方面。其中，多维功能评价问卷（MFAQ）评价内容中的 5 个维度，包括日常生活活动（ADL）、社会资源、经济资源、躯体健康和精神健康，评分采用 6 分制，根据功能障碍程度从很好、好、轻度、中度、重度、完全障碍，依次得 1—6 分。在评价 ADL 时使用 13 项指标，生理性日常活动能力（Physical Activities of Daily Living，PADL）涉及 6 项，工具性日常生活活动能力涉及 7 项指标；问卷将 ADL 完成情况分为不需要任何帮助、需要部分帮助、完全需要帮助三个等级，13 项指标中有任意一项需要部分帮助或完全依靠帮助，即可视为 ADL 功能下降。由于 ADL 的 13 项指标具体简明，有利于调查人员进行询问和记录，并且与躯体健康和精神健康密切相关（r = 0.61，r = 0.46），所以可以使用 ADL 功能评价作为筛选工具，对老年人服务需求作出快速反应。② 该问卷是目前应用较为广泛的一种综合评估工具。

其他国家如英国、澳大利亚、荷兰、韩国等也建立了较为完善的评估工具。英国具有代表性的是"护理需求评价工具"（Nursing Needs Assessment Tool，NNAT）。该老年人需求评估工具注重社会服务评估和健康需求评估的有机结合，有学者根据"老年人护理评估工具"（The Nursing Older People Assessment Tool）和国家卫生部《国家老年护理服务框架》（*National Service Framework for Older People*，2001）创建，是

① Breslow, Lester, "Health Measurement in the Third Era of Health," *Americcna Journal of Public Health*, Vol. 96, No. 1, 2006.

② 钮建中、陆猛、夏昭林等：《应用 OARS 问卷对社区老年人 ADL 功能的调查》，《上海预防医学杂志》1998 年第 7 期。

一个比较完整、覆盖面广的评价工具。它由三部分组成：第一部分是针对 21 个方面的内容评估顾客需要的护理服务类型；第二部分是风险性评估、稳定性和可预测性评估、复杂性评估；第三部分是根据评估结果将护理需求水平分为高、中、低三个水平，最后按照需求水平提供相应的服务项目。①澳大利亚老年人对照料需求的评估工作由专门的老年护理评估小组组织实施，最常用的工具是老年护理服务申请与审批表（the Aged Care Application and Approval Form），此评估工具评估内容包括老年人的躯体能力、认知行为能力、社会支持状况或获得的社区和机构服务，根据不同的健康水平和资源可及性，为老年人提供不同等级的护理服务。荷兰鹿特丹的评估机构（Social Zaken as Werkgelegenheid，SZW）制定了对残疾人、老年人和孤残儿童的评估方法，以判断人是否半自理或完全无法自理，对身体的评估从一般性日常活动、活动能力、其他日常活动、失禁、身体器官能力等几个方面来进行评估；对精神功能和心理的评估则分为意识、记忆力、定位力、感情生活、行为、观察等几个方面。韩国用 44 项测评指标将长期护理对象分为 5 个等级，这 44 项包括 ADL 和 IADL 以及认知损伤程度、活动障碍、需要康复等，对其中的 1—3 级急需患者提供护理服务。②

此外，WHO 在 ICIDH 的基础上制定了新的残疾分类体系——《国际功能、残疾和健康分类》（International Classification of Functioning, Disability and Health，ICF，2001），③为综合分析身体、心理、社会和环境因素提供了一个有效的系统性工具。ICF 包括三个关键部分，一是身体功能和结构，如果生理功能缺失或偏离正常功能和结构则视为损伤；二是活动，即个体的任务执行情况，如个体在执行任务中可能遇到

---

① 曾友燕、王志红等：《国内外家庭护理需求评估工具的研究现状与启示》，《护理管理杂志》2006 年第 5 期。

② 戴卫东、石才恩：《韩国老年长期护理政策新动向》，《中国卫生事业管理》2008 年第 1 期。

③ 1980 年，WHO 制定并公布的第 1 版 ICIDH，即《国际残损、残疾和残障分类》（International Classification of Impairment, Disability and Handicap），是一种对疾病所造成的健康结果进行分类的分类体系，使医疗、康复工作者能够更好地分析患者因身体疾病可能造成的日常生活和社会生活方面的障碍。1996 年，为适应人口老龄化的发展以及卫生保健服务改善的需要，提高处于疾病状态的人们的生活质量，WHO 制定了第 2 版 ICIDH，即《国际残损、活动和参与分类》（International Classification of Impairment, Activity and Participation）。

困难则视为"活动受限";三是参与,即指与生活状态有关的方面,如果个体投入生活情景中可能遇到问题,则视为"参与局限"。此分类系统总共包括了 1424 个相互独立的类目,分为 4 个不同的水平,几乎涵盖个体在健康状况和保健活动中可能遇到的所有问题。ICF 是对功能分类与健康状况以及个人和环境因素之间影响关系的发展,也为我们提供了更丰富的老年人健康评估的视角。

1.2.3.2　中国失能老人长期照料需求的评估工具

国内对长期照料需求评估工具的研究和使用相对较少,目前还没有形成一套权威规范、专业标准的需求评估工具。总体情况看,多从日常生活活动能力切入,采用 ADL 作为失能的测量指标,但在确定失能状况等级、照料需求的依赖程度上,不同学者有不同的划分标准。关于长期照料需求评估的方法,多是以个人调查问卷的方式进行。如金星等采用封闭式问卷开展过老年人家庭护理评估工具的研究,包括对老年人的健康评估表、自理能力评估表、家庭访视记录、家庭护理计划等内容,但对于长期照料需求的内容、各类和需求水平的评估缺乏量化标准;[①]上海复旦医学院预防教研室曾借鉴美国 OARS 量表,研制了《上海市老年人综合健康功能评估表》,该表适合于评估综合健康功能,但并不适合应用于需求评估。此外,也有学者自行设计了问卷对老年病人进行了家庭护理需求调查,但这些调查多是关于需求现状的调查,问卷质量参差不齐,对建立统一规范的老年人照料需求评估体系的参考价值有限。另有一些研究在量化分析方面作了有意义的努力,如对不同年龄段老年人护理需求进行了分析,计算出了子女照料时间、成本和失能对医疗费用的影响,考虑失能老人的支付能力因素,探讨对长期照料需求的不同影响,计算高龄老人临终前完全需要他人照料的时间分布,对不同类型的居家长期照料负担比例进行了统计分析,等等。

从实务领域的推进和研究进展看,目前也未能形成统一标准。我国卫生部参照 WHO 关于"长期失能"评估问卷的 13 个问题,结合实际进行微调后于 1998 年开展了老年人失能状况的调查,内容涉及行走、

---

① 金星、李春玉、顾浸:《老年人家庭护理评估工具的研究》,《中国老年学杂志》2003年第 12 期。

起居、洗漱、就餐、生活、自制力、听力、视力等方面，有困难的称为轻度失能，有困难需要他人帮助的称为中度或重度失能。2008 年再次开展失能状况调查时，将问题缩减为 4 个，仅包括行走、听力、视力和言语的障碍程度。上海市从 2003 年起，积极借鉴国际经验，探索建立了《上海市老年人照料需求评估标准》，针对影响老年人日常生活能力的主要因素设定了四大主要参数（生活自理能力、认知能力、情感行为、视觉能力）、两大背景参数（社会生活环境、重大疾病诊断），依据并采用国际通用的日常生活活动评估量表、认知功能评估量表等评估工具，对主要参数设定权重比例，使评估标准得以量化，作为评价老年人照护需求的依据。① 青岛市以日常生活活动能力划分老年人失能等级，针对不同照料需求提供相对应的护理保障和服务，并建立了长期护理医疗保险的制度性安排。

港、澳、台三地在老年人照料需求评估方面则走在前列。澳门特区政府委托镜湖护理学院开展的长者长期照顾需求研究，在综合已有通用需求评估方法的基础上，结合澳门老年人的家庭、社会角色功能以及居住环境、医疗环境和社会服务资源现状，修正编制了适合本地的长期照料需求评估工具。这一评估问卷共分 9 个部分 96 个评估项目，具体包括精神认识状态（须由受访者回答）、生活习惯、日常生活活动能力（包括日常能力和家居社交活动能力）、健康状况、长期照料服务使用情况、心理健康（须由受访者回答）、基本资料、家居情况、身体评估（由调查员评估）。我国台湾地区已经形成了较为完备的评估体系，在2007 年颁布的《长期照顾十年计划——大温暖社会福利套案之旗舰计划》中，将服务对象分为四类、失能程度界定分为三级，按照评估结果实行补贴制度，其评估基本采用日常生活活动能力来确定障碍人数，ADLs 包括传统六项，IADLs 包括做饭、做家务、洗衣、购物、理财和室外行动六项。香港建立了安养服务统一评估机制，将"长者健康及家居护理评估"作为评价老年人安养需求的统一工具，其评估内容包括申请人的自我照顾能力、身体机能、记忆及沟通能力、行为情绪等方面的受损程度、健康状况、环境危机和应付日常生活的能力等方面。执

---

① 高菊兰：《上海：倾力打造老年人照料需求评估体系》，《社会福利》2006 年第 7 期。

行评估的评估员被要求必须为接受过培训并取得评估资格认可的专业人士，如社会工作者、护士、职业治疗师和物理治疗师等。根据评估情况为他们配对合适的长期护理服务，如日间护理中心、改善家居及小区照顾服务、综合家居照顾服务、护理安老院及护养院服务等。

1.2.4　长期照料需求影响因素

长期照料需求受到多维因素的影响，不同的属性变量对长期照料需求的影响各不相同。瑞典健康与社会事务部认为，功能损伤的程度对老年人的照料需求起至关重要的作用，其他解释性因素包括年龄、性别、同住者与教育水平。有学者就影响照料需求的社会因素，包括人口老化、疾病发展、失能及衰弱、新技术的可及性、财富水平与居住条件、预期及社会倾向的变化进行了分析。国内许多学者通过对城市调查的数据分析发现，老年群体的不同属性特征对其服务需求有较大影响。顾大男等对高龄老人健康与长寿纵向调查数据进一步验证，生活自理能力水平受到性别、城乡居住地、民族、文化程度、经济自立状况、婚姻状况和居住安排等多维因素的影响。[1] 来自西部六省区调查数据的交互分析和回归分析，也进一步确定了需求的影响因素。[2] 此外，照料需求与个体的社会经济因素密切相关，性别、民族、居住地区等都会影响老人照料需求。

这些影响因素概括起来包括以下几个方面：

在个体特征方面，年龄、性别和健康状况成为影响需求的最关键因素。年龄增长、较少参加体育活动成为身体早衰的前两位影响因素，老年人群的年龄和身体功能差异直接导致对长期照料的多样化需求。[3] 首先，年龄对 ADL 的影响虽有明显的个体差异，但总体上看是影响需求的极重要变量。随着年龄的增长，老人患病率逐渐增高，因患病或失去

① 顾大男、曾毅：《高龄老人个人社会经济特征与生活自理能力动态变化研究》，《中国人口科学》2004 年第 S1 期。
② 许琳、唐丽娜：《残障老年人居家养老服务需求影响因素的实证分析——基于西部六省区的调查分析》，《甘肃社会科学》2013 年第 1 期。
③ 汤哲、项曼君：《北京市老年人生活自理能力评价与相关因素分析》，《中国人口科学》2001 年第 S1 期。

生活自理能力而需要照料的老人增多；老年人的生理功能和身体机能逐渐下降，将从完全自理逐步发展为轻度依赖、重度依赖；[①] 高龄老人是长期照料需求最高的人群，75 岁之后老年人自评身体功能缺损和生活不能自理的比例迅速增加。[②] 其次，健康状况是影响长期照料需求的重要因素，生活自理能力受损程度与长期照料需求的强弱直接相关，失能程度越高的老人就越需要 LTC 服务。[③] 最后，性别因素也对长期照料需求带来影响，2004 年的研究数据显示中国男性老年人平均有 1.5 年、女性老年人平均有 2.5 年生活不能自理，高龄女性老年人尤其处于劣势，长期照料需求更加强烈。[④]

在社会经济特征方面，经济水平和教育程度对需求差异的影响程度最为明显。收入水平直接影响老年人的对服务设施的选择和接受程度，收入水平越高越倾向于选择非家庭化养老方式，对医疗保健服务的呼声也越高。美国一项研究对两个州接受医疗补助资助的老人进行调查，发现两个州的老年人 ADL 状况存在明显差异，其原因可能源于两地采取不同的医疗补偿制度造成了准入人群的特征有所不同。受教育程度较低的老人 ADL 依赖性较高，会带来更高的日常生活照料需求；而教育水平亦与精神文化需求有关，随着老年人教育程度的提高，其对心理健康、精神文化服务需求的迫切程度呈增加趋势，[⑤] 同时也更倾向于选择非家庭化的养老方式。老年人的需求状况还与文化、政策以及生活背景密切相关。

在城乡区域方面，失能老人的自理能力水平和照料需求上也有明显的差异。在西方的研究中，他们大多发现农村老人的障碍水平高于城镇，而在中国则有城镇老年人 ADL 状况差于农村的结论，这与发展中

① 陈志科、马少珍：《老年人居家养老服务需求的影响因素研究——基于湖南省的社会调查》，《中南大学学报》（社会科学版）2012 年第 3 期。

② 周国伟：《中国老年人自评自理能力：差异与发展》，《南方人口》2008 年第 1 期。

③ 朱微微、郭岩：《老年人长期护理需求及其影响因素的实证分析》，《中国护理管理》2010 年第 12 期。

④ 杜鹏、李强：《1994—2004 年中国老年人的生活自理预期寿命及其变化》，《人口研究》2006 年第 5 期。

⑤ 吴振云、李娟：《不同养老方式下老年人心理健康状况的比较研究》，《中国心理卫生协会第四届学术大会论文汇编》，2003 年。

国家农村不同的生活环境特点有关，生活环境的适应性应该是解释城乡老人在日常生活活动能力存在差异的最主要因素。对农村失能老人长期照料专项研究发现，与城市失能老人相比，农村失能老人有失能程度低、物质性需求低、社会性需求高的特点。① 在区域差异上，西方学者研究发现自然环境和社会经济环境的区域差异，往往会导致老年人的疾病分布也存在明显差异，从而对老年人的 ADL 状况产生影响。国内学者也发现高龄老人 ADL 状况在地区之间存在显著的差异性，省份环境对 ADL 的影响不容忽视，这一宏观变量在一定程度上促进或延缓了个体变量对高龄老人 ADL 的影响；② 在我国，总体上东部地区老年人生活自理能力高于西部地区，西部老人的照料需求倾向于更大；对江苏、安徽的跨省比较研究显示，无子女老人、农村老人、受教育程度高的老人、有退休金的老人、经济不发达地区的老人、半身不遂的老人对 LTC 服务需求更强烈。③

在家庭特征方面，老人是否与子女同住，即"空巢家庭"变量对于长期照料需求的影响最为显著。随着我国城市老人空巢、孤寡现象的增多以及高龄化进程的加快，老年人的照料风险进一步增大；城镇空巢老人有较强的保健服务需求，情感慰藉方面得到的服务非常欠缺。④ 婚姻状况较多会影响老年人 ADL 能力，处于丧偶状态的高龄老人，其患上多种疾病的可能性和健康风险有所增加，从而长期照料需求相应增加。居住类型、代际关系、居住环境（家庭设施、楼层、电梯状况、离公交车远近等）也会影响老年 ADL 能力，⑤ 所以改善生活环境对于维持老年人的独立生活能力非常重要。

---

① 付光伟：《人口老龄化视野的农村失能老人长期照料》，《重庆社会科学》2012 年第 10 期。

② 尹德挺、陆杰华：《中国高龄老人日常生活自理能力的个体因素和区域因素分析——HLM 模型在老年健康领域中的应用》，《人口研究》2007 年第 2 期。

③ 戴卫东：《老年长期护理需求及其影响因素分析——基于苏皖两省调查的比较研究》，《人口研究》2011 年第 4 期。

④ 田奇恒、孟传慧：《城镇空巢老人社区居家养老服务需求探析——以重庆市某新区为例》，《南京人口管理干部学院学报》2012 年第 1 期。

⑤ 顾大男、柳玉芝：《我国机构养老老人与居家养老老人健康状况和死亡风险比较研究》，《人口研究》2006 年第 5 期。

1.2.5 长期照料需求的满足

需求是社会中生活的人在其生命过程中的一种缺乏的状态。基本需求是人类生存的基本元素，不可缺乏，否则就会对人造成严重伤害。社会福利制度是需求满足的重要手段，而需求满足的程度与社会先决条件的品质和经济发展的阶段相关。[①] 所以，不同经济发展阶段和社会制度下的国家，在实际工作中提供长期照料服务的方式和模式上不尽相同，在研究工作中的视野和出发点也有所区别。

按照提供方式的不同，长期照料服务可分为正式照料与非正式照料。正式照料主要指长期照料机构和正式人员提供的照料服务（社区照料或机构照料）；非正式照料是指家庭为病人提供医疗、护理和康复等服务，也可视为家庭照料。美国联邦长期照顾保险计划认为："长期照料可以通过各种途径得以实施，包括居家，助理设施，或者护理院等。"这里显然是包括正式照料与非正式照料的。有学者认为，两者之间是互相替代关系，彼此之间是此消彼长；[②] 也有学者认为两者之间是互相补充关系，当非正式照料不能满足失能老人健康状况下降的照料需求时，正式照料应该及时介入。非正式照料多是指由亲人、朋友和邻居等原生的、天然的协助者提供的照料和协助，以及群体或网络内部的自我照料或相互照料。[③] 这是基于情感和人伦因素提供的、不以付费为契约的照料关系；而社区或组织工作人员提供的正式照料，一般则是有偿服务。[④] 对于失能老人来说，非正式照料者具有至关重要的作用，即使是西方发达国家其老年照料机构中的老年人口一般也不会超过 5%，大

[①] ［英］莱恩·多亚尔、高夫·伊恩：《人的需要理论》，汪淳波、张宝莹译，商务印书馆 2008 年版，第 68—188 页。

[②] Kemper, P., "Long-term Care Research and Policy," *The Gerontologist*, Vol. 43, No. 4, 2003.

[③] Froland, C., "Formal and Informal Care: Discontinuities in a Continuum," *The Social Service Review*, Vol. 54, No. 4, 1980.

[④] Norgard, T. M., Rodgers, W. L., "Patterns of in-Home Care among Elderly Black and White Americans," *Journal of Gerontology*, Vol. 52 B (Special Issue), 1997, pp. 93 – 101.

部分长期照料服务是在家庭和社区层面提供的。[①] 相当数量的非正式照料者是失能老人的家属，他们往往承担着健康、经济、精神层面的巨大压力，因此很多国家开始研究对照料者进行帮助，通过对照料者进行服务来减轻他们的压力和负担，以实现更持续有效的长期照料。

从提供服务的场所不同，长期照料服务可分为家庭照料、社区照料和机构照料。我国在照料模式上一直围绕三大服务平台（家庭、社区、机构）展开讨论，认为协调理顺这三方关系是老年照料的一个基本问题。一般认为，应以居家照料为基础大力发展社区照料，建立长期照料服务供给体系；或以居家为基础、社区为主体，来弥补家庭照料的不足，建立以社区为中心的为老服务体系，[②] 这种模式有利于老年人的身心健康和情感支持；当然机构照料一定程度上具有不可替代性，也需要集中有限资源优先发展护理机构。政府层面则一直强调服务体系建设的重要性，即三个服务平台是相互衔接的完整体系，应建立健全"以居家养老为基础、社区服务为依托、机构照料为补充"的社会养老服务体系，促成资金保障与服务保障的有机结合。这种建立综合性服务体系、发挥三种不同照料方式之优势的思路，被不少学者认同。在这个体系建设中，政府"主导作用"被特别强调，即政府应该发挥在 LTC 中"第一责任人"职责，[③] 在规划制定、制度建设、加大投入、培养人才等方面有所作为。近些年来，社区照料和回归家庭照料成为一种国际上流行趋势，通过在社区层面提供适当的支持服务，使照料对象能够获得最大的独立生活可能性，这与我国一直强调居家为基础、社区为依托的方向是一致的。

从长期照料制度运行模式看，发达国家模式一般被概括为四种，即欧洲大陆模式、北欧模式、地中海模式和混合模式，[④] 其区别在于各模

---

① 裴晓梅：《长期照护社会保险的世界趋势与中国推展》，《上海城市管理职业技术学院学报》2010 年第 1 期。

② 张勘、董伟：《上海城市社区失能老人长期照料的现况和政策建议》，《中国卫生政策研究》2009 年第 9 期。

③ 方嘉珂：《老年服务机构的类型界定与政策支持》，《社会福利》2007 年第 4 期。

④ 侯立平：《发达国家（地区）的老龄人口长期护理体系及其启示》，《城市问题》2012 年第 1 期。

式中国家责任、个人责任及筹资模式各不相同，而对于政府和家庭角色的态度是欧洲老年人选择照料方法的重要因素。国内不少学者倾向于在我国筹建长期护理保险制度，对已实施长期护理保险制度的国家如日本、德国、韩国等的情况进行了研究和介绍，提出应开展长期护理保险试点，建立我国长期护理保险制度的设计，以及加强立法、培训、服务评估和分级制度。也有研究发现，发达国家长期照料制度运行情况不容乐观，由于护理成本不断攀升，个人和政府的负担日益加重，目前不少国家开始采取措施解决这一问题。据此，有学者提出应重视政府和市场的关系定位，保证筹资机制的可持续性，[1] 吸收福利多元主义的理念，构建多方共同参与、分担负责的长期照料体系。[2]

关于当前我国 LTC 服务供给现状方面，许多研究者认为受到多种因素影响，我国老年人对照料服务的需求和利用存在较大落差，在服务供给不足的同时，总体上对服务的利用水平也不高，现有服务供给未能对庞大的潜在照料需求给予有效回应。[3] 当前，长期照料服务机构非常缺乏，不能满足照料需要，且现有照料服务机构提供的多是日常生活照料，老年人迫切需要的健康服务、精神慰藉等方面的服务非常有限。[4]一些养老机构不愿意接收失能老人入住，服务的专业化水平较低，服务体系的整合衔接不够、部门存在分裂；[5] 我国长期照料服务还存在一个结构性问题，即照料需求巨大与机构床位空置的矛盾现象，以及影响长期照料服务发展的专业化、制度化和规范化方面的问题。[6]

一些研究认为，西方国家长期照料服务发展较早，形成了一套比较

① 何玉东、孙湜溪：《美国长期护理保障制度改革及其对我国的启示》，《保险研究》2011 年第 10 期。

② 侯立平：《发达国家（地区）的老龄人口长期护理体系及其启示》，《城市问题》2012 年第 1 期。

③ 王莉莉：《中国老年人居家养老意愿、需求与服务利用研究》，中国人民大学 2012 年博士学位论文。

④ 吴蓓、徐勤：《城市社区长期照料体系的现状与问题——以上海为例》，《人口研究》2007 年第 3 期。

⑤ 裴晓梅：《形式多样的长期照护服务应贯穿养老过程的始终》，《人口与发展》2009 年第 4 期。

⑥ 裴晓梅：《老年型城市长期照护服务的发展及其问题》，《上海城市管理职业技术学院学报》2004 年第 6 期。

完善的制度体系，可以为我们提供很好的借鉴和启示。在照料服务安排上的经验主要有：统筹安排正规照料与非正规照料，统筹安排机构照料、社区照料和居家照料，对不同内容和等级的照料服务实行统一管理，完善照料需求的评估与服务监管，政府角色从直接提供者向规划和监管角色转变。在照料服务体系建设上的启示主要包括：发展为老服务机构，培育长期照料服务的提供载体；建立长期护理保险制度，解决照料服务费用问题；建立长期照料服务的标准和服务规范；建立相应的长期照料服务管理和监督机构，从而形成一个完整的长期照料服务体系。① 其他值得借鉴的经验还包括以下几个方面：引入市场力量通过市场化途径解决照料供给不足，这样既可以降低服务成本，又可以促进服务质量的提高；推进社区照料服务立法，做好服务供给的规划和组织；完善制度保障、多方参与支持系统、保障服务主体自主性、推进专业人才培养；② 以及采取规模化建设、品牌化经营的模式来发展长期照料服务。③

由此，许多学者进一步从建立长期护理保险、发展社区老年照料、培养养老护理人员、推进专业社会工作等角度提出了应对之策；或以"案主"为中心、以需求为导向，建立居家照顾为基础的老年人照顾模式；④ 徐勤、汤哲认为长期护理模式的选择应是消费的需求方及供给方共同决定的，以家庭为基础的社区护理就成为我国的现实最佳选择。还有一些学者提出，构建长期照护服务体系是应对未来失能风险的根本出路，要建立长期照料方面的法律规范和准入机制，把获得适当照顾作为保障失能老人的基本权益，⑤ 要从公共财政、政策法规、市场和社会组

① 党俊武：《长期照护服务体系是应对未来失能老年人危机的根本出路》，《人口与发展》2009 年第 4 期。
② 张旭升：《日本老年护理发展历程的启示》，《中国社会导刊》2008 年第 2 期。
③ 何琼：《老年人长期照护的发展现状和思考》，《中华现代护理学杂志》2010 年第 2 期。
④ 李颖奕、杨罗观翠：《居家照顾：需求导向的老年人照顾模式》，《社会科学家》2007 年第 2 期。
⑤ 林艳、党俊武、裴晓梅等：《为什么要在中国构建长期照护服务体系?》，《人口与发展》2009 年第 4 期。

织的多个维度来构建长期照料体系,① 同时强调长期护理社会保险模式是有效的筹资机制,能够较好地满足护理需求,提高失能老人生活质量。②

1.2.6　小结

对国外和国内相关文献分别做了回顾之后,我们可以发现发达国家对长期照料需求的研究既有理论工具也有评估工具,关注的重点从宏观层面进入具体层面,在对需求评估、失能测量、成本分析、资金费用上作了大量研究,对解决其国家长期照料服务体系的现实困难具有重要的现实意义。国内对长期照料需求的研究在宏观层面的较多,大多数综述类的文献主要描述我国老龄化的严峻形势,提出目前对老年人长期照料的巨大需求,建议政府重视建立老年人长期照料体系的相关规划和制度;另外一些实证类文献大都选取某一城市或某一地区的样本,采用现有普查、抽查数据或自行设计的问卷,调查特定群体在照料方面的需求,得出类似结论和政策性建议。

通过以上相关文献的回顾,可以总结出目前我国关于长期照料需求研究方面的问题与不足,以进一步增强研究解决实际问题的针对性、有效性。具体有以下几个方面:

1. 在长期照料需求的定量研究方面,西方学者大多关注对需求数量及时间长度的计算上,强调需求满足的费用及成本分析;我国学者的研究更多关注需求规模及增长趋势。双方都缺少对需求结构的多维度、多层次、多侧面的深入分析。比如,不同自理能力水平的老年人,其照料需求类型的分布及结构是怎样的?同一照料需求类型,在不同生命阶段是如何发展变化的?需求结构在地区、性别、年龄、教育等方面的分布有何差异,等等。并且,目前绝大部分研究主要侧重于对日常生活的照料分析,老年人精神和心理照料方面的需求如何?如何根据需求结构的构成,有针对性地提供以需求为导向的长期照料服务?目前这方面的

---

① 陈比聆:《老年人口长期照护体系的国际比较》,《厦门特区学校学报》2013 年第 2 期。

② 张广利、马万万:《我国老人长期照护的模式选择》,《华东理工大学学报》(社会科学版) 2012 年第 3 期。

研究显然十分缺乏，需要在此方面重点着墨，以弥补当前国内研究和实践的不足，为制定政策和政府决策提供参考依据。

2. 在长期照料需求的数据使用方面，由于我国对老年人照料需求的研究才起步不久，很多研究使用的数据仅限于社区层面、机构层面，或是限于个别省区的数据，缺乏对全国性数据的系统收集和大数据分析；同时，从分析方法看目前许多研究拘泥于表面层次的描述分析，采用多元统计分析方法从定量角度进行多维分析不够，在研究内容的广度和深度上还需要进一步丰富和完善。

3. 在长期照料需求的评估工具方面，虽然国外研究的需求评估工作多种多样，比较成熟，但这些工具都是在一定的国情、社会背景和人口统计学特点的基础上使用的，我们不能照搬全抄。目前，我国还没有形成符合自己国情和发展阶段的需求评估标准体系，需要学习借鉴其研究思路和方法，在分析比较诸多工具优缺点的基础上，加快我国老年人长期照料需求评估工具的研制。

4. 城乡二元结构是我国的典型社会形态，如何在长期照料模式上作出最符合中国国情的安排，这一课题国外研究自然难以涉及，国内大多学者根据国家提出的"居家为基础、社区为依托、机构为支撑"的养老服务体系的思路来研究，或借鉴国外关于社区照顾的模式提出就地老化的建议。城乡比较视角的研究不多。近年有不少学者对统筹城乡的社会保障制度进行了研究，但主要是从制度公平性的角度对保险制度的并轨和待遇标准提出了建议。很少有学者根据中国城乡二元结构的特殊国情，有针对性地对城乡失能老人长期照料问题进行比较研究，并在此基础上探求符合当前中国社会结构和文化传统的照料模式。而这恰恰是实际工作中所急需且非常必要的。

1.3　研究意义

结合国内外已有研究，我们可以对老年人长期照料有如下认识：

1. 长期照料是一个内容丰富的综合照料体系。从内容上看，一般包括生活照料、健康照料、社会支持、精神慰藉、临终关怀等。生活照料主要是对个人的生活起居（如帮助老人吃饭、穿衣、洗浴等）进行帮助，老年人自理能力越差，照料服务需求越要具体到生活起居程度。健康照料是指由专业人员提供的或在专业人员指导下的以康复保健为目的的照料服务，包括治疗后的康复护理服务和患有慢性病但无须特别治疗的老人所需的以保健为主的照料服务。社会支持是指对日常生活不能完全自理的老年人提供的旨在增强其社会活动能力的辅助性服务（如帮助做饭、购物、做卫生、外出等）。精神慰藉对提高失能老人功能受损后的晚年生活质量至关重要，是长期照料服务的重要内容（包括心理调适、休闲娱乐、沟通情感和信息服务等）。临终关怀是包括提供人文关怀、缓解病痛、消除恐惧等，保障老人有尊严地离开人世，是长期照料的终端，也是长期照料服务的重要环节。

2. 长期照料区别于专业护理和医疗照料服务。传统医疗护理主要目的是治愈疾病（包括急性病或者慢性病急性发作）或保全生命；而长期照料针对的是慢性病、没有医疗价值的重绝症或者导致生活能力永久丧失的疾病，或者治愈初期需要康复护理的病人，其目的是帮助失能老年人进行恢复和修补，最大限度减少对其生活的影响。同时，医疗护理一般是短期服务，常常有时间上的规定；而长期照料具有长期性、连续性的特点，一般要持续很长的时间，甚至是无限期的。

3. 长期照料是针对老年人的特殊需求而产生发展。理论上讲，长期照料服务对任何年龄的患慢性疾病或残疾病人都是需要的。但在实际生活上，慢性疾病、机能衰退与残疾等情况的发生是随年龄而增加的。因此，长期照料的问题与老年问题有着密切的关联，对老年人特别是失能老人，具有重要意义。老年人因患病或失能的程度不同而需要不同程度的照料，这就意味着长期照料需要对需求进行专门的评估和判定，根据需求级别提供从家庭照料到社区照料、日间照料、机构照料、医院护理、姑息服务等一系列适应各类需求的服务。

4. 长期照料体系应有适应中国国情的制度安排。在全球老龄化的背景下，各国都在建立或者探索自己的长期照料体系，我国也在借鉴发达国家经验的基础上形成了长期照料的初步思路。但是不能照搬照抄，要充分考虑未富先老的基本国情，结合中国特定的经济发展阶段、历史文化传统和人口发展态势，研究制定符合国情、具有特色的长期照料服务体系。当前尤其应做好基础工作，对长期照料需求作全面深入分析。

　　长期照料服务体系构建是个复杂的系统工程，不论是体系构建还是制度建设，前提是必须研究清楚失能老人长期照料的需求现状与发展趋势、需求结构演变和主要影响因素，对需求差异、模式选择和政策设计进行综合比较分析，这样才能为政府决策和制度建设提供参考。

　　为此，本研究以城乡失能老人长期照料问题为研究对象，针对城乡二元社会结构的特点，重点对失能老人状况、长期照料需求及其需求结构、需求的满足程度进行城乡比较分析，并结合城乡比较优势提出不同的照料模式和制度建设的建议。这对于构建以需求为导向的长期照料服务体系具有重要意义，也是保证城乡失能老人得到满意照料服务的现实选择。

1.3.1　理论意义

　　一是通过综合城乡差别理论、需求理论、人的需要理论等基础理论，尝试使用城乡视角、需求等级、需求类型的三维分析框架，为研究长期照料需求结构提供了新的理论工具。

　　二是从失能老人功能障碍分析的角度切入，从失能等级、需求类型、需求项目等不同层面，对长期照料的需求结构进行量化分析，初步形成了我国失能老人长期照料需求的量化推算模型。

　　三是基于城乡二元结构现状对失能老人长期照料需求结构、影响因素和形成原因，以及服务利用情况进行比较分析，提出城乡长期照料服务供给的差异化路径，进而为最终实现向城乡一体化照料服务体系过渡提供量化决策依据。

1.3.2　实践意义

　　一是有利于建立城乡统筹的长期照料服务体系。本研究在城乡二元结构的视野下，对城乡失能老人长期照料需求进行量化研究，分别完整呈现城镇、农村的需求结构，并且分等级、分类型、分项目地进行了城乡比较分析。针对照料需求城乡差异的比较研究结果，有利于政府部门在建立长期照料服务体系时统筹考虑，既考虑未来城乡一体化发展趋势，从而制定出符合国情的长期照料服务体系；又考虑当前城乡差别的现实存在，结合城乡基本公共服务现状和历史文化原因，选择各自适合的照料模式，从而为失能老人晚年生活提供制度保障。

二是有利于加快农村长期照料服务体系建设的步伐。通过城乡需求结构的量化分析，进一步展现农村长期照料需求规模、需求程度上的巨大压力，以及照料服务供给的严重不足，有利于充分认识发展农村长期照料服务的紧迫性和必要性，形成加快发展农村长期照料服务体系的共识。

三是有利于建立以需求为导向的长期照料服务体系。本研究通过对需求结构进行详细分析，基本归纳出不同自理能力水平的失能老人长期照料需求的分布特点，为政府、企业、社会组织生产和提供差异化的长期照料服务产品，提供比较准确的判定依据。这将有利于生产服务部门以需求为导向提供有针对性的照料服务，从而解决因需求评估不精准带来的照料服务利用效率不高的现实问题，本研究在此方面可以提供有力的量化参考。

第2章　研究框架与研究方法

2.1　研究框架

2.1.1　理论基础：从需求研究出发

需求是社会福利政策中最重要的核心概念，是社会政策和福利制度运作的基础。在个体社会成员的需求集合成为一种集体的、可表达的社会需求时，个体需求就变成了社会需求。[①] 社会需求是社会中生活的人在其生命过程中的一种缺乏的状态，当从个体需求的不满足状态发展到社会需求没有得到满足，就成为一种影响社会发展的社会问题。此时，社会福利制度就成为需求满足的重要手段。社会福利制度的基本功能是回应和满足人类的需求，需求满足的程度与社会先决条件的品质和经济发展的阶段相关。[②] 从我国的实际状况出发，当前，中国社会福利政策的取向仍是基于解决社会问题，实行的是低度保障和低度福利的制度。社会成员的基本需求是社会政策发展的基本动力。因此，研究中国的福利制度，选取联合国基于解决贫穷问题的角度，把人类需求分为基本需求和非基本需求的定义更相契合。当前，以基本需求为主线发展我国社会福利制度的总思路，对于建立需求为本的长期照料社会政策战略框架非常有意义；未来，随着我国经济社会的发展，我们的福利制度必将从解决基本需要和满足问题为主，向满足多层次的社会

[①]　彭华民：《西方社会福利理论前沿：论国家、社会、体制与政策》，中国社会出版社2009年版。

[②]　［英］莱恩·多亚尔、高夫·伊恩：《人的需要理论》，汪淳波、张宝莹译，商务印书馆2008年版。

31

需求发展。

社会政策的供给和需求相匹配是我们进行政策研究的一个基本出发点。就养老服务而言，一方面，尽速建构失能老人长期照料服务体系已经是大家的共识；另一方面，对于失能老人的长期照料的需求又缺乏研究。而这后者是建构科学合理的长期照料体系的认识前提。现实中，由于需求研究的不足，服务供给中的诸多环节，从服务开发、服务供给、服务输送到服务利用，"服务链"上的诸环节，都多少存在供需匹配方面的问题。有鉴于此，本研究将城乡失能老人长期照料需求作为主题，研究失能老人长期照料的需求结构、城乡差异及影响因素，以期为构建长期照料服务体系提供参考。

2.1.2　研究视角：站在二元结构的现实起点上

马克思恩格斯的城乡发展理论认为，城乡发展关系始终伴随人类社会的发展历程，大致可以划分为"城乡合一"、"城乡分离对立"和"城乡融合"三个阶段。城乡对立是在人类社会发展过程中城乡关系的必然产物，而城乡差距是城乡对立的显著特征，这种对立关系将会随着物质的高度发展和人的全面发展而消失，最终实现城乡融合为一体。经济学家霍伯克（HoBoeker）与阿瑟·刘易斯先后提出的二元经济理论，对不发达国家在现代化进行中普遍存在的城乡二元结构社会形态进行了阐释，这为在城乡二元结构理论下分析经济社会问题，进一步奠定了理论基础。按照上述理论框架回顾我国城镇化发展进程，可以得出一个基本判断，即我国仍处于城乡对立阶段，城乡二元结构特征是我国现阶段的基本社会形态，[①] 但未来城乡一体化则是发展的趋势。

城乡差异是我国现阶段城乡关系的基本特征，并且，城乡二元结构这一社会形态将持续相当一段时期。城乡二元结构下，城乡居民的经济社会生活存在系统的差别。在经济活动上，城市经济以社会化生产为主要特点，农村以小生产为主要特点，二者的经济结构不同、经济发展程

---

① 20世纪50年代后，我国选择了模仿苏联以重工业发展为核心的城市工业化发展模式，制定和实施了一系列城乡分治的制度和政策，将城乡人口和城乡经济社会生活人为地分割为两个互相隔离的部分，人为地拉大了城乡之间的差距，使得城乡二元结构社会形态得以生成，并成为导致日后我国城乡社会日益分化的根源。

度不同,城乡居民的收入水平差别十分明显;此外,二者在公共服务供给上,以及在社会保障和医疗福利方面也存在很大的差别。特别是由于数亿规模的农村青壮年外出打工,农村老龄化程度远远高于城镇。这些构成了城乡失能老人照料需求差别的宏观背景。

因此,在对失能老人长期照料需求的研究视角上,本研究选择了城乡比较研究的角度,这是基于从我国现实社会形态出发的一种务实研究态度。同时,在政策思考方面,从城乡二元结构的基点出发,着眼于未来新型城镇化、城乡统筹的目标和城乡一体化趋势,提出在长期照料服务体系建设上,一方面基于缩小城乡长期照料服务差距的长期目标,另一方面又从城乡二元格局的现实出发,考虑建构城乡长期照料服务体系的差异化发展路径,以回应解决城乡失能老人长期照料需求的现实问题,并使其符合国家关于城乡统筹的发展战略。

2.1.3 分析模型:三维需求结构(城乡—等级—类型)

对需求内容进行类型化,有利于细化目标和定位。从马斯洛提出需求层次理论开始,需求即常常被分为不同的层次和类型进行研究。如彼得·泰勒·顾柏(Peter Taylor-Gooby)的终极需求、中介需求、个人需求的三分法,布赖德肖(Bradshaw)的感觉性需求、表达性需求、规范性需求、比较性需求的四分法,以及联合国关于基本需求和非基本需求的两分法,等等。

本研究在对长期照料需求的具体分析上,拟从城乡二元—失能等级—需求类型的三维角度进行研究,以期得到对长期照料需求的结构化认识。

第一维度,即城乡角度。文中所有分析和数据都将从城乡角度分别展开,在分别展现城镇、农村现状后进行对比分析。

第二维度,即等级维度。失能的等级决定需求的迫切程度。处于不同自理水平等级的失能老人,其长期照料需求的内容、程度及对服务方式、服务场所有不同要求。在研究每一类长期照料需求时,都将分别从轻微失能、轻度失能、中度失能、重度失能、极重度失能 5 个等级上,对需求分层次地进行比较分析。

第三维度,即类型维度。需求的类型决定服务的内容。长期照料需求分为生活照料、健康照料、社会支持、精神慰藉、临终关怀等内容,每种照料需求下都有相应的照料服务项目。不论什么等级和类型的长期照料需求，最终需求的满足都体现在照料项目的具体实施上。因此，这是需求的另一重要维度。

对长期照料需求的分析模型是如下建构的：在不同自理能力等级维度上，对需求类型、服务项目进行了详细描述和结构分析，并进行城乡差异的比较研究。对于不同失能等级与不同照料需求的水平、内容之间的关联，则通过具体的数据分析予以回答。

2.1.4　政策框架：福利多元主义

福利多元主义理论（welfare pluralism）[①] 产生于 20 世纪 80 年代，是在福利国家陷入危机的背景下，为解决社会问题发展起来的一种理论范式。它主张社会福利来源的多元化，强调福利的规划、筹资和提供既不能完全依赖市场，也不能完全依赖国家，而应由公共部门、营利组织、非营利组织、家庭和社区等部门共同承担和负责。政府角色则转变为福利服务的规范者、福利服务的购买者、物品管理的仲裁者以及促进其他部门从事服务供给的角色。

关于政策建议部分的研究，是在福利多元主义理论的框架指导下展开的，注重从强调福利的多元来源、供给、传输结构的角度，从国家、家庭、市场、志愿组织等多元福利提供者的责任共担机制出发，研究提出失能老人长期照料服务的多元提供模式。特别是对农村失能老人的长期照料中，注意挖掘现有多方资源优势和潜力，充分发挥基层老年协会、村级卫生组织、留守人员等潜在资源的作用，发展适合我国农村现实情况的可行服务模式。这是国际社会在社会政策领域的基本趋势和基本经验，也是我国当前经济社会发展阶段社会政策的现实选择，对构建

---

①　福利多元主义的概念最早出现在英国《志愿组织的未来报告》（Wolfedden），主张将志愿组织纳入社会福利提供者行列。罗斯（Rose）则对福利多元主义的概念作出了详细阐述，认为社会福利应该来源于家庭中生产的福利、市场上购买的福利和国家提供的福利，这三者形成一个多元组合，是相互补充的关系。伊瓦斯（Evers）在此基础上提出了福利三角（welfare triangle）范式，将分析框架放到文化、经济和政治背景中，并将三方具体化为对应的组织、价值和社会成员关系，展示了三方互动关系。约翰逊（Johnson）主张四分法方式，认为福利多元主义暗含着福利供给的非垄断性，在福利多元组合理论中加入了志愿部门，丰富了福利多元主义的理论内容。吉尔伯特（Gilbert）也主张四分法，认为这四个部门共同发挥作用并嵌入更广阔社会经济背景。

我国城乡失能老人长期照料社会政策的战略框架具有重要的现实意义。

2.2　研究方法

　　主要研究方法是基于 2010 年中国城乡老年人口状况追踪调查的量化研究，并在此基础上进行城乡比较分析。在对城乡失能老人自理能力的基本状况、长期照料需求结构、需求满足情况进行分析时，主要通过描述性分析进行城乡的比较研究；在分析长期照料需求及需求满足的影响因素时，主要通过运用二元回归分析方法。

2.2.1　**数据来源**

　　2010 年中国城乡老年人口状况追踪调查，调查时点为 2010 年 12 月 1 日零时。调查采用分层多阶段抽样，共涉及全国 160 个市（县），640 个街道（乡）、2000 个居（村）委会，共回收个人问卷 20009 份，经检验后的有效总样本为 19986 份，其中城镇 10032 人，农村 9954 人。

　　数据的优势：调查进行了科学严谨的抽样设计，涉及面广，回收率高。同时，中国老龄科学研究中心根据第六次全国人口普查公布的分行政区、城乡、性别、年龄组等老年人口数据汇总结果，利用结构化模型对追踪调查数据进行了加权处理，从而使数据可用于推论调查时点（2010 年 12 月 1 日零时）我国老年人总体状况的精确估值。目前这是全国范围内唯一大规模采集老年人生活状况的综合调查数据。

　　数据的采集：关于老年人 ADL 和 IADL 状况的评估方法应用的是自我报告法，这在目前学界应用得最为广泛的评估方法。其优点在于能够在较短的时间内收集到大量的信息，而且对被调查者技巧性的要求也不高。当然，对该方法有时出现健康老人高估个人的日常能力，而有抑郁症状的老人低估个人的日常能力的倾向，也需要给予关注。

2.2.2　**核心概念界定**

2.2.2.1　失能老人

　　通过文献梳理，我们可以认为，失能老人广义上是指在个人自我照顾和独立生活方面有功能障碍的老年人，这种功能障碍包括基本日常生活活动能力和工具性日常生活活动能力。基本日常生活活动能力包括吃饭、穿衣、上下床、上厕所、室内走动和洗澡 6 项指标，工具性日常生活活动能力包括扫地、购物、做饭、洗衣、管理财物、交通出行等在社区独立居住所需要的功能。从已有研究看，大多都是以日常生活功能（ADLs）六项指标作为判定失能老人的标准，并根据失能项目或得分多少来衡量失能程度。

本研究认为，随着经济社会不断进步以及对老人能够独立、自主、有尊严地生活和参与社会的更多关注，在 ADLs 的基础上应当逐步将代表着老人家庭角色和社会功能的 IADL 指标纳入失能老人评价体系，从而为失能老人提供更加广泛的社会支持和照料服务，在提高其自理生活能力的同时进一步提高独立生活和参与社会的能力。由此，通过数据分析并结合中国当前经济社会发展阶段，选择了对老人独立生活影响较大的洗衣服、煮饭、做家务、购物 4 项 IADLs 指标，纳入失能老人测量体系（详细分析见 2.2 测量指标部分）

所以，本研究中对失能老人的定义是：至少有一项基本日常生活活动功能（ADLs）或工具性日常生活活动功能（IADLs）障碍的老年人。从这个角度，失能老人确切地说是功能障碍老人，强调老年人的功能障碍以及由于功能障碍带来的独立生活能力受损的一种状态。相比传统意义上的失能老人，范围更加宽泛一些。这在一定程度上对从国外引入的 ADLs 量表进行了一些有益的完善，既有利于反映我国老年人的现实生活问题，也有利于与现行照料服务的对象和类型相对保持一致。

2.2.2.2 长期照料

尽管文献研究发现对长期照料的对象及内容等有各种不同阐述，但至少有以下几点是基本统一的认识：第一，长期照料具有一定的专业性，虽然它的提供者可能是社区、家庭，也可能是护理院；第二，长期照料一般要持续较长时间，甚至是无限期的；第三，长期照料具有一定的连续性，意味着需要家庭、社区卫生、日间照料、康复中心、医院治疗及姑息治疗等一系列不同类型的服务；第四，长期照料体现着生活照料和医疗康复的结合，这是服务需求不断拓展的趋势。

由此，本研究将长期照料的定义为：在一个相对长的时期里，为那些因为老化、慢性病或者功能性缺损而导致丧失自我照料能力的老年人提供照料服务，通常包括生活照料、健康照料、精神慰藉、社会支持和临终关怀服务。其目的是帮助日常生活活动能力受限的人，尽可能实现康复，维护和改善其人体功能，并提高其生活质量。一般来说，长期照料通常是六个月或者更长的时间，有的往往需要持续到病人死亡为止。

其中，生活照料主要是对个人的生活起居（如帮助老人吃饭、穿衣、洗浴等）进行帮助；健康照料是指由专业人员提供的或在专业人员指导下的以康复保健为目的的照料服务，包括术后康复、慢性病保健等；社会支持是指对功能受损程度并不严重的老年人提供的旨在增强其社会活动能力的辅助性服务（如帮助做饭、购物、做卫生、外出等）；精神慰藉是为提高失能老人功能受损后的情感需要，包括心理调适、休闲娱乐、沟通情感和信息服务等；临终关怀是长期照料的终端，保障老人有尊严地离开人世，包括提供人文关怀、缓解病痛、消除恐惧等。由于调查问卷中缺乏临终关怀的数据，本研究主要对生活照料、健康照料、社会支持和精神慰藉四类需求进行分析。

2.2.2.3　长期照料需求

需求作为一种状态时，属于心理学研究领域；而作为一种行为选择时，又被经济学研究所关注。在用经济学视角对需求进行研究时，往往非常注重区别 Need 和 Demand 的差异，根据英汉牛津辞典，Need 是指"a situation in which something is necessary, especially something that is not happening yet or is not yet available"，着重强调 Demand 是指"people's need or desire to buy or use particular goods and services"，侧重中文有时用"需要"和"需求"对此进行区分，但在实际运用中往往很难分清。布赖德肖对需求的四种表现形式的论述解决了这一问题。他指出，需求包括规范性需求（normative needs），即专家认为必须提供的照顾；感觉性需求（felt needs），即人们想要的或认为他们对自己或对家人所要的需求；表达性需求（expressed needs），即表达出的欲望转变成为行动的需求；比较性需求（comparative needs），即对所获得的服务在比较中而产生的需求。[①]

---

① Bradshaw, J., "The Concept of Social Need," *New Society*, Vol. 496, 1972.

根据调查问卷使用的老年人自评需求的信息采集方式,本研究中长期照料需求是指,老年人从个体的功能障碍角度出发,为尽可能保证正常的和满意的生活状态,而想要获得的照料服务的总量及类型。这种意义上的需求,总体上说是属于感觉性需求(felt needs)的范畴。

2.2.2.4 长期照料需求结构

受个人属性特征、功能障碍程度、家庭社会因素等影响,每个老年人对长期照料服务的需求是不同的,具有很强的异质性。但这些需求在数量、质量、等级、类型、场所、人群中的不同分布,却直接影响到一个国家长期照料服务体系构建的框架和方向,这就是所要重点研究需求结构的原因。

本研究中,长期照料需求结构是指因受个人属性特征、功能障碍程度、家庭社会因素等影响,老年人长期照料需求整体上在数量、等级、类型、场所、人群及时间、空间方面的分布特征。从需求的数量看,不同年龄组的失能率有不同分布,并且可以依此计算出当前及未来年份的长期照料需求总量。从需求的等级看,根据功能受损程度不同和需求依赖程度不同,可从轻度向中度、重度逐步发展,各层级需求占有的相应比例是提供长期照料的重要参考。从需求的类型看,生活照料、健康照料、社会支持、精神慰藉、临终关怀等需求内容,不是平均分布的,有需求上的规模性、紧迫性的区别。从需求的提供场所看,失能老人对居家照料、社区照料、机构照料等方式有不同的偏好,体现在传统和习惯上将对形成本国特色长期照料格局产生重要影响。从在人群中的分布看,不同健康水平及不同年龄、性别、职业、教育、区域的失能老人,其长期照料需求的数量、等级和类型都有所不同。本书着重研究了需求类型及其在不同自理水平上的分布,并对需求满足的方式及服务提供场所作了进一步分析。

2.2.3 指标选择及其测量

2.2.3.1 失能老人判定指标选择

长期照料的对象是日常生活活动能力出现功能障碍的老人,老年人出现功能障碍即说明其具有客观照料的需要。这种需要的迫切程度则可以根据失能老人的障碍等级、自理程度进行分析。所以,对失能老人概念的界定、对老年人生活自理能力的测量，是数据分析的基础和长期照料需求研究的关键。

为了解自理能力水平，2010 年的追踪调查共采集了老年人 16 项日常生活活动能力的数据，其中基本日常生活活动能力（ADLs）方面有 6 项，从低到高分别是：吃饭、穿衣、上下床、上厕所、室内走动、洗澡；工具性日常生活活动能力（IADLs）方面有 10 项，从低到高分别是：扫地、上下楼梯、日常购物、做饭、乘坐公交车、洗衣、管理个人财务、步行 3—4 里、使用电话、提起 20 斤重物（见表 1）。

表 1　　　　　　　　2010 年城乡老年人日常生活活动能力情况　　　　　　（单位：%）

项目		有些困难			做不了		
		城镇	农村	合计	城镇	农村	合计
ADLs	吃饭	2.69	5.11	4.04	0.82	0.96	0.90
	穿衣	3.68	5.71	4.82	1.20	1.20	1.20
	上下床	4.53	7.63	6.26	1.40	1.47	1.44
	上厕所	5.28	6.86	6.17	1.45	1.57	1.52
	室内走动	4.48	7.07	5.93	1.87	2.52	2.23
	洗澡	11.18	16.30	14.04	5.47	7.31	6.50
IADLs	扫地	5.94	8.83	7.56	4.75	4.92	4.84
	上下楼梯	19.11	26.18	23.05	5.37	10.07	7.99
	日常购物	11.00	15.21	13.36	6.94	9.46	8.35
	做饭	9.84	14.61	12.51	8.29	11.27	9.96
	乘坐公交车	12.54	19.46	16.40	7.94	13.97	11.31
	洗衣	14.41	19.10	17.03	10.13	13.15	11.82
	管理个人财务	8.05	14.89	11.87	8.82	15.60	12.61
	步行 3—4 里	20.06	26.00	23.38	13.75	14.07	13.93
	使用电话	6.03	15.75	11.46	6.33	21.69	14.91
	提起 20 斤重物	25.76	27.06	26.49	20.18	19.25	19.66

已有研究一般使用 ADL 和 IADL 对老人进行功能障碍分析。ADLs 反映个体最基本的自我照顾能力，主要测定老年人基本生活自理方面

的个体功能，所以也有使用 PADL 概念，以与 IADL 进行区别；IADLs 反映个体的独立生活能力，主要测定老年人充当社会和家庭角色的社会功能。从理论上说，如果没有能力执行其中任一项 ADL 或 IADL，都可以视之为有一项功能限制（functional limitation）的失能老人，意味着存在一定的外部依赖性，需要长期的日常生活照顾或社会辅助支持，以满足其个体功能和社会功能的修复。但目前，多数研究对失能老人界定时仅以 ADL 的六项指标为参照，以其中一项基本日常活动不能完成来定义失能老人；而 IADL 只是多在研究功能障碍时使用，很少纳入失能老人判定指标。老年人的 IADL 代表老年人生活中的家庭角色和社会功能的障碍程度，是全面反映老年人生活功能的重要指标。以往这种仅从 ADLs 角度测量失能老人的方法，不能不说在一定程度上有所缺失。

因此，本研究拟将 IADL 纳入失能判定体系。考虑到当前中国经济社会发展的阶段，为避免过多指标纳入带来失能老人在统计上的大幅增加，给公共财政造成过度压力，根据统计分析和经验验证，拟选择其中核心指标纳入失能老人判定体系。从对 IADL 各问题回答"做不了"的城乡平均水平分析，数据越高说明现在不能完成的比例越高，但数据越低说明失去这些功能的时间越晚，往往这些越是最后失去的功能，对老人来说影响更大。ADL 的数据也从一方面印证了这一判断：对"能否洗澡"回答"有些困难"和"做不了"的，分别为 14.04% 和 6.50%，分别都是 ADL 的 6 项指标中最高，说明更多老人比较早地失去了洗澡的功能；同时，吃饭作为最基本的生存功能，回答"有些困难"和"做不了"的分别为 4.04% 和 0.90%，可见此指标的低数值恰恰反映的是老人自理生活的更核心功能。

在不同的社会生活环境中，对人们有意义的工具性生活活动是有差异的。从表 1 中关于 IADLs 的分析数据中可以看出，管理个人财务、步行 3—4 里、提起 20 斤重物的值比较高，均超过了 12%。而扫地、上下楼梯、日常购物、做饭、乘坐公交车、洗衣这 6 项的值较低，符合纳入的目标方向。考虑到目前社会经济发展水平、公共设施配置、城乡居住环境等因素，"上下楼梯"和"乘坐公交车"两项指标在城乡老年人中差异较大，相对而言不如其他 4 项更有代表性。因为，一般来讲，不管是城市老人还是农村老人，扫地、日常购物、做饭、洗衣这 4 项能力都是非常核心的工具性日常生活功能。① 因此，本研究认为，老年人具备了这 4 项能力，即表明其能够料理基本的日常家务，可以实现独立生活，反之则对他人形成一定的生活依赖。以此分析为基础，本研究选取这 4 个核心项目来反映（评价）老年人 IADL 水平的高低。

　　2.2.3.2　老年人自理能力等级测量

　　通过综合 6 项 ADLs 能力和 4 项 IADLs 能力状况，本研究按自理能力将老年人分为：完全自理老人、轻微失能老人、轻度失能老人、中度失能老人、重度失能老人和极重度失能老人。分类标准和过程具体如下：

　　1. 完全自理老人：6 项 ADLs 能力和 4 项 IADLs 能力都选择"不费力"。这部分老人则不作为研究对象。

　　2. 轻微失能老人：6 项 ADLs 能力都选择"不费力"，4 项 IADLs 能力中有 1 项以上选择"有些困难"或"做不了"。这部分老人的特征是：核心日常生活能力 ADLs 没有障碍，只在操持家务方面的工具性日常生活能力上有部分缺失，只要有针对性地提供社会支持类服务，便可以独立生活。简称为轻微失能老人。

　　3. 轻度失能老人：6 项 ADLs 能力中有 1—6 项选择"有些困难"，但无任 1 项选择"做不了"。这部分老人的特征是：ADLs 出现一定功能障碍，完成日常生活活动任务受到了局限，但没有任何一项基本生活功能丧失，只要有针对性地提供介助辅助类服务，或者借助扶手、拐杖、轮椅和升降设施等，便可以独立生活。

　　4. 中度失能老人：6 项 ADLs 能力中有 1—2 项选择"做不了"。这部分老人基本日常生活能力部分缺失，功能出现损伤或丧失，需要有针对性地提供生活照料或医疗护理类服务，对他人形成中度依赖，一定程度上不能自理和独立生活。

　　5. 重度失能老人：6 项 ADLs 能力中有 3—4 项选择"做不了"。这部分老人基本日常生活能力多项缺失，处于半自理和基本不能自理的状

---

　　① 这与国家应对人口老龄化战略研究课题组对 IADLs 中最核心、最基本的 4 项工具性生活自理活动的判断基本一致。

态，对外部的生活照料和护理服务比较依赖。

6. 极重度失能老人：6 项 ADLs 能力中有 5—6 项选择"做不了"。这部分老人基本日常生活能力完全丧失，属于生活自理能力极重度依赖，需要提供全面的日常生活照料和医疗护理类服务，处于完全不能自理状态。

除第 1 类完全自理老人外，其余 5 类构成研究对象——失能老人。[①]

如图 1 所示：

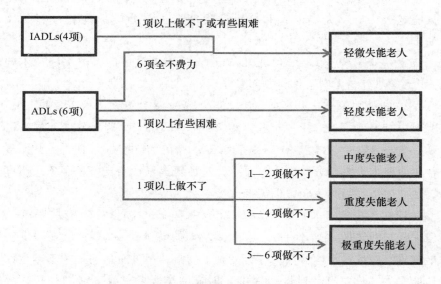

图 1 失能老人自理能力等级分类

2.2.3.3 长期照料需求的测量[②]

为了解失能老人对各类照料的需求情况，追踪调查的城镇问卷中询问了日常生活照料、上门护理、上门看病、康复治疗、帮助日常购物、

---

① 平时所说失能概念时，一般是把"1 项以上有些困难"视为半失能老人，"1 项以上做不了"视为失能老人（图中深色部分三类），对 IADL 功能障碍的轻微失能老人未纳入研究视野。

② 由于与临终关怀需求相关的数据在已有调查中尚无涉及，故本研究主要对生活照料、健康照料、社会支持和精神慰藉四个类型的需求进行梳理。

上门做家务、聊天解闷 7 项需求；农村问卷询问了日常生活照料、上门护理、上门看病、康复治疗、上门做家务、聊天解闷 6 项需求。① 同时了解了失能老人所在社区长期照料服务的相关情况，包括社区是否提供照料服务、失能老人是否使用过服务、失能老人自评是否需要服务。

1. 生活照料需求：在第 5 章对生活照料需求的分析中，将问卷中失能老人对日常生活照料的需求，定义为生活照料需求。对问卷 G3 题"你现在的日常生活需要别人照料吗"？回答"需要"的，视为有生活照料需求。本章的分析对象是有生活照料需求的失能老人；在对城乡失能老人生活照料需求影响因素进行分析的二分类 Logistic 回归模型中，因变量即是否有生活照料需求。

2. 健康照料需求：在第 6 章对健康照料需求的分析中，将问卷中失能老人对上门护理、上门看病和康复治疗服务的需求，合并作为失能老人的健康照料需求。对问卷 E6 题中 A、B、G 三项的任一项回答"需要"的，视为有健康照料需求；既不需要上门护理、上门看病，又不需要康复治疗的，定义为无健康照料需求。本章的分析对象是有健康照料需求的失能老人；在对城乡失能老人健康照料需求影响因素进行分析的二分类 Logistic 回归模型中，因变量即是否有健康照料需求。

3. 社会支持需求：在第 7 章对社会支持需求的分析中，将问卷中失能老人对帮助日常购物和上门做家务的需求，合成为城镇失能老人的社会支持需求，对问卷 E6 题中 F 项、E6.1 题中 I 项的任一项回答"需要"的，视为有社会支持需求，对两项皆无需求的，定义为无社会支持需求；农村失能老人对问卷 E6 题中 F 项"是否需要上门做家务"回答"需要"的，视为其有社会支持需求。本章的分析对象是有社会支持需求的失能老人；在对城乡失能老人社会支持需求影响因素进行分析的二分类 Logistic 回归模型中，因变量即是否有社会支持需求。

失能老人对社会支持服务的需求涵盖与解决工具性日常生活活动能力相关的一系列支持性服务。本研究主要包括帮助做饭、洗衣、扫地、购物等项目。

---

① 这 6 项是目前我国城乡社区开展养老服务实践中大量提供的照料项目，具有很强的现实针对性。

4. 精神慰藉需求：在第 8 章对精神慰藉需求的分析中，将问卷中失能老人对聊天解闷服务的需求，定义为精神慰藉需求。对问卷 E6 题中 C 项回答"需要"的，视为有精神慰藉需求。① 本章的分析对象是有精神慰藉需求的失能老人；在对城乡失能老人精神慰藉需求影响因素进行分析的二分类 Logistic 回归模型中，因变量即是否有精神慰藉需求。

5. 长期照料需求：在第 9 章对城乡长期照料需求进行综合分析中，将生活照料、健康照料、社会支持和精神慰藉需求合并成为长期照料需求。城乡失能老人如有生活照料、健康照料、社会支持和精神慰藉需求中任一类型需求的，即视其有长期照料需求；若无其中任何一类型需求，即视其无长期照料需求。本章的分析对象是有长期照料需求的失能老人；在对城乡失能老人长期照料需求影响因素进行分析的二分类 Logistic 回归模型中，因变量即是否有长期照料需求。

6. 长期照料需求满足：在第 10 章对城乡长期照料服务供给与利用的研究中，通过失能老人对城市问卷 E6 题中的 A、B、C、G 和 E6.1 题中的 I 项，农村问卷 E6 题中的 A、B、C、D、F 项的回答情况进行分析。对这 5 项中任一项回答"需要"的，视为有长期照料服务需求；对任一项回答"当地有"的，视为所在社区有长期照料服务供给；对任一项回答"用过"的，视为使用过长期照料服务。在对服务需求、供给及利用的分析中，分析对象是城乡失能老人；在服务利用影响因素分析中，是否使用过长期照料服务是二分类 Logistic 回归模型的因变量。

2.2.3.4 影响因素的测量

1. 长期照料需求受到多种因素影响，从已有文献梳理可以发现，这些影响因素主要分为个体特征因素、社会经济因素、家庭因素、环境因素。由此，本研究拟将可能影响失能老年人长期照料需求因素，分为四类纳入分析框架。（1）个体特征：包括年龄、性别、民族、城乡、地域、健康状况、自理能力等。（2）社会经济特征：包括受教育程度、经济状况、退休前职业等。（3）家庭特征：包括婚姻状况、居住方式、

---

① 由于受追踪调查问卷数据的制约，本研究采用 1—2 个照料项目来代表该类型的照料。这一简化的分类方法，虽然还不是对相应类型照料的全面反映，但由于已经涵盖了各类照料的关键内容，所以也具有较好的代表性。

子女数量、子女孝顺程度、家庭照料负担等。（4）环境特征：包括本社区居住时长、社区服务开展情况、亲属和朋友资源数量等。

2. 长期照料服务利用的影响因素分析，拟采取安德森健康行为理论关于健康服务利用的分析模型。安德森健康行为理论是目前社会服务和健康服务利用研究中最常被引用的研究架构，它将影响个人健康服务使用的因素分为前倾因素（predisposing variables）、促成因素（enabling variables）和需求因素（need variables）三个层面，从多角度来诠释个人的医疗与健康服务使用行为。前倾因素包括健康问题发生前即已存在或不易改变的特征，包括人口学特征、社会结构、健康信念；促成因素，指个人获得健康与医疗服务的能力，包括促使或妨碍服务使用的社会与经济因素；需求因素包括对健康问题的主观感受与客观评估诊断等。[①]

在研究长期照料服务利用及影响因素时，主要通过安德森模型从前倾因素、促成因素和需求因素三个方面进行分析；同时，根据有些学者的批评意见和东方社会的文化传统，将与中国国情和传统有关的家庭、文化变量（如子女数量、孝顺程度、亲属资源等）纳入分析框架。其中，前倾因素包含 9 个变量，促成因素包含 9 个变量，需求因素包含 2 个变量。

前倾因素包括年龄、性别、民族、城乡、区域、婚姻状况、居住安排、受教育程度、离退休前职业。

促成因素包括自评经济状况、儿子数量、女儿数量、子女孝顺程度、有无照料负担、社区居住时长、社区服务资源、亲属资源和朋友资源。

需求因素包括自评健康状况、生活自理能力。

2.3　论文结构

本研究从需求理论出发，立足于以失能老人长期照料需求为导向的

---

① Andersen, Ronald, John F. Newman, "Societal and Individual Determinants of Medical Care Utilization in the United States," *Milbank Memorial Fund Quarterly*, Vol. 83, No. 4, 1973.

研究思路，在城乡二元结构的框架下进行对比分析，重点研究城乡失能老人长期照料需求的结构。全文拟从失能等级、长期照料需求、照料服务利用三个方面递进展开，对失能老人长期照料问题进行全面研究。在对失能老人自理能力的研究中，拟分析城乡失能老人的基本状况、主要特征及失能等级；在对长期照料需求的研究中，将分别分析生活照料、健康照料、社会支持、精神慰藉四种需求类型，每一需求类型都拟着重从城乡对比的角度，对不同自理能力水平下的需求类型和服务项目进行量化分析，并进而分析需求的影响因素；在对长期照料服务利用的研究中，主要分析需求、供给、服务利用的基本情况和城乡差异，并且拟依据安德森健康行为利用模型分析服务利用的影响因素，分析存在的问题及原因。最后，本研究将在城乡差异的视角下，以需求为导向提出构建我国长期照料服务体系的政策体系。

研究路线如图 2 所示：

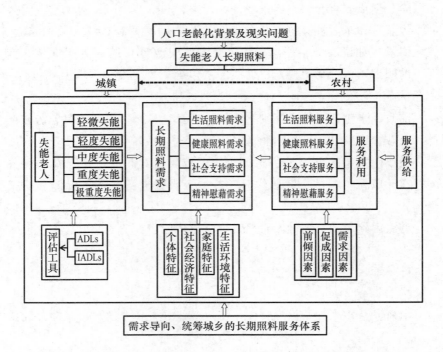

图 2　城乡失能老人长期照料需求比较研究路线

根据研究框架，本研究共分为 10 个部分。具体是：

第 1 章，绪论部分。主要就本课题的研究背景、研究进展及研究意义进行阐述，旨在对失能老人长期照料需求问题开展研究的重要性形成共识。

第 2 章，研究框架与研究方法。界定了失能老人、长期照料、需求结构等核心概念，重点呈现主要指标的选择及测量方法，并在此基础上提出研究思路、技术路线以及结构安排。

第 3 章，城乡失能老人的总体状况。在研究了调查样本的基本特征、城乡老年人的失能情况的基础上，重点分析了失能老人的基本状况、主要特征和功能障碍程度。通过评估工具将失能老人自理能力分为轻微失能、轻度失能、中度失能、重度失能和极重度失能五个等级，分析不同类型老年群体的长期照料需求状况。

第 4—7 章，城乡失能老人长期照料需求类型研究。通过分析 2010 年调查数据，分 4 章分别对失能老人的生活照料需求、健康照料需求、社会支持需求和精神慰藉需求，进行量化的城乡比较研究。

第 8 章，城乡失能老人长期照料需求及影响因素的综合分析。在第 4—7 章的基础上，分别完整呈现城镇、农村的长期照料需求，全面分析需求结构的城乡差异，并对影响长期照料需求及城乡差异的重要因素进行讨论。

第 9 章，城乡失能老人长期照料需求满足及影响因素分析。从需求满足的角度，对目前长期照料服务的供给、利用情况及其城乡差异进行分析，并深入研究服务利用的影响因素，探究造成当前存在问题的深层原因。

第 10 章，研究结论与政策建议。分析城乡失能老人长期照料需求的研究发现，结合需求结构分布、城乡资源优势、服务供给体系及未来发展趋势等因素，提出政策性建议。

2.4　研究创新

1. 首次使用全国性调查数据进行城乡比较研究。首先，在长期照料需求的数据使用方面，由于我国对老年人照料需求的研究才起步不久，很多研究使用的数据仅限于社区层面、机构层面，或是限于个别省区的数据，缺乏对全国性数据的系统收集和大数据分析；其次，由于数据可获性的限制，许多研究一般仅针对城镇或农村单独进行分析，特别是对农村长期照料的研究少之又少。本研究在对长期照料服务需求的量化分析上，具有明显的数据优势，使用 2010 年全国城乡老人生活状况调查的数据，首次从全国性数据层面进行城乡比较研究。在数据使用优势上：第一，这是目前国内最大规模、最有权威的老年人生活状况调查的全国性数据，2010 年数据是目前为止的最新数据；第二，在对长期照料需求、供给和服务利用的状况及其影响因素的分析中，尝试挖掘使用大量综合性数据，是目前国内此类研究中为数不多的多层次、多维度的定量研究；第三，通篇使用量化数据进行了城乡需求的对比分析，既避免了单独分析城镇或农村失能老人长期照料问题的片面，又弥补了不分城乡地笼统研究全国数据的不足，从而使该数据分析结果为建立适应我国国情的城乡失能老人照料服务体系提供了一个认识前提。

2. 尝试提出了城乡—等级—类型的三维分析框架。以往的需求研究大多呈现的是需求的规模或趋势，往往缺少对需求结构的多维度、多层次、多侧面的深入分析，难以对有针对性的长期照料服务提供有力支撑。本研究尝试提出城乡—等级—类型的分析模型，在城乡框架下从横向和纵向两个维度分析了长期照料需求的结构，并进行等级与类型的交叉分析。第一，这一长期照料服务需求的三维分析框架，是以需求为导向的政策研究的创新尝试，为研究长期照料需求结构提供了新的理论工具。第二，本研究首次完整呈现城乡失能老人长期照料需求的结构分布，这对长期照料服务供给体系的建立、开展长期护理保险制度的精算提供了重要决策参考依据，对提供长期照料服务的市场主体和社会组织也有一定借鉴作用。第三，需求研究是服务供给和制度建设的核心，也是政策研究的起点，以往研究中对需求问题全面定量研究的不够，导致了实际工作中服务供给与利用的低效率。本研究以需求为导向的量化研究，一定程度上解决了我国长期照料服务政策体系的薄弱链条。

3. 丰富并拓展了失能老人自理能力测量指标。目前大多数关于失能老人的研究都是基于 ADL 六项指标的障碍程度的分类，我国台湾十年长期照顾计划、中国老龄科研中心均以此为标准，将失能老人分为轻

度、中度、重度三个类别。这是一种比较便捷易行的分类方式，但由于
ADL 六项指标仅限于是老年人个体身体功能的方面，而不包括其家庭
功能和社会功能方面的内容，所以随着世界卫生组织及全社会对老年人
独立、尊严、参与的提倡，原来的六项指标在一定程度上存在缺陷。为
此，本研究根据世卫组织的新理念并结合当前中国经济社会发展阶段特
征，从 IADL 中选取了适当的新增指标纳入，形成了本研究的指标体
系，在一定程度上拓展了失能老人自理能力的测量方法，具有一定的创
新和贡献。

　　4. 研究提出了城乡长期照料服务供给的差异路径。本研究通过城
乡差异分析，呈现了农村突出的长期照料需求和发展长期照料服务的紧
迫性、必要性，并在比较分析城乡照料服务供给与利用情况、照料资源
优劣势的基础上，提出城乡长期照料供给模式和照料方式的针对性建
议，形成城乡长期照料服务供给的差异化路径。在城镇，大力发展居家
长期照料服务和信息技术的优势，进一步培育市场和提高失能老人使用
照料的动力；在农村，充分发挥挖潜资源优势发展互助养老，着眼当下
务实解决长期照料需求很高但供给不足的问题。同时，从城镇化发展及
未来城乡统筹的角度，研究提出了失能老人长期照料保障制度建设的发
展方向，为实现城乡一体的失能老人服务保障体系提供参考。

第 3 章　城乡失能老人的总体状况

3.1　调查样本的基本状况

　　2010 年中国城乡老年人口状况追踪调查采用分层多阶段抽样，共涵盖全国 160 个市（县）、640 个街道（乡）、2000 个居（村）委会，共回收个人问卷 20009 份，经检验后的有效总样本为 19986 份。

　　表 2 反映了本次追踪调查样本的基本情况。接受调查的 19986 位城乡老年人中，城镇老人 10032 人，占 50.2%，农村老人 9954 人，占 49.8%。男性老人 10338 人，占 51.73%，女性老人 9648 人，占 48.27%。汉族老人 18508 人，占 92.68%，少数民族老人 1461 人，占 7.32%。

　　从婚姻状况看，有配偶同住是老人婚姻的主要状态，其次是丧偶，分别达到 64.92% 和 32.08%；城乡之间不同的是农村丧偶老人比城镇更多，达 35.06%，而城镇只有 29.12%。从受教育程度看，城乡老人都处于较低水平，初中及以下的比例达 86.11%；其中，农村老人受教育水平在初中及以下的比例高达 97.97%，远高于城镇 74.37% 的水平。从经济状况看，城乡老人都处于较低的收入水平，30.03% 的老人处于困难和相对困难状态；农村老人经济状况相对更差一些，城镇老人自评很宽裕和比较宽裕的比例为 15.87%，而乡村这一数字为 10.19%，自评大致够用的分别为 62.57%、50.98%，自评困难的分别为 21.55% 和 38.83%。从健康状况看，城乡老人的健康水平总体较差，自评健康较好与很好的比例都低于 25%，相比之下，农村老人的健康状况更不容乐观。

表2　　　　　　　城乡老年人口状况追踪调查样本基本情况　　（单位：人,%）

项目		城镇		农村		合计	
		规模	比例	规模	比例	规模	比例
性别	男性	4877	48.61	5461	54.86	10338	51.73
	女性	5155	51.39	4493	45.14	9648	48.27
年龄	60—64 岁	1588	15.83	1894	19.03	3482	17.42
	65—69 岁	2028	20.22	1994	20.03	4022	20.12
	70—74 岁	2648	26.40	2301	23.12	4949	24.76
	75—79 岁	2103	20.96	1984	19.93	4087	20.45
	80 岁及以上	1665	16.60	1781	17.89	3446	17.24
民族	汉族	9555	95.25	8953	90.10	18508	92.68
	少数民族	477	4.75	984	9.90	1461	7.32
婚姻状况	有配偶同住	6867	68.45	6105	61.37	12972	64.92
	丧偶	2921	29.12	3488	35.06	6409	32.08
	有配偶不同住	72	0.72	103	1.04	175	0.88
	离婚	124	1.24	60	0.60	184	0.92
	未婚	48	0.48	192	1.93	240	1.20
受教育程度	不识字	1541	15.37	4238	42.67	5779	28.96
	小学及私塾	3329	33.21	4443	44.73	7772	38.94
	初中	2585	25.79	1050	10.57	3635	18.21
	中专高中	1606	16.02	174	1.75	1780	8.92
	大专及以上	964	9.62	27	0.27	991	4.96
经济状况（自评）	很宽裕	179	1.79	125	1.30	304	1.55
	比较宽裕	1410	14.08	858	8.89	2268	11.54
	大致够用	6265	62.57	4919	50.98	11184	56.89
	有些困难	1670	16.68	2816	29.19	4486	22.82
	很困难	488	4.87	930	9.64	1418	7.21
健康状况（自评）	很差	421	4.20	644	6.49	1065	5.34
	较差	1529	15.26	2278	22.96	3807	19.09
	一般	5596	55.84	4895	49.33	10491	52.60
	较好	2100	20.95	1750	17.64	3850	19.30
	很好	376	3.75	355	3.58	731	3.67

3.2 城乡老年人的失能状况

2010 年，我国 60 岁及以上老年人口有 1.7759 亿人，占总人口的 13.32%。其中，男性有 8704 万人，占 49.01%，女性有 9055.45 万人，占 50.99%；生活在城镇地区的老年人有 7829.11 万人，占 44.08%，生活在农村地区的老年人有 9930.33 万人，占 55.92%。

按照本研究对"失能"的定义计算，2010 年，我国共有失能老人 6373.67 万人，总失能率为 35.89%[①]。表 3 显示了我国城乡老年人失能状况的分布情况。

从城乡分布看，城镇老年人口中有 2300.66 万人失能老人，失能率为 29.39%；农村老年人口中有 4073.01 万人失能老人，失能率为 41.02%，农村老年人口的失能率明显高于城镇。

从性别分布看，男性失能老人有 2946.22 万人，男性老年人口的失能率为 33.85%，女性失能老人有 3427.44 万人，女性老年人口的失能率为 37.85%，这一失能率水平稍高于男性。

从年龄结构上看，失能率随年龄增长逐步升高。从 60—64 岁年龄组的 19.39%，逐步上升到 65—69 岁年龄组的 26.33%、70—74 岁年龄组的 40.32%、75—79 岁年龄组的 52.73%，80 岁及以上年龄组则出现了失能率迅速提高的现象，多达 74.62% 的高龄老人处于失能状态。

从受教育程度看，失能率随教育程度升高呈现下降趋势。不识字的老年人失能率超过 50%，读过初中的老年人失能率下降到了 25.43%，大专及以上受教育程度的老年人失能率低于 20%。

婚姻状况中配偶的存在与失能率密切相关。数据显示，有配偶且同住的老年人的失能率最低，为 31.40%，不同住的则升高到了 40.49%；丧偶老年人的失能率最高，高达 53.91%；未婚老年人的失能率也比较低，仅略高于有配偶同住老年人，为 31.61%，这可能是由于未婚老年人生活上对他人的依赖水平较低，从而保持了较好的独立生活能力。

---

① 说明：由于将 IADL 纳入统计指标，在统计上失能老人的数量和占比比以往狭义口径统计分别多 2350 万人和 13.23 个百分点。

表 3　　　　　　中国城乡老年人的失能状况分布（2010 年）（单位：万人,%）

项目		老年人口数	失能老人数	失能率
城乡	城镇	7829.11	2300.66	29.39
	农村	9930.33	4073.01	41.02
性别	男性	8704.00	2946.22	33.85
	女性	9055.45	3427.44	37.85
年龄	60—64 岁	5866.73	1137.74	19.39
	65—69 岁	4111.33	1082.38	26.33
	70—74 岁	3297.24	1329.58	40.32
	75—79 岁	2385.21	1257.71	52.73
	80 岁及以上	2098.93	1566.25	74.62
受教育程度	不识字	5318.02	2683.75	50.47
	小学及私塾	7190.84	2455.95	34.15
	初中	3251.11	826.69	25.43
	中专高中	1320.92	287.85	21.79
	大专及以上	662.52	111.12	16.77
婚姻状况	有配偶同住	13920.96	4371.44	31.40
	有配偶不同住	124.38	50.36	40.49
	丧偶	3458.73	1864.57	53.91
	离婚	92.91	34.46	37.09
	未婚	160.19	50.64	31.61

3.3　失能老人的分布特征

按照本研究对"失能"的定义，2010 年我国失能老人共有 6373.67 万人。其中，城镇、农村失能老人分别为 2300.66 万人和 4073.01 万人，分别占失能老人总数的 36.10% 和 63.90%，相比之下，农村失能老人的规模更为庞大。根据自理能力等级高低进行划分，失能老人中属于轻微失能的有 2350 万人，在失能老人和全体老年人口中所占比例分别为 36.87% 和 13.23%；属于轻度失能的有 2817 万人，相应的占比分别为 44.20% 和 15.86%；属于中度、重度和极重度失能（统称为中重度失能老人）的合计为 1206 万人，合计的相应占比分别为 18.93% 和 6.79%。

3.3.1 失能老人的主要特征

如表 4 所示，在主要特征的不同维度上，失能老人的分布呈现不同特点。

表 4　　　　**失能老人在主要特征不同维度的分布情况**　（单位：万人, %）

项目		规模	占失能老人比例
年龄组	60—64 岁	1137.74	17.85
	65—69 岁	1082.38	16.98
	70—74 岁	1329.58	20.86
	75—79 岁	1257.71	19.73
	80 岁及以上	1566.25	24.57
性别	女性	3427.44	53.78
	男性	2946.22	46.22
地域	东部	2069.71	32.47
	中部	2543.35	39.90
	西部	1760.61	27.62
健康状况（自评）	好	558.99	8.77
	一般	2894.87	45.42
	差	2906.10	45.60
婚姻状况	有配偶	4421.80	69.38
	无配偶	1949.66	30.59
居住方式	非独居	5131.87	80.52
	独居	1239.59	19.45
受教育程度	不识字	2683.75	42.11
	小学及私塾	2455.95	38.53
	初中	826.69	12.97
	中专及高中	287.85	4.52
	大专及以上	111.12	1.74
经济状况（自评）	困难	2719.53	42.67
	一般	2937.87	46.09
	宽裕	584.65	9.17

从年龄组分布看，较高年龄组的老年人口规模相对较少，但由于失能率随年龄增大快速上升，各年龄组失能老人的规模有一定波动。在失能率最高的 80 岁及以上组中，失能老人有 1566.25 万人，占全部失能老人的 24.57%，这部分失能老人也是长期照料需要重点关注的对象。

从性别分布看，失能老人中女性有 3427.44 万人，占 53.78%，男性有 2946.22 万人，占 46.22%，失能老人的男女性别比为 100∶116，女性失能老人的规模更为庞大。

从地域分布看，东部地区失能老人 2069.71 万人，占失能老人总量的 32.47%；中部地区失能老人 2543.35 万人，占 39.90%；西部地区失能老人 1760.61 万人，占 27.62%。

从婚姻状况分布看，近 70% 失能老人的配偶都还健在，其余 30% 稍多的失能老人属于离婚、丧偶及从未结过婚情况，这部分失能老人达到 1950 万人。对老年人来讲，配偶往往是最重要的物质和精神照料提供者，因此，无配偶失能老人的长期照料面临的困难相对更多。

从居住方式分布看，80.52% 的失能老人属于非独居状态，其余近 20% 的失能老人处于独居状态，独居失能老人近 1240 万人。独居使老年人的生活面临更多潜在风险，这部分失能老人也是长期照料需要重点关注的对象。

从受教育程度分布看，绝大部分失能老人的受教育程度都不高，80% 多失能老人的受教育程度不超过小学水平。虽然这一状况与社会发展进程有关，但受教育程度始终是影响失能老人各方面社会经济特征的重要因素。

从经济状况分布看，绝大部分失能老人的经济状况属于困难或者一般水平，认为自身经济状况宽裕的比例非常低。对于经济状况不宽裕的失能老人来说，购买有偿长期照料服务的能力也就相对很有限了。

3.3.2　失能老人基本状况的城乡比较

2010 年，我国城乡失能老人在城镇、农村老年人中所占比重分别达到 29.39% 和 41.02%，农村失能老人规模庞大，失能老人占比高出城镇 11.63 个百分点，在绝对规模上更是达到了城镇的 1.77 倍。具体到个体特征、社会经济特征、家庭特征和生活环境等方面，城镇、农村失能老人这两个群体同样存在较多差异。

3.3.2.1　城乡失能老人个体特征比较

表5呈现了城乡失能老人在年龄、性别、民族、地域、健康状况等方面的差异。

表5　　　　　　　　　城乡失能老人的个体特征比较　　　　（单位：万人，%）

项目		城镇		农村	
		数量	比例	数量	比例
年龄组	60—64 岁	382.53	16.63	755.21	18.54
	65—69 岁	368.15	16.00	714.23	17.54
	70—74 岁	450.61	19.59	878.98	21.58
	75—79 岁	467.34	20.31	790.37	19.40
	80 岁及以上	632.02	27.47	934.23	22.94
性别	男	1018.65	44.28	1927.57	47.33
	女	1282.01	55.72	2145.43	52.67
民族	少数民族	102.10	4.44	494.70	12.15
	汉族	2198.55	95.56	3565.63	87.54
地域	东部	1099.19	47.78	970.51	23.83
	中部	771.07	33.52	1772.28	43.51
	西部	430.39	18.71	1330.22	32.66
健康状况（自评）	好	195.34	8.49	363.66	8.93
	一般	1116.50	48.53	1778.36	43.66
	差	987.69	42.93	1918.41	47.10

通过对比城镇、农村失能老人的个体特征，可以发现：

1. 农村失能老人年龄结构更年轻、女性占比相对较低。如图3所示，城镇失能老人中，75岁及以上组所占比例相对更高，从具体指标上看，农村失能老人的年龄中位数是73岁，比城镇略低1岁。城镇失能老人中女性所占比例相对较高，每100个男性失能老人对应的女性失能老人数为126，而农村这一比例为111。

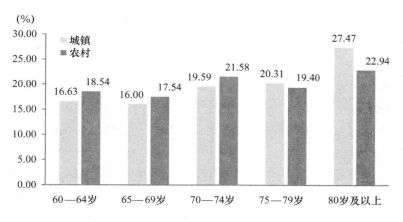

图 3 城乡失能老人年龄分布状况

2. 农村失能老人中少数民族占比更高，在中西部地区分布更多。城镇失能老人中少数民族的比例为 4.44%，而农村失能老人中则有12.15% 为少数民族。受东、中、西部城镇化水平差异的影响，城乡失能老人分布有明显的区域差异，如图 4 所示，城镇失能老人从东到西呈下降趋势，分别为 47.78%、33.52%、18.71%；农村失能老人中部地区分布比较集中，占 43.51%，东部、西部分别为 23.83% 和 32.66%。城镇失能老人更多地分布在东部、中部地区，农村失能老人则更多分布在经济欠发达的中部、西部地区。

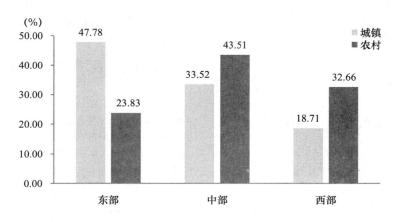

图 4 城乡失能老人地域分布状况

　　东、中、西部失能老人内部的城乡分布也存在明显差异。如图 5
所示，东部地区城乡失能老人比例较为接近但城镇稍高于农村，城乡
比约为 53∶47；中部、西部地区农村失能老人占比高于城镇且差距逐
步拉大，城乡比从 30∶70 下降到 24∶76。可见，推进长期照料服务
时，要根据失能老人的城乡—地域分布情况进行针对性调整，特别是
中、西部地区在学习借鉴东部先进经验时，一定要结合实际，不能直
接照搬照抄。

　　3. 农村失能老人的健康状况更差。从图 6 自评健康状况可以看出，
农村失能老人自认为健康状况差的比例更高，达 47.10%，城镇为
42.93%；自认为健康状况一般的比例更低，农村为 43.66%，城镇为
48.53%；自认为健康状况好的比例基本相当，但都未超过 9%。

　　3.3.2.2　城乡失能老人家庭特征比较

　　表 6 呈现了城乡失能老人在婚姻状况、居住方式、子女数量、家庭
照料负担等方面的差异情况。

　　通过对比城镇、农村失能老人的家庭特征，可以发现：

　　1. 农村失能老人无配偶及独居的比例更高。城乡大部分失能老人
是有配偶和非独居的，家庭照料资源有一定保障。同时，城乡还存在一
定比例的无配偶和独居失能老人，其照料问题面临更多困难。进一步

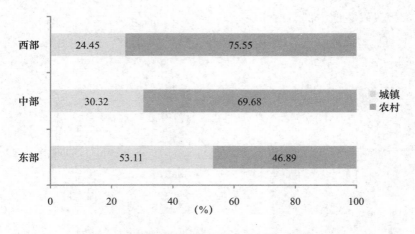

图 5　不同地域内部失能老人的城乡分布状况

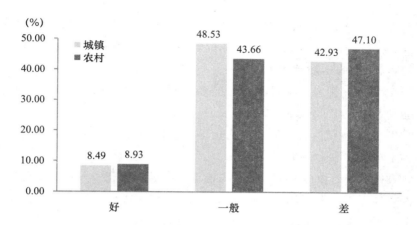

图 6 城乡失能老人自评健康状况比较

表 6		城乡失能老人的家庭特征比较			（单位：万人，%）	
项目		城镇		农村	
		数量	比例	数量	比例
婚姻状况	有配偶	1691.12	73.51	2730.68	67.04
	无配偶	609.53	26.49	1340.13	32.90
居住方式	非独居	1909.36	82.99	3222.51	79.12
	独居	391.30	17.01	848.30	20.83
儿子数	无	291.66	12.68	265.59	6.52
	一个	926.46	40.27	1167.13	28.66
	两个	691.08	30.04	1475.33	36.22
	三个及更多	391.45	17.01	1164.95	28.60
女儿数	无	427.99	18.60	705.47	17.32
	一个	804.86	34.98	1176.65	28.89
	两个	604.82	26.29	1099.66	27.00
	三个及更多	462.98	20.12	1091.23	26.79
子女孝顺程度（自评）	孝顺	1975.04	85.85	2856.40	70.13
	一般	279.06	12.13	1017.00	24.97
	不孝顺	24.00	1.04	125.73	3.09
照料负担	无	1889.38	82.12	3315.48	81.40
	有	352.61	15.33	713.96	17.53

看，农村失能老人中无配偶和独居的比例均高于城镇，其中，农村失能老人无配偶的比例为 32.90%，城镇为 26.49%；农村失能老人独居的比例为 20.83%，城镇为 17.01%。

2. 农村失能老人子女数相对更多。未分组的数据计算表明，农村失能老人的平均儿子数是 2.00 个，平均女儿数是 1.80 个，平均子女数为 3.80 个；城镇失能老人的平均儿子数是 1.58 个，平均女儿数是 1.59 个，平均子女数为 3.17 个。

表 7 的分组数据显示，城镇失能老人中没有、有一个儿子或女儿的比例都高于农村失能老人，相应的，农村失能老人中有两个、三个及更多个儿子或女儿的比例都高于城镇失能老人。特别是城镇失能老人没有儿子的比例为 12.68%，显著高出农村同类老人 6 个百分点。

表7 城乡失能老人子女数量比较 （单位:%）

子女数量	城镇		农村	
	儿子	女儿	儿子	女儿
无	12.68	18.60	6.52	17.32
一个	40.27	34.98	28.66	28.89
两个	30.04	26.29	36.22	27.00
三个及更多	17.01	20.12	28.60	26.79

将子女结构进一步细化，从图 7 可以更清晰地看出农村失能老人相对多儿多女（儿子和女儿数都不少于 2 个）的特点。农村失能老人中多儿多女的比例达到 34.65%，相应的数值在城镇失能老人中只有 19.39%。

3. 农村失能老人的子女孝顺比例相对较低。农村失能老人认为子女孝顺的比例为 70.13%，而城镇相对较高，达 85.85%；农村失能老人认为子女孝顺程度一般和不孝顺的比例都明显高于城镇失能老人。考虑到在失能老人评价子女孝顺程度时，出于维护家庭和谐、家丑不可外扬的顾虑，很有可能会把子女的不孝顺报告为一般，把一般孝顺报告为孝顺，出现高估子女孝顺程度的情况。也就是说，实际情况或许不如调查数据乐观（见图 8）。

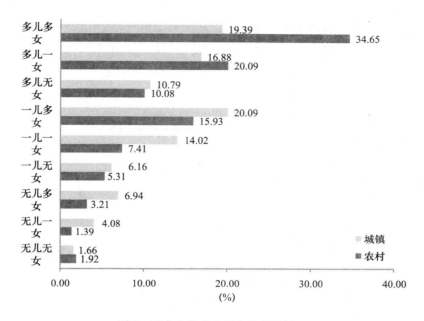

图7　城乡失能老人子女结构比较

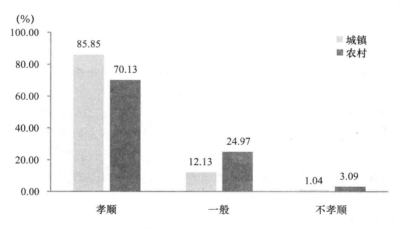

图8　城乡失能老人自评子女孝顺程度

3.3.2.3　城乡失能老人社会经济特征比较

表 8 呈现了城乡失能老人在受教育程度、经济状况等方面的差异情况。

表 8　　　　　　　城乡失能老人的社会经济特征比较　　　（单位：万人，%）

项目		城镇		农村	
		数量	比例	数量	比例
受教育程度	不识字	531.03	23.08	2152.72	52.85
	小学及私塾	892.77	38.81	1563.18	38.38
	初中	509.14	22.13	317.54	7.80
	中专及高中	256.38	11.14	31.47	0.77
	大专及以上	110.51	4.80	0.61	0.02
经济状况（自评）	困难	713.03	30.99	2006.49	49.26
	一般	1263.55	54.92	1674.32	41.11
	宽裕	322.52	14.02	262.14	6.44
退休前职业	机关事业单位	526.75	22.90	—	—
	国有企业	901.82	39.20	—	—
	其他类型企业	339.31	14.75	—	—
	其他	532.78	23.16	—	—

通过对比城镇、农村失能老人的社会经济特征，可以发现：

1. 农村失能老人的受教育程度远低于城镇。城乡失能老人受教育程度差距极为显著，图 9 显示，农村失能老人中不识字的比例达到52.85%，远高于城镇 23.08% 的比例；受过小学及私塾教育的比例，城乡基本相当；受过初中教育的农村失能老人，差不多是城镇的 1/3；受过高中及以上教育的农村失能老人则是少之又少，不足 1%，只相当于城镇的约 1/20。按生命周期理论理解，农村失能老人极低的教育水平，极有可能对其后来的经济状况、健康状况带来直接影响。

2. 农村失能老人的经济状况明显差于城镇。从自评经济状况可以看出，城乡失能老人的自评经济状况都是以困难和一般为主，但相比而言，农村失能老人中自评困难的比例更高，自评一般和宽裕的比例都更

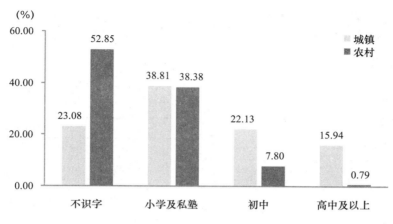

图 9　城乡失能老人受教育程度

低，且城乡间差距都很明显。如图 10 所示，自评困难的农村失能老人比例高达 49.26%，城镇为 30.99%；自评经济状况宽裕的农村失能老人比例仅为 6.44%，不足城镇比例的一半。对于经济状况不宽裕的失能老人来说，对政府发放服务补贴或者由政府购买提供长期照料的依赖程度必然会相应升高。

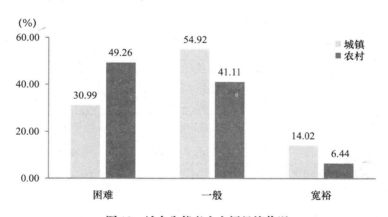

图 10　城乡失能老人自评经济状况

3.3.2.4　城乡失能老人生活环境特征比较

表 9 呈现了城乡失能老人在社区居住时长、社区照料服务资源、亲

属及朋友资源等方面的差异，集中反映了城镇与农村失能老人生活环境的不同。这种生活环境的不同，对照料服务需求带来重要影响，也是影响长期照料服务供给的重要因素。

表9　　　　　　　城乡失能老人的生活环境特征比较　　　（单位：万人，%）

项目		城镇		农村	
		数量	比例	数量	比例
本社区居住时长	20 年及以下	815.58	35.45	61.05	1.50
	21—40 年	707.78	30.76	400.74	9.84
	41—60 年	498.68	21.68	1308.43	32.12
	61 年及更久	249.70	10.85	2277.17	55.91
社区照料服务	无	860.45	37.40	1872.03	45.96
	有	1440.21	62.60	2200.98	54.04
亲属资源	无	161.36	7.01	251.00	6.16
	一个	256.40	11.14	445.77	10.94
	两三个	823.35	35.79	1422.31	34.92
	四五个	545.29	23.70	775.50	19.04
	六个及更多	473.24	20.57	933.06	22.91
朋友资源	无	709.47	30.84	1317.55	32.35
	一个	253.97	11.04	572.42	14.05
	两三个	723.08	31.43	983.68	24.15
	四五个	295.32	12.84	329.19	8.08
	六个及更多	223.99	9.74	303.11	7.44

通过对比城镇、农村失能老人的生活环境特征，可以发现：

1. 农村失能老人的流动性较弱。图 11 显示，城乡失能老人在本社区的居住时长，呈现完全相反的趋势。88.03% 的农村失能老人在本社区（村）居住超过 40 年，这一比例在城镇失能老人只仅为 32.53%。可见，对农村失能老人具有重要影响的是其居住社区的生活环境、服务设施、街坊邻居等，这是农村养老模式创新不可回避的环境基础，发展农村幸福院、互助式养老等模式，都离不开对这个环境基础的依赖与调动。

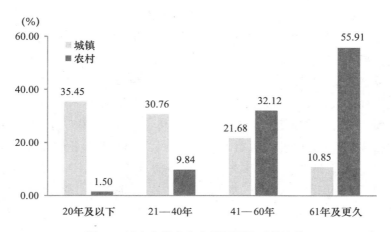

图11　城乡失能老人本社区居住时长比较

2. 农村社区提供照料服务的比例更低。围绕失能老人各方面需求，由社区居民自治组织、家政服务企业、物业公司等开展的照料服务，是居家失能老人获得长期照料的重要来源。从 2010 年调查数据看，提供各类照料服务的农村社区占 54.04%，城镇社区中则有 62.60%，城镇社区的照料资源可获得性相对更高。

从以上对城镇、农村失能老人个体特征、社会经济特征、家庭特征和生活环境等方面的比较分析可以看出，农村失能老人规模更大、各方面处境更差、面临的困难更多、更为弱势，需要给予更多关注。

3.3.3　失能老人自理能力等级的城乡比较

自理能力等级是对失能老人进行分类的一个最重要标准。不同自理能力等级的失能老人，功能障碍程度不一样，对长期照料的需求也有很大差别。大体上，本研究将自理能力等级分为轻微失能、轻度失能、中度失能、重度失能和极重度失能五个等级。这五个等级分别对应不同的失能老人群体，是以需求为导向发展的有针对的长期照料服务的基础。具体来说，中度、重度和极重度失能老人需要以照料护理为主的服务；轻度失能老人由于仍具备一定自理能力，需要介助、辅助类的照料服务；轻微失能老人则由于功能受损程度最轻，只需要提供一些社会支持的社会服务就可以帮助他们保持相对独立的生活能力。

3.3.3.1 自理能力等级的城乡基本分布

表 10 反映了 2010 年我国城乡失能老人自理能力等级的分布情况。总的来看，轻微失能老人有 2350.02 万人，占失能老人的 36.87%；轻度失能老人有 2817.27 万人，占失能老人的 44.20%；中度、重度和极重度失能老人合计有 1206.37 万人，占失能老人的 18.92%。分城乡来看，城镇有轻微失能老人 889 万人，占 38.66%，轻度失能老人 974 万人，占 42.36%，中度失能老人 315 万人，占 13.70%，重度失能老人 48 万人，占 2.08%，极重度失能老人 74 万人，占 3.21%；农村有轻微失能老人 1461 万人，占 35.86%，轻度失能老人 1843 万人，占 45.24%，中度失能老人 621 万人，占 15.24%，重度失能老人 47 万人，占 1.15%，极重度失能老人 102 万人，占 2.51%。

表 10　　　　　　失能老人自理能力等级分布的城乡比较　　（单位：万人，%）

自理能力	城镇		农村		合计	
	规模	比例	规模	比例	规模	比例
轻微失能	889.48	38.66	1460.53	35.86	2350.02	36.87
轻度失能	974.45	42.36	1842.83	45.24	2817.27	44.20
中度失能	315.12	13.70	620.77	15.24	935.88	14.68
重度失能	47.83	2.08	46.65	1.15	94.48	1.48
极重度失能	73.78	3.21	102.24	2.51	176.01	2.76

图 12 显示了城乡失能老人对应不同自理能力等级的分布趋势。总体上看，处于较差自理能力等级的失能老人比重相对较低，城镇、农村失能老人都表现出基本一致的分布模式。具体来看，处于轻度失能等级的失能老人规模最大，其次是轻微失能等级，接下来依次为中度失能、极重度失能和重度失能。城乡对比来看，农村失能老人在轻度失能和中度失能两个自理能力等级上分布的比例更高，城镇失能老人则在轻微失能、重度和极重度失能这三个自理能力等级上分布的比例相对更高。在从中度失能向重度、极重度失能过渡的过程中，失能老人所占比重出现了下降后升高的特点，这可能是康复治疗条件的限制，中度失能老人的自理能力等级变化急剧，很快就发展到极重度失能等级。

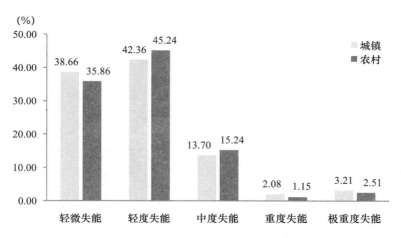

图 12　城乡失能老人自理能力等级分布情况

图 13 显示了不同自理能力等级上城乡失能老人的分布情况。总体上看，农村失能老人规模远超城镇（占城乡失能老人总量的 63.90%），因而在不同自理能力等级中数量都更大更多（重度失能等级除外）。

具体来看，不同自理能力等级间存在一定差异。农村失能老人自理能力等级呈现两头低、中间高的态势。在轻度失能和中度失能等级上，农村失能老人所占比重超过总体平均水平（63.90%），在轻微失能、重度和极重度失能等级上，城镇失能老人所占比重超过总体平均水平（36.10%）。这一分布特点表明，城镇失能老人的自理能力等级倾向于更差，面临的结构性矛盾也更为突出；农村失能老人的绝对规模固然更为庞大，但由自理能力等级带来的结构性压力可能相对较轻。

ADLs 和 IADLs 量表是判定失能老人的自理能力等级的数据基础。表 11 反映了失能老人 6 项 ADLs 和 4 项 IADLs 所包含指标的具体状况。在 ADLs 能力中，失能老人独立完成起来最有难度的是洗澡，城乡失能老人中有多达 56.90% 属于做起来有些困难或做不了，接下来是室内走动（22.61%）、上下床（21.36%）、上厕所（21.33%）、穿衣（16.70%）以及吃饭（13.71%）；城镇失能老人各项 ADLs 能力的顺序略有不同，在上厕所上需要帮助的比例较高，高于室内走动和上下床。在 IADLs 能力中，失能老人独立完成起来最有难度的是洗衣，城乡失能老人中有多达 79.86% 属于做起来有些困难或者做不了，接下来是做饭

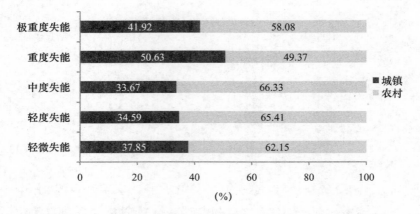

图13 不同长期照料需求等级内部失能老人的城乡分布状况

（62.21%）、日常购物（60.11%）和扫地（34.37%）；并且城乡失能老人各项IADLs能力的顺序都是与此相一致的。可见，在长期照料服务体系中，为失能老人提供的生活照料服务应优先解决其在洗澡、室内行走、上下床和上厕所等方面的困难，社会支持服务则要侧重提供洗衣、做饭和日常购物等内容。

表11   失能老人日常生活活动能力情况   （单位：%）

项目		城镇		农村		合计	
		有些困难	做不了	有些困难	做不了	有些困难	做不了
ADLs	洗澡	37.82	18.52	39.51	17.71	38.90	18.00
	室内走动	15.15	6.31	17.13	6.11	16.42	6.19
	上下床	15.33	4.75	18.52	3.57	17.37	3.99
	上厕所	17.88	4.92	16.67	3.82	17.11	4.22
	穿衣	12.47	4.07	13.86	2.92	13.36	3.34
	吃饭	9.11	2.78	12.41	2.32	11.22	2.49
IADLs	洗衣	48.71	34.22	46.24	31.88	47.14	32.72
	做饭	33.27	28.05	35.39	27.33	34.62	27.59
	日常购物	37.23	23.48	36.84	22.94	36.98	23.13
	扫地	20.12	16.07	21.41	11.92	20.95	13.42

3.3.3.2　不同自理能力等级失能老人主要特征的城乡比较

表 12 呈现了不同自理能力等级失能老人的主要特征（由于重度和

表 12　　**不同自理能力等级失能老人主要特征的分布情况**　（单位：%）

项目		轻微失能	轻度失能	中度失能	严重失能
年龄组	60—64 岁	22.05	16.05	15.28	9.08
	65—69 岁	19.97	17.31	10.95	8.53
	70—74 岁	20.14	22.83	19.82	10.21
	75—79 岁	20.17	19.76	18.30	20.53
	80 岁及以上	17.67	24.05	35.65	51.64
性别	女性	45.96	57.99	58.14	62.66
	男性	54.04	42.01	41.86	37.34
地域	东部	36.88	29.86	26.62	41.67
	中部	36.25	42.12	41.59	42.72
	西部	26.87	28.02	31.79	15.60
城乡	城镇	37.85	34.59	33.67	44.96
	农村	62.15	65.41	66.33	55.04
健康状况	好	15.06	5.81	3.27	4.00
	一般	55.77	44.80	30.86	12.22
	差	29.16	49.23	64.95	83.58
受教育程度	不识字	31.84	45.33	54.89	53.54
	小学及私塾	43.97	37.20	31.44	29.67
	初中	15.83	11.83	10.65	8.07
	中专及高中	5.51	4.41	2.09	5.34
	大专及以上	2.80	0.98	0.91	3.39
经济状况	困难	35.62	45.06	49.77	54.43
	一般	50.94	44.84	41.52	32.80
	宽裕	10.93	8.50	6.11	11.43
婚姻状况	有配偶	76.49	67.83	60.41	54.71
	无配偶	23.51	32.09	39.58	45.29
居住方式	非独居	85.05	80.25	74.85	63.50
	独居	14.95	19.68	25.14	36.50

极重度失能老人规模较小，且在自理能力等级上相对接近，故对其进行了合并，称为严重失能）。总的来看，失能老人在较高年龄组分布得更多，随着年龄组升高，较差自理能力等级上的失能老人逐渐增多；女性、农村、有配偶和非独居失能老人在较差自理能力等级上分布得更多；中部、东部地区失能老人的自理能力等级倾向于更差；失能老人的健康状况与其自理能力等级直接关联，健康状况越差，自理能力等级相应也越差；由于失能老人受教育程度整体偏低，各自理能力等级包含的失能老人，受教育程度也整体偏低；经济状况越差，失能老人的自理能力等级越差，两者之间呈现一致的变化趋势。

对不同自理能力等级失能老人主要特征进行城乡对比，可以发现：

1. 农村严重失能老人中女性所占比例更高。如图 14 所示，在除轻微失能以外的各自理能力等级上，女性所占比例都超过了城乡失能老人的 50%，在轻度失能和中度失能这两个等级上，城镇失能老人中女性的比例高于农村；在严重失能（重度和极重度）等级上，农村失能老人中的女性比例高达 69.96%。并且，随着自理能力等级变差，女性在农村失能老人中所占比例逐渐升高。平均来看，城乡失能老人中女性所占比例分别为 55.72% 和 52.67%。与男性相比，女性失能老人所占比例更高，失能程度更深，尤其是农村女性严重失能老人，应给予高度关注。

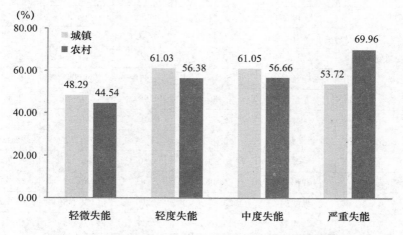

图14 城乡女性失能老人在不同自理能力等级上的分布情况

2. 农村较差自理能力等级失能老人的经济状况更差。总体上看，城乡失能老人经济状况困难的比例随自理能力等级变差逐渐上升，但城镇严重失能老人中经济状况困难的比例有所回落。城乡失能老人中经济状况困难的平均比例分别为 30.99% 和 49.26% 。对城镇失能老人来说，除中度失能等级外，各自理能力等级上经济状况困难失能老人所占比例，基本上与平均水平相当；对农村失能老人来说则有较大差异，在严重失能等级上，失能老人中经济状况差的比例高达 74.15% ，明显高于平均水平（见图 15）。

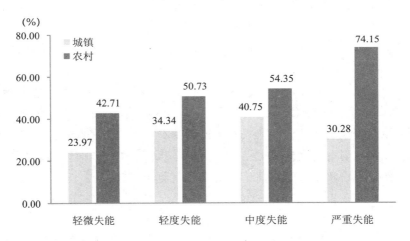

图 15　城乡经济状况困难失能老人在不同自理能力等级上的分布情况

3. 农村较差自理能力等级失能老人中无配偶的比例更高。总体上看，城乡失能老人中无配偶的比例随自理能力等级变差逐渐上升，但城镇严重失能老人中无配偶的比例有所回落，城乡失能老人中无配偶的平均比例分别为 26.49% 和 32.90% 。对城镇失能老人来说，除中度失能等级比例略高外，各自理能力等级上无配偶失能老人所占比例基本与平均水平相当；对农村失能老人来说则有较大差异，在中度失能和严重失能两个等级上，失能老人中无配偶的比例明显高于平均水平，尤其是在严重失能等级上，有 59.24% 的农村失能老人处于无配偶状态（见图 16）。

4. 农村较差自理能力等级失能老人中独居的比例更高。总体上看，城乡失能老人中独居的比例随自理能力等级变差逐渐上升，但城镇严重

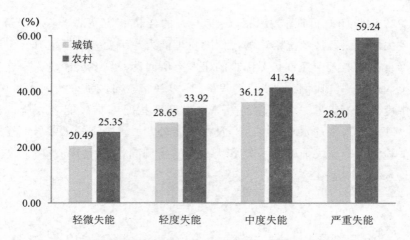

图 16　城乡无配偶失能老人在不同自理能力等级上的分布情况

失能老人中独居的比例有所回落，城乡失能老人中独居的平均比例分别为 17.01% 和 20.83% 。对城镇失能老人来说，除中度失能等级外，各自理能力等级上独居失能老人所占比例基本与平均水平相当；对农村失能老人来说则有较大差异，在严重失能等级上，有 51.64% 的农村失能老人处于独居状态，明显高于平均水平（见图 17）。

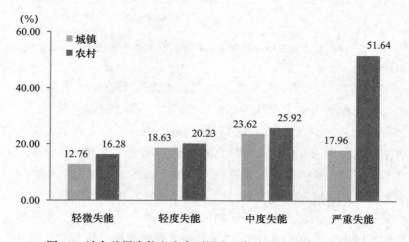

图 17　城乡独居失能老人在不同自理能力等级上的分布情况

除以上四方面特点外,城乡各自理能力等级失能老人在不同年龄组、不同地域、不同健康状况和不同受教育程度上的分布情况基本一致,都与城乡失能老人在不同自理能力等级上的总体分布情况较为相似。

3.4 本章小结

1. 城乡失能老人规模庞大。我国城乡老年人的失能率高达35.89%,形成总量为6373.67万人的庞大失能老人群体。分城乡看,城镇失能率为29.39%,失能老人数量为2300.66万人;农村失能率为41.02%,失能老人数量为4073.01万人;农村失能老人规模远远超过城镇,是城镇的1.77倍。

受多种因素影响,城乡失能老人在年龄、性别、教育程度、居住方式、自理能力、婚姻状况等方面存在明显差异。政府有关部门及社会服务组织,应针对不同失能老人群体的差异需求提供针对性服务,对特殊困难人群(如农村女性失能老人、无配偶独居老人等)提供基本保障服务。

2. 城乡失能老人具有不同的基本特征,并导致长期照料需求的显著不同。

城镇失能老人的基本特征:失能人口规模上少于农村失能老人;区域分布上从东到西逐步降低,有别于全国数据中中部失能老人占比较高的区域分布特征;城镇失能女性明显多于男性,对应比例为126∶100,高于全国性别比水平(116);80岁以上高龄失能老人比例为27.47%,高于全国平均水平24.57%;初中及以上教育程度、子女孝顺程度的占比为40%、85%左右,分别高于全国平均水平20个百分点、10个百分点;无配偶、独居失能老人比例低于全国平均水平,在社区居住时长40年以上的32.53%,远低于全国68%的平均水平。

农村失能老人的基本特征:失能人口规模大、占比高;区域上中部失能老人比例高达43.51%,高于东部和西部;农村失能女性多于男性,对应比例为111∶100,低于全国性别比水平(116);教育程度远远低于全国平均和城镇水平,小学及以下文化程度的高达91.23%,其中不识字的有 52.85%；90% 以上农村失能老人经济状况为困难和一般；无配偶、独居的失能老人比例高达 32.9% 和 20.83%，将近一半失能老人所在农村社区没有提供照料服务。

城乡对比看：（1）城镇失能老人中女性、高龄老人比例较高，年龄结构更加老化；（2）城镇失能老人将近一半分布在东部地区，而农村失能老人约有 76% 分布在中、西部；（3）相比城镇来说，农村失能老人健康状况更差、受教育程度更低、经济状况更差、无配偶及独居的比例更高、子女不孝顺的比例更高，在长期照料上面临更多困难；（4）农村失能老人子女数量相对较多、在所在社区生活时间更长（88% 的失能老人在所在社区生活超过 40 年），拥有更多潜在的家庭照料者和亲属、朋友资源；（5）仅有一半左右的农村社区提供照料服务，农村面临照料服务不足的可能。

3. 长期照料服务需求与失能老人的障碍等级密切相关，障碍等级越高则长期照料服务需求越迫切。依据功能障碍 5 种不同程度，城乡失能老人分为轻微失能老人、轻度失能老人、中度失能老人、重度失能老人和极重度失能老人 5 个等级。总体上看，失能老人的数量及比例随着自理能力变差，呈逐步降低的趋势；人数最多的是轻度失能老人，其次是轻微失能老人，最后分别是中度、极重度和重度失能老人。

不同自理能力等级失能老人的分布特征：女性在每一自理能力等级中的占比都高于男性，比例随功能障碍程度的加深而增高；高龄老人占比随自理功能障碍程度加深而提高，在严重失能（重度和极重度失能）老人中，80 岁以上高龄老人比例超过 50%；自理能力等级较差的失能老人，在经济状况上呈现了更加困难的倾向，严重失能老人自评有近55% 处于经济困难状态；有配偶是失能老人的主要婚姻状态，但随着自理能力水平逐渐变差，无配偶失能老人的比例逐渐提高，从不足 1/4 提高到将近一半。

对比城乡看：（1）农村失能老人在轻度失能、中度失能两个自理能力等级上分布比例更高；城镇失能老人在重度和极重度失能等级上分布比例更高。说明农村失能老人规模虽大，但失能程度比起城镇较轻，城镇失能老人的结构性压力更大。（2）随着自理能力水平的逐渐向极重度失能发展，女性、无配偶、独居及经济状况困难的失能老人比例逐渐提高。其中，农村失能老人中的女性、无配偶、独居及经济困难的失能老人，所占比例比城镇更高，特别是在严重失能等级，农村的这几个群体的比例极为显著。（3）应根据不同自理能力等级提供不同帮助程度、不同类型的服务，以支持更多失能老人能够延长独立生活时间或更有尊严地生活。如，轻微失能老人自理水平相对较好，需要更多的社会支持服务以支持其更好地独立生活；轻度失能老人因部分功能受损，需要相应的辅具和介助服务，包括社会服务和健康照料等；而中度、重度和极重度失能老人则需要更多的生活照料和健康护理等服务。

4. 本研究所用数据是基于居家老人的问卷调查，即采集到的失能老人信息全部是在家庭和社区接受长期照料，没有进入养老护理机构的集中照料。除了其中的一部分严重失能老人，可能会因自理能力水平再度下降，而可能入住养老机构外，大部分中度失能、轻度失能、轻微失能的失能老人仍会选择继续生活在家庭和社区。这部分失能老人对居住的社区及家庭成员有高度依赖，其长期照料服务需求基本上通过家庭和社区来提供和满足。由此，政府及社会服务组织需要在完善家庭养老支持政策、加强社区基础服务设施建设、丰富长期照料服务内容、优化服务递送体系、拓展服务平台和信息服务系统上多做努力。

第4章　失能老人生活照料
需求的城乡比较

在失能老人长期照料需求中,生活照料需求是最为基础的,与之相关联的照料服务涉及基本日常生活的各个方面。根据追踪调查问卷,本研究将城乡失能老人对日常生活照料的需求定义为生活照料需求;将与失能老人吃饭、穿衣、上厕所、上下床、洗澡、室内走动6项ADLs能力对应的项目定义为生活照料需求的项目内容。

4.1　城乡失能老人生活照料需求的总体情况

4.1.1　有生活照料需求失能老人的总体分布

有生活照料需求的城乡失能老人合计为2108.95万人,占失能老人总数的33.09%。其中,城镇有生活照料需求的失能老人为839.82万人,占城镇其失能老人总数的36.50%;农村有生活照料需求的失能老人达1269.13万人,占农村其失能老人总数的31.16%(见表13)。

从绝对数量上看,有生活照料需求的农村失能老人是城镇的1.51倍,但在相对比例上比城镇低5.34个百分点。可见,农村失能老人生活照料需求的规模更为庞大,而城镇失能老人生活照料需求中的结构性压力更严峻。

表 13　　　　　**城乡有生活照料需求失能老人的构成情况**　（单位：万人,%）

	有生活照料需求失能老人数量	失能老人总数	比例
城镇	839.82	2300.66	36.50
农村	1269.13	4073.01	31.16
合计	2108.95	6373.67	33.09

4.1.2　生活照料服务项目需求的总体比较

有生活照料需求的城乡失能老人，对 6 项生活照料服务的需求水平存在一定差异。根据回答"能否完成某项基本日常生活运动"的两种答案（"有困难"和"做不了"），将需求分为介助型和依赖型。介助型需求针对完成某项基本日常生活活动"有困难"的失能老人；依赖型需求针对"做不了"某项基本日常生活活动的失能老人。

城乡总体上看，如图 18 所示，除帮助洗澡的需求这一项明显更高之外，其余 5 项生活照料服务项目的需求水平总体上均未超过 50%；在需求内部构成中，介助型需求是城乡失能老人对生活照料服务项目的主体需求。从需求水平从高到低的分布，大致可以认识失能老人功能丧失的一般规律，即最早失去的是洗澡功能，其次是室内走动、上厕所和上下床，最后才是穿衣、吃饭这类基本生存功能。在具体服务项目上，帮助洗澡的需求合计近 80%，远高于其他项目，特别是其中的依赖型需求占到 37.12%，横向比较最高，相当于其他 5 种生活照料服务项目相应需求水平的 2—5 倍。

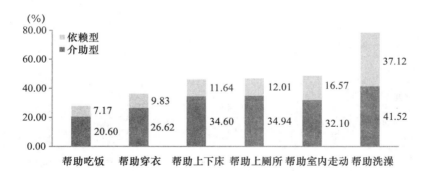

图 18　城乡失能老人对生活照料服务项目的需求

从城乡两维分析看，失能老人的介助型需求、依赖型需求在分布上有明显差异。在介助型需求方面，如图 19 所示，除帮助吃饭、穿衣两项外，各生活照料项目的介助型需求水平基本上在 30%—40%；有生活照料需求的农村失能老人，对所有照料项目的介助型需求水平都高出城镇，同一项目的城乡差距约保持在 4—6 个百分点。

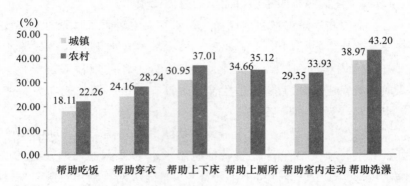

图 19　城乡失能老人对生活照料服务项目的介助型需求

　　依赖型需求的情况却有所不同。如图 20 所示，各项生活照料项目的依赖型需求水平总体较低，都未超过 20%（除帮助洗澡的需求明显更高以外）；有生活照料需求的城镇失能老人，对各照料项目的依赖型需求都要略高于农村失能老人。这与介助型需求的城乡分布正好相反。

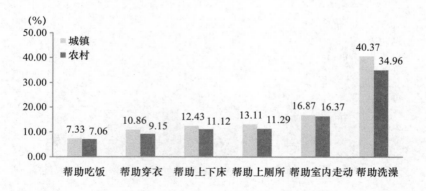

图 20　城乡失能老人对生活照料服务项目的依赖型需求

　　综合比较生活照料的介助型和依赖型需求，可以看出，介助型需求上的城乡差异相对更大，依赖型需求上的城乡差异相对较小。由于在依赖型需求上城镇失能老人比例更高，从而显示出城镇失能老人对生活照料服务项目的整体需求面临更多结构性压力。

4.2　不同特征失能老人生活照料需求的城乡比较

具有不同个体特征、社会经济特征、家庭特征和生活环境特征的失能老人，其生活照料需求不尽相同；在城乡对比的视角下，同属某一特征类别的城乡失能老人，相应的生活照料需求水平之间同样存在固有差异。

4.2.1　个体特征

个体特征包含了失能老人的一些自然属性，潜移默化地对其生活照料需求产生着影响。整体上看，城镇失能老人的生活照料需求更高，但在每种特征类别对应的需求水平上，城乡之间的高低关系还在不断发生变化。

比较具有相同个体特征城乡失能老人的需求水平，可以看出：除60—64岁低龄组外，失能老人的生活照料需求总体呈现随年龄增加而增大的趋势；[①] 城镇男性失能老人的生活照料需求最高（37.98%），其次依次为城镇女性（35.33%）、农村女性（31.26%）、农村男性（31.05%），农村男性是生活照料需求最低的；城镇男性失能老人的生活照料需求高于女性，这一高低关系在农村正好相反但差异非常小；城镇汉族失能老人的生活照料需求稍低于少数民族，而农村则截然相反；西部城镇（42.37%）、中部农村（33.64%）的失能老人生活照料需求相对较高，西部失能老人生活照料需求的城乡差距最大，达15%左右，其次为东部和中部；自评健康状况越差，生活照料需求水平越高，这一模式在城乡失能老人中都表现得很明显，城镇有生活照料需求的失能老人自评健康状况"一般"和"差"的比例高达80%左右，明显高于农村水平（64%左右），这一差异可能会对城乡生活照料需求产生重要影响（见表14）。

---

①　60—64岁高于65—69岁，可能是由于新进入老年的人口队列观念较新，对生活照料的要求较高。这一特征是否会影响未来年龄与需求的关系，可以在今后的追踪调查中予以关注。

表 14　　　　　　　**不同个体特征失能老人的生活照料需求**　　　（单位:%）

个体特征	类别	城镇	农村
年龄组	60—64 岁	26.52	23.94
	65—69 岁	18.72	19.56
	70—74 岁	29.98	28.43
	75—79 岁	40.33	30.75
	80 岁及以上	54.72	48.78
性别	女性	35.33	31.26
	男性	37.98	31.05
民族	少数民族	37.53	29.59
	汉族	36.46	31.45
地域	东部	39.61	31.50
	中部	28.81	33.64
	西部	42.37	27.60
健康状况（自评）	好	12.46	15.28
	一般	26.11	17.34
	差	52.98	46.73

4.2.2　社会经济特征

失能老人具有的各类社会经济特征，对其生活照料需求水平（相对比例）的高低同样有着重要影响。整体上看，城镇失能老人的生活照料需求水平更高，但随着不同社会经济特征的变化，城乡之间的高低对比关系也在不断发生变化。

从表 15 可以看出：受教育程度处于高低两端的城乡失能老人，具有相对更高的生活照料需求。这与一般认为的受教育程度越高，则健康状况越好，生活照料需求越低的看法，有一定差距。分析原因有二：一是这里研究的需求是自评主观感受到的需求，而不完全代表身体功能的客观需求；二是说明需求除受到健康状况影响外，还受到更多因素的影响，比如经济状况、教育程度、服务认识、购买能力等，更显示了下面分析需求影响因素的重要性。

此外，城镇失能老人中退休前在企业工作的，生活照料需求相对更高，其中，其他类型企业又高于国有企业，这种状况可能与在职时一般企业、国有企业、机关事业单位不同的工作环境、劳动强度，以及退休后不同的福利保障有关。

表 15 　　　　**不同社会经济特征失能老人的生活照料需求**　　　（单位:%）

社会经济特征	类别	城镇	农村
受教育程度	不识字	43.10	34.90
	小学及私塾	33.65	26.92
	初中	36.55	24.19
	中专及高中	31.46	49.79
	大专及以上	39.64	46.03
经济状况（自评）	困难	35.57	37.16
	一般	37.04	23.96
	宽裕	36.47	35.40
退休前职业	机关事业单位	32.71	—
	国有企业	36.47	—
	其他类型企业	45.37	—
	其他	34.67	—

4.2.3　家庭特征

家庭是失能老人生活照料的重要提供者，不同家庭特征失能老人的生活照料需求同样呈现不同态势。表 16 显示，整体上看，城镇失能老人的生活照料需求同样更高，并且在每种家庭特征各类别对应的需求水平上都高于农村。

比较具有相同家庭特征城乡失能老人的需求水平，可以看出：城乡失能老人中无配偶、独居的人群都具有更高的生活照料需求；儿子数越多，从一个儿子增加到三个及更多个儿子，失能老人的生活照料需求反而呈现出走高趋势，女儿数增加对失能老人生活照料需求的影响未呈现出固定模式；子女不孝顺的城乡失能老人，生活照料需求水平相对最高，这也符合一般的认识；家庭中有其他照料负担的城乡失能老人，对生活照料的需求水平相应更高。

表 16 　　　　　　　　　不同家庭特征城镇失能老人的生活照料需求　　　　　（单位:%）

家庭特征	类别	城镇	农村
婚姻状况	有配偶	32.47	27.90
	无配偶	47.70	37.69
居住方式	非独居	34.07	28.90
	独居	48.40	39.58
儿子数	无	37.57	32.26
	一个	32.45	28.00
	两个	38.42	32.42
	三个及更多	41.91	32.47
女儿数	无	37.04	34.96
	一个	36.70	29.46
	两个	32.63	31.17
	三个及更多	40.72	30.52
子女孝顺程度（自评）	孝顺	35.73	31.26
	一般	40.05	29.45
	不孝顺	46.76	39.60
照料负担	无	35.69	28.67
	有	43.70	43.35

4.2.4　生活环境特征

生活环境中的一些资源，有可能成为失能老人生活照料的有效来源。表 17 显示，整体上看，城镇失能老人的生活照料需求依然更高，在生活环境特征每一类别对应的需求水平上几乎都高于农村。①

比较具有相同生活环境特征城乡失能老人的需求水平，可以看出：本社区居住时长与城乡失能老人的年龄相关，居住时长为 61 年及更久的失能老人（很多是高龄失能老人）有着相对更高的生活照料需求；所在社区是否提供照料服务，给城镇、农村带来不同的影响，社区有照料服务使城镇失能老人的生活照料需求水平有一定提升，但农村的情况却与之相反；亲属朋友资源的多寡，对城乡生活照料需求的影响未表现

①　只在亲属资源为"一个"这一类别上高低关系相反。

出规律性的模式。

表 17　　　　**不同生活环境特征城镇失能老人的生活照料需求**　　（单位：%）

生活环境特征	类别	城镇	农村
本社区居住时长	20 年及以下	32.41	21.11
	21—40 年	39.04	31.23
	41—60 年	35.43	27.22
	61 年及更久	40.96	33.72
社区照料服务	无	35.82	31.89
	有	36.91	30.54
亲属资源	无	43.06	21.12
	一个	34.56	39.86
	两三个	35.61	29.01
	四五个	39.21	30.18
	六个及更多	33.47	31.47
朋友资源	无	37.59	30.39
	一个	35.71	28.55
	两三个	34.86	28.93
	四五个	40.45	27.55
	六个及更多	32.71	31.45

4.3　不同自理能力失能老人生活照料需求的城乡比较

自理能力等级高低直接反映了失能老人完成基本日常生活活动和工具性日常生活活动的难易程度，这是对失能老人进行分类的一个重要标准。这些日常生活活动项目是与生活照料需求直接关联的，因此可以推测，不同自理能力等级失能老人对生活照料及其服务项目的需求水平都会存在一定差异。

表 18 显示了城乡不同自理能力失能老人的生活照料需求总体情况。可以看出，在失能老人的生活照料需求的规模上，除重度失能老人外，农村在每个自理能力等级上都超过城镇的规模。农村有生活照料需求的

轻微失能、轻度失能、中度失能、极重度失能老人，分别是城镇的 1.39 倍、1.67 倍、1.49 倍和 1.39 倍。总体上看，城乡轻度失能和中度失能老人所占比例都比较大。

表 18　　　城乡不同自理能力失能老人的生活照料需求总体情况

（单位：万人，%）

自理能力	城镇		农村		合计	
	规模	比例	规模	比例	规模	比例
轻微失能	133.59	15.02	186.25	12.75	319.84	13.65
轻度失能	361.24	37.07	604.90	32.82	966.14	34.54
中度失能	226.24	71.79	336.08	54.14	562.32	61.08
重度失能	46.43	97.07	41.01	87.91	87.44	92.55
极重度失能	72.33	98.03	100.89	98.68	173.21	98.51

但在失能老人的生活照料需求水平上，不同自理能力等级却各不相同。如图 21 所示，从走势上看，随着自理能力等级增加，生活照料需求逐步增大。农村失能老人的生活照料需求水平总体低于城镇，只在农村极重度失能老人群体上略微高于城市。

在实际生活中，不同自理能力等级失能老人都会有或多或少的生活照料需求。但为实现生活照料服务系统的高效运作，首先要明确真正的服务对象，即要有恰当的目标定位。对自理能力最好的轻微失能老人来说，ADLs 能力并未受损，这部分失能老人不需要凭借外界帮助就可以

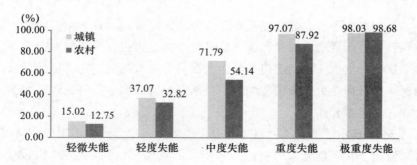

图 21　城乡不同自理能力失能老人的生活照料需求水平比较

完成基本日常生活活动，并且其实际生活照料需求水平也只有 10% 稍多。基于这些考虑，在本章的分析中，暂不将轻微失能老人列为生活照料及其服务项目的需求者，只对轻度失能、中度失能、重度失能和极重度失能这四个等级的失能老人作进一步讨论。

总的来看，随自理能力等级变化，城乡失能老人的自理能力不断变差，他们对各个生活照料服务项目的需求水平不断升高，需求的内部构成也由以介助型为主不断向以依赖型为主转变。

4.3.1　轻度失能老人

城乡轻度失能老人生活照料需求都属于介助型。分服务项目看，需求水平最高的是帮助洗澡，达到 87.00%，对其余 5 项服务的需求水平基本在 20—40%。

通过城乡对比，可以发现除在帮助洗澡项目上，城镇轻度失能老人的需求水平（89.20%）略高于农村（85.69%）外，在其余 5 项服务的需求水平上，农村或多或少地高于城镇。其中，农村在帮助室内走动、上厕所、上下床方面的需求水平接近 45%，而城镇在这三个方面的需求水平，基本上处于 35% 上下，城乡需求水平差距为 6%—10% 不等，差距最大的是帮助上下床（见图 22）。

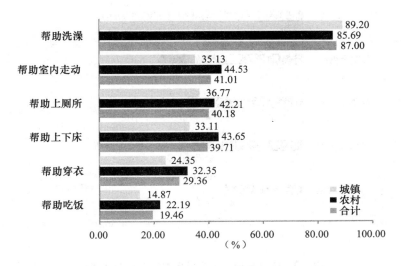

图 22　城乡轻度失能老人生活照料服务项目需求

4.3.2 中度失能老人

与轻度失能老人相比，中度失能老人对各个生活照料服务项目的需求显著增加，不同服务项目的需求水平呈现明显的梯度特征。如图23所示，帮助洗澡的需求最高，城镇中度失能老人已接近100%，农村中度失能老人也接近99%；帮助室内走动、帮助上厕所、帮助上下床、帮助穿衣和帮助吃饭的服务需求逐次降低，这一趋势也与老年人 ADLs 能力逐次丧失的一般规律相吻合。城镇中度失能老人对帮助上厕所的服务需求高于农村中度失能老人，对帮助室内走动、帮助上下床、帮助穿衣和帮助吃饭等项目的服务需求则都低于农村中度失能老人。城乡差异比较大的项目是上厕所、上下床，其中在帮助上厕所项目上城镇高于农村约8.6个百分点，在帮助上下床项目上，农村则反过来高于城镇5.4个百分点。

表19反映了中度失能老人生活照料需求项目的结构分布。从需求结构上可以看出，除帮助洗澡主要属于依赖型以外，中度失能老人

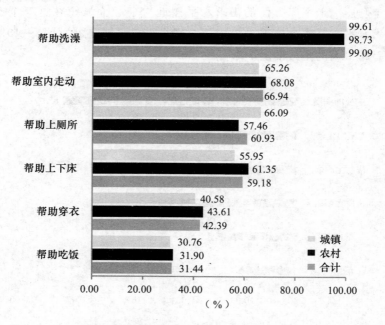

图23 中度失能老人生活照料服务项目需求

对生活照料服务项目的需求,主要属于介助型。在帮助室内走动和帮助上厕所这两项服务的需求上,城镇中度失能老人的介助型需求相对更高,且其依赖型需求相对较低;在农村中度失能老人对帮助上下床、帮助穿衣、帮助吃饭这三项服务的需求中,介助型均高于城镇中度失能老人。

表 19 中度失能老人生活照料服务项目需求结构 (单位:%)

服务项目	城镇		农村		合计	
	介助型	依赖型	介助型	依赖型	介助型	依赖型
帮助洗澡	1.73	97.89	7.20	91.53	5.00	94.09
帮助室内走动	49.09	16.17	44.40	23.68	46.29	20.66
帮助上厕所	65.47	0.62	54.16	3.30	58.71	2.22
帮助上下床	55.46	0.49	57.79	3.56	56.85	2.33
帮助穿衣	39.92	0.66	42.84	0.77	41.67	0.72
帮助吃饭	29.12	1.64	31.27	0.62	30.41	1.03

4.3.3 重度失能老人

重度失能老人对各个生活照料服务项目的需求进一步增加,对帮助洗澡、帮助上厕所、帮助上下床和帮助室内走动这四项服务的需求都超过了九成,同时,对帮助穿衣和帮助吃饭的服务需求也出现急剧增加。

城乡重度失能老人的帮助洗澡需求均达到100%,城镇重度失能老人对帮助上厕所、帮助上下床、帮助穿衣的服务需求高于农村,对帮助室内走动和帮助吃饭的服务需求则相对较低。农村重度失能老人在帮助吃饭这一项目上的需求水平(78.32%)高于城镇水平(51.12%)约27个百分点(见图24),这一巨大差距可能与农村重度失能老人更差的健康状况有关。

重度失能老人对生活照料服务项目的需求结构发生了进一步变化,依赖型需求快速发展,成为各服务项目中的主体。对帮助穿衣和帮助吃饭的依赖型需求同样有所增加,但介助型需求还处于主导地位,特别是

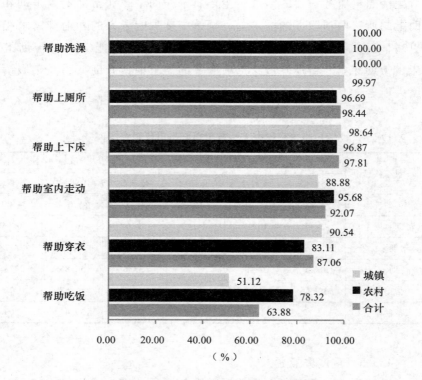

图 24　重度失能老人生活照料服务项目需求

对帮助吃饭来说，介助型需求仍处在主体位置（见表 20）。

表 20　　　　　**重度失能老人生活照料服务项目需求结构**　　　（单位：%）

服务项目	城镇		农村		合计	
	介助型	依赖型	介助型	依赖型	介助型	依赖型
帮助洗澡	2.48	97.52	14.10	85.90	7.93	92.07
帮助室内走动	18.04	70.84	29.27	66.41	23.31	68.76
帮助上厕所	21.72	78.26	19.09	77.61	20.48	77.95
帮助上下床	32.01	66.63	25.36	71.50	28.89	68.92
帮助穿衣	53.04	37.50	43.15	39.96	48.40	38.66
帮助吃饭	44.92	6.21	62.17	16.15	53.01	10.87

4.3.4　极重度失能老人

极重度失能老人的生活照料需求最高，他们对帮助洗澡、帮助室内走动、帮助上厕所和帮助上下床这四项服务的需求都达到了 100%，同时，对帮助穿衣和帮助吃饭的服务需求进一步发展，都超过了九成（见图 25）。

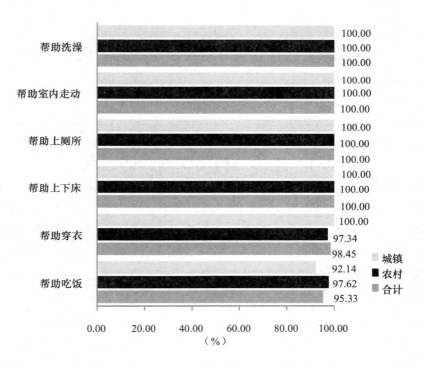

图 25　极重度失能老人生活照料服务项目需求

尚未达到 100% 的还有农村极重度失能老人对帮助穿衣的服务需求和城乡极重度失能老人对帮助吃饭的服务需求，与这两项服务关联的 ADLs 能力也正是失能老年人最晚丧失的。

极重度失能老人对生活照料服务项目的需求结构最终发展成为以依赖型为主，并且对帮助洗澡的服务需求 100% 是依赖型。对帮助上厕所、帮助上下床和帮助穿衣的服务需求，只有农村极重度失能老人还有极少的介助型需求；对帮助吃饭的服务需求，也发展成为以依赖型为主，剩余的介助型需求只占不到两成（见表21）。

表21 极重度失能老人生活照料服务项目需求结构 （单位:%）

服务项目	城镇		农村		合计	
	介助型	依赖型	介助型	依赖型	介助型	依赖型
帮助洗澡	—	100.00	—	100.00	—	100.00
帮助室内走动	0.16	99.84	—	100.00	0.07	99.93
帮助上厕所	—	100.00	0.57	99.43	0.33	99.67
帮助上下床	—	100.00	1.03	98.97	0.60	99.40
帮助穿衣	—	100.00	1.04	96.30	0.61	97.84
帮助吃饭	16.12	76.02	17.43	80.19	16.88	78.45

4.4 生活照料需求的影响因素

从前文分析可以看出，失能老人的个体特征、社会经济特征、家庭特征和生活环境特征等与其对特定类型长期照料的需求（"有"或者"无"）都有着或多或少的联系。在下文对失能老人分类型长期照料需求的影响因素分析中，将把这些特征作为自变量纳入二分类 Logistic 回归模型，首先将失能老人作为一个总体，考察影响某一类型长期照料需求的影响因素，验证在城乡维度上，失能老人的该类长期照料需求是否存在显著差异；其次是分城镇、农村两条线索平行展开，分析对城镇/农村失能老人某一类型长期照料需求的产生影响的各类因素的作用模式，通过城乡之间对比，确定需要重点关注的特征和方面，为采取有针对的应对措施提供参考。

本节采用二分类 Logistic 回归模型来分析失能老人生活照料需求的可能影响因素，因变量为"有"或者"无"生活照料需求，有 = 1，无 = 0。自变量及其具体赋值详情如表22所示。

表 22　　　　　　　　二分类 Logistic 回归自变量及其赋值

	变量	赋值
个体特征	年龄组	60—64 岁 = 1，65—69 岁 = 2，70—74 岁 = 3，75—79 岁 = 4，80 岁及以上 = 5（将"60—64 岁"设置为参照类）
	性别	男性 = 1，女性 = 2（默认"女性"为参照类）
	民族	汉族 = 1，少数民族 = 2（默认"少数民族"为参照类）
	地域	东部 = 1，中部 = 2，西部 = 3（将"东部"设置为参照类）
	城乡	城镇 = 1，农村 = 2（默认"农村"为参照类）
	健康状况	好 = 1，一般 = 2，差 = 3（将"好"设置为参照类）
	自理能力等级	轻微 = 1，轻度 = 2，中重度 = 3（将"轻微"设置为参照类）
社会经济特征	受教育程度	不识字 = 1，小学及私塾 = 2，初中 = 3，高中及以上 = 4（默认"高中及以上"为参照类）
	经济状况	困难 = 1，一般 = 2，富裕 = 3（默认"富裕"为参照类）
	退休前职业	务农 = 1，机关事业单位 = 2，国有企业 = 3，其他类型企业 = 4，其他 = 5（将"务农"设置为参照类）
家庭特征	婚姻状况	有配偶 = 1，无配偶 = 2（将"有配偶"设置为参照类）
	居住方式	非独居 = 1，独居 = 2（将"非独居"设置为参照类）
	儿子数	无 = 1，一个 = 2，两个及更多 = 3（默认"两个及更多"为参照类）
	女儿数	无 = 1，一个 = 2，两个及更多 = 3（默认"两个及更多"为参照类）
	子女孝顺程度	孝顺 = 1，不孝顺 = 2（将"孝顺"设置为参照类）
	照料负担	有 = 1，无 = 2（默认"无"为参照类）

变量		赋值
环境特征	本社区居住时长	20 年及以下 = 1，21—40 年 = 2，41—60 年 = 3，61 年以上 = 4（将"20 年及以下"设置为参照类）
	社区照料服务	有 = 1，无 = 2（默认"无"为参照类）
	亲属资源	无 = 1，一至三个 = 2，四个及更多 = 3（默认"四个及更多"为参照类）
	朋友资源	无 = 1，一至三个 = 2，四个及更多 = 3（默认"四个及更多"为参照类）

将以上 20 个自变量纳入二分类 Logistic 回归模型，通过基于最大偏似然估计的向后逐步回归法（Backward：LR），对自变量进行筛选，由于在统计上对失能老人有无长期照料需求的影响相对更弱，居住方式、亲属资源、女儿数、退休前职业、民族、本社区居住时长、儿子数、社区照料服务、性别等自变量先后被剔除。最终的回归模型保留了 11 个对失能老人生活照料需求有显著影响的自变量。

如表 23 所示，年龄组、地域、城乡等 11 个自变量对失能老人是否有生活照料需求的影响在统计上显著。具体看，随着年龄增大，失能老人需要生活照料的可能性升高，但只有在 75—79 岁和 80 岁及以上失能老人身上这一特征是在统计上显著的。与 60—64 岁失能老人相比，75—79 岁失能老人需要生活照料的可能性高 64%，80 岁及以上失能老人需要生活照料的可能性高近两倍；中部地区失能老人需要生活照料的可能性比东部地区失能老人低 23%；健康状况越差，失能老人需要生活照料的可能性越高，健康状况一般的失能老人需要生活照料的可能性比健康状况好的失能老人高 37%，而健康状况差的失能老人需要生活照料的可能性则达到健康状况好的失能老人的 4.26 倍；自理能力属于轻度失能、中重度失能的老人，需要生活照料的可能性分别是轻微失能老人的 2.69 倍和 11.41 倍；受教育程度较低的失能老人，需要生活照料的可能性较低，相对于受教育程度为高中及以上的失能老人来说，受教育程度为小学及私塾、不识字的失能老人需要生活照料的可能性分别

表 23　　　　　**失能老人生活照料需求影响因素二分类**
Logistic 回归模型的参数估计

	参数估计	标准误	统计量	P 值	OR 值
年龄组（参照类＝60—64 岁）	—	—	157.25	0.00*	
65—69 岁	0.15	0.15	0.99	0.32	1.16
70—74 岁	0.19	0.14	1.93	0.17	1.21
75—79 岁	0.50	0.14	13.01	0.00*	1.64
80 岁及以上	1.10	0.14	62.75	0.00*	2.99
地域（参照类＝东部）	—	—	16.21	0.00*	
中部	-0.26	0.07	13.09	0.00*	0.77
西部	0.00	0.07	0.00	0.97	1.00
城乡（参照类＝农村）	0.54	0.07	63.89	0.00*	1.71
健康状况（参照类＝好）	—	—	347.68	0.00*	
一般	0.32	0.13	6.42	0.01*	1.37
差	1.45	0.13	129.88	0.00*	4.26
自理能力等级（参照类＝轻微）	—	—	699.46	0.00*	
轻度	0.99	0.07	190.72	0.00*	2.69
中重度	2.43	0.09	699.02	0.00*	11.41
受教育程度（参照类＝高中及以上）	—	—	18.46	0.00*	
不识字	-0.49	0.12	16.16	0.00*	0.61
小学及私塾	-0.31	0.12	7.45	0.01*	0.73
初中	-0.20	0.13	2.30	0.13	0.82
经济状况（参照类＝富裕）	—	—	10.01	0.01*	
困难	-0.33	0.11	8.69	0.00*	0.72
一般	-0.32	0.10	9.31	0.00*	0.73
婚姻状况（参照类＝有配偶）	0.25	0.07	12.96	0.00*	1.28
子女孝顺程度（参照类＝孝顺）	-0.21	0.08	7.64	0.01*	0.81
照料负担（参照类＝无）	0.58	0.08	47.00	0.00*	1.78
朋友资源（参照类＝四个及更多）	—	—	5.88	0.05	
无	0.05	0.08	0.41	0.52	1.05
一至三个	-0.11	0.08	1.99	0.16	0.90
截距	-2.57	0.22	138.08	0.00*	0.08

注：* 表示 P＜0.05。

低 27% 和 39% ; 经济状况较差的失能老人, 需要生活照料的可能性更低, 经济状况一般和困难的失能老人, 需要生活照料的可能性分别比经济状况好的失能老人低 27% 和 28% ; 相对于有配偶的失能老人来说, 无配偶的失能老人更需要生活照料, 需求可能性高出了 28% ; 子女孝顺的失能老人, 需要生活照料的可能性更高, 子女不孝顺的失能老人需要生活照料的可能性低出 19 个百分点; 家庭里有其他照料负担, 使得失能老人需要生活照料的可能性大幅增加 78 个百分点; 朋友资源的影响, 在 P < 0.05 的水平上不显著。

城镇失能老人有生活照料需求的可能性显著更高。在需要进一步研究的城乡属性上, 表现出了与前文的描述性分析一致的模式, 城镇失能老人需要生活照料的可能性达到农村失能老人的 1.71 倍。

4.4.1 城镇失能老人生活照料需求的影响因素

先选取城镇失能老人进行单独分析, 同样使用二分类 Logistic 回归模型分析其生活照料需求的影响因素, 纳入模型的各自变量及其赋值不变。通过向后逐步回归法对自变量进行筛选, 最终的回归模型保留了 11 个对城镇失能老人生活照料需求有显著影响的自变量。

如表 24 所示, 年龄组、性别、民族等 11 个自变量对城镇失能老人是否有生活照料需求的影响在统计上显著。年龄组对城镇失能老人需要生活照料的可能性有显著影响, 但只有 80 岁及以上高龄失能老人的生活照料需求显著高于 60—64 岁失能老人; 男性城镇失能老人需要生活照料的可能性与女性有显著差异, 为其 1.29 倍; 汉族城镇失能老人需要生活照料的可能性与少数民族存在显著差异, 相对低 36% ; 中部地区城镇失能老人需要生活照料的可能性低于东部地区 35 个百分点; 健康状况和自理能力等级对城镇失能老人需要生活照料的可能性影响模式一致, 健康状况越差, 自理能力等级越严重, 城镇失能老人需要生活照料的可能性急速增加, 健康状况差的需要生活照料的可能性是健康状况好的老人的 4.93 倍, 处于中重度失能等级的城镇老人, 需要生活照料的可能性是轻微失能等级的 20.06 倍; 受教育程度越低的城镇失能老人, 需要生活照料的可能性倾向于更低, 小学及私塾、不识字的城镇失

表 24　　城镇失能老人生活照料需求影响因素二分类
Logistic 回归模型的参数估计

	参数估计	标准误	统计量	P 值	OR 值
年龄组（参照类 = 60—64 岁）	—	—	79.02	0.00 *	
65—69 岁	0.01	0.23	0.00	0.95	1.01
70—74 岁	− 0.07	0.21	0.11	0.74	0.93
75—79 岁	0.40	0.21	3.60	0.06	1.49
80 岁及以上	0.98	0.21	21.63	0.00 *	2.67
性别（参照类 = 女性）	0.26	0.10	6.07	0.01 *	1.29
民族（参照类 = 少数民族）	− 0.46	0.20	5.31	0.02 *	0.63
地域（参照类 = 东部）	—	—	23.46	0.00 *	
中部	− 0.45	0.11	17.11	0.00 *	0.64
西部	0.04	0.11	0.15	0.70	1.04
健康状况（参照类 = 好）	—	—	173.83	0.00 *	
一般	0.43	0.18	5.69	0.02 *	1.54
差	1.59	0.19	74.20	0.00 *	4.93
自理能力等级（参照类 = 轻微）	—	—	367.75	0.00 *	
轻度	1.04	0.10	104.50	0.00 *	2.83
中重度	3.00	0.16	362.72	0.00 *	20.06
受教育程度（参照类 = 高中及以上）			14.66	0.00 *	
不识字	− 0.57	0.15	13.66	0.00 *	0.57
小学及私塾	− 0.30	0.13	5.21	0.02 *	0.74
初中	− 0.15	0.15	1.12	0.29	0.86
婚姻状况（参照类 = 有配偶）	0.39	0.11	12.69	0.00 *	1.48
子女孝顺程度（参照类 = 孝顺）	− 0.27	0.13	4.68	0.03 *	0.76
照料负担（参照类 = 无）	0.40	0.13	9.78	0.00 *	1.49
朋友资源（参照类 = 四个及更多）	—	—	5.46	0.07	
无	0.06	0.12	0.22	0.64	1.06
一至三个	− 0.17	0.11	2.42	0.12	0.84
截距	− 2.02	0.34	35.57	0.00 *	0.13

注：* 表示 P < 0.05。

能老人，需要生活照料的可能性比高中及以上受教育程度分别低 26%
和 43%；无配偶、子女孝顺、家庭有其他照料负担的城镇失能老人，
需要生活照料的可能性都显著更高；朋友资源的影响，在 P < 0.05 的水
平上不显著。

4.4.2　农村失能老人生活照料需求的影响因素

再选取农村失能老人进行单独分析，同样使用二分类 Logistic 回归
模型分析其生活照料需求的影响因素，纳入模型的各自变量不变及其赋
值不变。通过向后逐步回归法对自变量进行筛选，最终的回归模型保留
了 8 个对农村失能老人生活照料需求有显著影响的自变量。

如表 25 所示，年龄组、健康状况、自理能力等级等 8 个自变量
对农村失能老人是否有生活照料需求的影响在统计上显著。随着年龄
增长，农村失能老人的生活照料需求逐步增加，并且 70 岁及以上各
年龄组需要生活照料的可能性均显著高于 60—64 岁农村失能老人，
80 岁及以上高龄失能老人的需要生活照料的可能性达到 60—64 岁组
的 3.58 倍；健康状况和自理能力等级的影响模式一致，健康状况越
差、自理能力等级越严重，农村失能老人需要生活照料的可能性显著
越高，其中，健康状况差的失能老人需要生活照料的可能性是健康状
况好的 3.61 倍，中重度失能等级需要生活照料的可能性是轻微失能
等级的 8.33 倍；受教育程度越低的农村失能老人，需要生活照料的
可能性相应越低；初中、小学及私塾、不识字的农村失能老人需要生
活照料的可能性分别比高中及以上的低 66%、67% 和 70%；经济状
况越好，农村失能老人需要生活照料的可能性越高；无配偶、子女孝
顺、家庭有其他照料负担的农村失能老人，需要生活照料的可能性都
显著更高。

4.4.3　影响因素的城乡对比及主要发现

影响城镇、农村失能老人生活照料需求的各类因素中，有一部分是
相通的。除经济状况外，对农村失能老人生活照料需求有影响的 7 个因
素，都包含在影响城镇失能老人生活照料需求的 11 个因素中，这些共

表 25　　　　　　　农村失能老人生活照料需求影响因素二分类
Logistic 回归模型的参数估计

	参数估计	标准误	统计量	P 值	OR 值
年龄组（参照类 = 60—64 岁）	—	—	85.45	0.00*	
65—69 岁	0.31	0.21	2.28	0.13	1.36
70—74 岁	0.49	0.19	6.59	0.01*	1.63
75—79 岁	0.67	0.19	12.62	0.00*	1.96
80 岁及以上	1.28	0.19	45.41	0.00*	3.58
健康状况（参照类 = 好）	—	—	171.15	0.00*	
一般	0.20	0.18	1.29	0.26	1.22
差	1.28	0.17	54.87	0.00*	3.61
自理能力等级（参照类 = 轻微）	—	—	314.24	0.00*	
轻度	0.97	0.10	88.95	0.00*	2.62
中重度	2.12	0.12	311.64	0.00*	8.33
受教育程度（参照类 = 高中及以上）	—	—	12.20	0.01*	
不识字	−1.21	0.36	11.64	0.00*	0.30
小学及私塾	−1.11	0.35	9.81	0.00*	0.33
初中	−1.08	0.39	7.83	0.01*	0.34
经济状况（参照类 = 富裕）	—	—	8.83	0.01*	
困难	−0.42	0.15	7.39	0.01*	0.66
一般	−0.44	0.15	8.56	0.00*	0.64
婚姻状况（参照类 = 有配偶）	0.20	0.09	4.46	0.03*	1.22
子女孝顺程度（参照类 = 孝顺）	−0.19	0.09	4.00	0.05*	0.83
照料负担（参照类 = 无）	0.73	0.11	41.55	0.00*	2.08
截距	−1.80	0.42	17.98	0.00*	0.17

注：* 表示 $P < 0.05$。

性因素包括城乡失能老人个体特征中的年龄、健康状况、自理能力等级，社会经济特征中的受教育程度，以及家庭特征中的婚姻状况、子女孝顺程度和照料负担。失能老人年龄越大，需要生活照料的可能性逐步升高，这一趋势在农村体现得更为显著；健康状况越差，需要生活照料的可能性更高，同比看，健康状况差的城镇失能老人，需要生活照料的可能性尤其高；自理能力等级越严重，需要生活照料的可能性显著更高，同比看，自理能力对城镇失能老人需要生活照料程度的影响更大；受教育程度越高，失能老人需要生活照料的可能性越高，这一特点在农村表现得更为显著；婚姻状况、子女孝顺程度和照料负担的影响模式对城乡失能老人来说都是一致的，无配偶、子女孝顺、家庭有其他照料负担的失能老人，都对生活照料有更高的需求。

对城镇失能老人需要生活照料的可能性来说，还有另外 4 个影响因素，分别是个体特征中的性别、民族、地域和生活环境特征中的朋友资源。男性失能老人更有可能需要生活照料，汉族失能老人需要生活照料的可能性低于少数民族，东部地区失能老人需要生活照料的可能性倾向于更高，朋友资源的影响在 P < 0.05 的水平上不显著，不再作进一步分析。

对农村失能老人来说，经济状况对其生活照料需求的影响很显著，经济富裕的失能老人，需要生活照料的可能性是最高的。

总的来看，（1）城镇失能老人的生活照料需求相对更高，而其中男性城镇老人的生活照料需求则最为突出。（2）失能老人的生活照料需求高低，与其年龄、健康状况和自理能力等级有着明显的正相关关系，这 3 个因素的影响模式也都符合一般规律。（3）有生活照料需求的失能老人，倾向于具有更高的受教育程度和更好的经济状况（对农村失能老人的影响显著），因此，生活照料需求不仅受身体条件影响，还与失能老人的经济社会地位息息相关。（4）配偶是失能老人生活照料的重要提供者，相对完整的老年家庭结构，有助于更好满足失能老人生活照料需求。（5）子女孝顺不仅使失能老人得到更好的直接照料，也可能带来更好的经济支持，从而带来子女孝顺的失能老人的生活照料需求有所增加。（6）有限的家庭照料资源需要分配给更多的照料对象，失能老人得到的生活照料必然相应减少，这就使得家庭有其他照料负担的失能老人产生明显更高的生活照料需求。

4.5　本章小结

通过对有生活照料需求的城乡失能老人进行分析，可以发现：

1. 农村失能老人的生活照料需求规模更为庞大。从规模上看，城镇有生活照料需求的失能老人 840 万人，农村为 1269 万人，农村的生活照料需求规模是城镇的 1.51 倍。但从相对比例看，城镇有照料需求的失能老人占比高出农村 5.34 个百分点，显示了城镇失能老人更高的需求程度。

2. 城镇失能老人的生活照料需求的结构压力更大。从城乡两维分析看，失能老人在介助型需求、依赖型需求的分布上有明显的城乡差异。介助型需求上，农村失能老人对各生活照料服务项目的需求水平明显高于城镇失能老人，且城乡差异相对较大，同一项目上的城乡差距大多保持在 4—6 个百分点；与此相反，依赖型需求上，城镇失能老人对各生活照料服务项目的需求水平高于农村失能老人，不过城乡差异相对较小。城镇有生活照料需求的失能老人比例更高、在依赖型需求上的比例更高，从而显示出城镇失能老人对生活照料服务项目的整体需求面临更多结构性压力。

3. 城乡失能老人的生活照料需求在不同自理能力等级上有分布差异。从走势上看，随着失能老人障碍等级的增加，自理能力不断变差，生活照料需求逐步增大，对各个生活照料服务项目的需求水平不断升高，需求的内部构成也由以介助型为主不断向以依赖型为主转变。在每个自理能力等级上，农村失能老人生活照料的需求规模都远远大于城镇；但从相对比例看，农村的需求水平总体上低于城镇，只在农村极重度失能老人群体上略微高于城镇。

4. 不同自理等级失能老人对生活照料服务项目的需求水平有明显差异。轻微失能老人生活照料方面基本没有照料需求；轻度失能老人的生活照料需求全部属于介助型，除帮助洗澡达到 87% 之外，其余项目需求水平基本保持在 20%—40%；在帮助洗澡项目上，城镇需求水平高于农村，而其他 5 项的需求水平，则是农村高于城镇。中度失能老人照料需求明显增加，不同服务项目呈现明显的梯度特征，但主体需求仍属于介助型需求（帮助洗澡除外），城镇在帮助室内走动、上厕所两项上的需求，高于农村；而农村则在帮助上下床、穿衣、吃饭三个项目上高于城镇。重度、极重度失能老人照料需求进一步增加，需求结构内部依赖型需求进一步增加，成为各服务项目的主体，各项目需求均达到

90% 以上，极重度失能老人几乎都达到了 99% 以上，在严重失能老人的生活照料上，城乡差异已经非常小了。

5. 城乡失能老人生活照料需求水平因多种特征影响体现出显著差异。在影响因素的分析中也进一步显示出城乡生活照料需求水平的差异，城镇失能老人需要生活照料的可能性，是农村失能老人的 1.71 倍。共性因素中，年龄、健康状况和自理能力等级与生活照料需求有明显的正相关关系，年龄越大、健康状况越差、功能障碍程度越高，则需要生活照料的可能性越高；较好的教育程度和经济状况，对失能老人生活照料需求有促进作用；家庭状况是重要影响因素，子女孝顺、无配偶、家庭有其他照料负担的失能老人倾向于更高的生活照料需求。此外，城镇失能老人受到更多因素影响，其中，男性、西部、少数民族的城镇失能老人需要生活照料的可能性更高一些。

第5章 失能老人健康照料
需求的城乡比较

健康照料的内容较为广泛，包括治疗后的康复护理服务和以保健为主的照料服务。结合这一定义，根据追踪调查问卷，本研究将城乡失能老人对上门护理、上门看病和康复治疗三项服务的需求进行整合，定义为健康照料需求。

5.1 城乡失能老人健康照料需求的总体情况

5.1.1 有健康照料需求失能老人的总体分布

有健康照料需求的城乡失能老人合计为 4394.61 万人，占失能老人总数的 68.95%。其中，城镇有健康照料需求的失能老人为 1058 万人，占其失能老人总数的 45.97%；农村有健康照料需求的失能老人达 3337 万人，占其失能老人总数的 81.93%（见表 26）。

表 26　　　　城乡有健康照料需求失能老人的构成情况　　（单位：万人，%）

	有健康照料需求失能老人数量	失能老人总数	比例
城镇	1057.65	2300.66	45.97
农村	3336.96	4073.01	81.93
合计	4394.61	6373.67	68.95

从绝对数量上看，有健康照料需求的农村失能老人是城镇的 3.16 倍，在相对比例上也比城镇多 35.96 个百分点。可见，农村失能老人对健康照料需求规模更为庞大，存在的结构矛盾也更为突出。

5.1.2 健康照料服务项目需求的总体比较

如表 27 所示，有照料需求的失能老人对 3 项具体服务项目的需求上，城乡之间有显著差异。

表 27　　城乡有健康照料需求失能老人对健康服务项目需求情况比较

（单位：万人,%）

服务需求	城镇		农村	
	规模	比例	规模	比例
上门护理	661.78	62.57	2086.37	62.52
上门看病	899.99	85.09	3127.85	93.73
康复治疗	648.63	61.33	1995.37	59.80

从规模上看，农村对 3 类服务项目的需求远远高于城镇，其中，上门看病需求最多，农村为 3127.85 万人，是城镇的 3.48 倍；其次分别是上门护理和康复治疗，农村需求规模分别是城镇的 3.15 倍和 3.08 倍。

从比例上看，在上门看病项目上城乡之间有显著差异，农村对上门看病的需求（93.73%）比城镇高出近 9 个百分点；上门护理和康复治疗两项服务之间的需求水平，在城乡差异上很小，都保持在六成左右。

从需求分布的模式上看，城乡在健康照料三个项目的需求次序上基

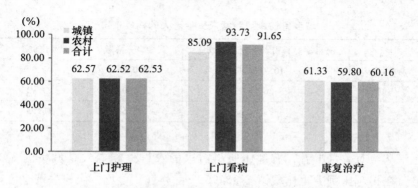

图 26　城乡失能老人对健康照料服务项目的需求

本一致。如图 26 所示，有健康照料需求的城乡失能老人对 3 项健康照料服务项目的需求中，对上门看病服务的需求水平最高（91.65%），其次是上门护理服务（62.53%）、康复治疗服务（60.16%）。这一模式在城乡之间基本一致。

城乡失能老人的健康照料服务需求由上门护理、上门看病和康复治疗三个项目共同而成，但对于每个有健康照料需求的失能老人而言，实际的需求却可能有 1—3 种，事实上失能老人需要更多的健康照料是复合型需求，具体的服务组合形式共有 7 种（见表 28）。

表 28　　　　　　　失能老人健康照料服务需求的构成情况　　　　　　（单位:%）

服务需求	城镇	农村	合计
上门护理	3.01	1.81	2.10
上门看病	21.07	29.12	27.18
康复治疗	8.06	2.54	3.87
上门护理 + 上门看病	14.59	9.27	10.55
上门护理 + 康复治疗	3.84	1.92	2.38
上门看病 + 康复治疗	8.30	5.82	6.42
上门护理 + 上门看病 + 康复治疗	41.13	49.52	47.50

从表 28 的分解结果可以看出，城乡失能老人的健康照料服务需求集中在兼有上门护理、上门看病和康复治疗三项的复合需求上（47.50%），其次是单项的上门看病需求。城乡分开来看，农村失能老人的健康照料需求总体上更为突出，在有三项复合需求的比例上，农村有占比高达 49.52% 的失能老人，比城镇的需求比例明显高出 8.4 个百分点；农村单一的上门看病需求有 29.12%，比城镇高 8.05 个百分点。农村失能老人上门看病的突出需求，从侧面反映出医疗卫生服务资源在城乡之间的配置情况尚不尽合理。

5.2　不同特征失能老人健康照料需求的城乡比较

具有不同个体特征、社会经济特征、家庭特征和生活环境特征的失能老人，其健康照料需求不尽相同；在城乡对比的视角下，同属某一特征类别的城乡失能老人，相应的健康照料需求水平之间明显存在差异。总的来看，农村失能老人的健康照料需求更突出，需求水平在不同特征内各类别间的波动也较小。

5.2.1 个体特征

如表 29 所示，整体上看，农村失能老人的健康照料需求明显更高，在每种个体特征各个类别对应的需求水平上，都明显高于城镇失能老人。

表 29　　　　　不同个体特征失能老人的健康照料需求　　　（单位:%）

个体特征	类别	城镇	农村
年龄组	60—64 岁	35.08	83.57
	65—69 岁	53.06	79.69
	70—74 岁	39.42	80.19
	75—79 岁	45.76	81.27
	80 岁及以上	53.27	84.51
性别	女性	44.56	81.77
	男性	47.75	82.11
民族	少数民族	29.31	79.14
	汉族	46.75	82.39
地域	东部	45.12	79.05
	中部	45.99	77.64
	西部	48.10	89.74
健康状况（自评）	好	41.82	78.36
	一般	43.12	79.44
	差	50.06	84.84

比较具有相同个体特征城乡失能老人的需求水平，可以看出：各年龄组农村失能老人的健康照料需求水平基本在 80% 左右，明显高出城镇需求水平（40%—50%），且城镇失能老人的健康照料需求随年龄组有波动变化，65—69 岁组和 80 岁及以上高龄组的需求水平相对较高为 53% 左右，其

他年龄组只在40%左右；属于男性、汉族的城乡失能老人，健康照料需求程度更高；在地域上，西部城乡的健康需求水平均高于东部和中部，城镇失能老人的健康照料需求按东部、中部、西部的次序逐渐增加，西部农村失能老人的健康需求最高；健康状况越差，城乡失能老人的健康照料需求越高，并且不同健康状况农村失能老人的需求水平始终很高。

5.2.2　社会经济特征

如表30所示，从社会经济特征角度看，整体上农村失能老人的健康照料需求依旧更高，并且在每种社会经济特征各个类别对应的需求水平上，都明显高于城镇失能老人。

表30　　　　　　　不同社会经济特征失能老人的健康照料需求　　　（单位:%）

社会经济特征	类别	城镇	农村
受教育程度	不识字	51.07	82.91
	小学及私塾	50.11	80.60
	初中	36.11	83.07
	中专及高中	43.36	78.91
	大专及以上	39.85	75.15
经济状况（自评）	困难	47.06	82.67
	一般	45.58	81.60
	宽裕	44.93	81.10
退休前职业	机关事业单位	47.69	—
	国有企业	44.90	—
	其他类型企业	46.25	—
	其他	45.92	—

比较具有相同社会经济特征城乡失能老人的需求水平，可以看出：受教育程度与健康需求水平呈负相关，教育程度较低的城乡失能老人，往往具有更高的健康照料需求，这与前章所分析的教育程度和生活照料需求的关系正好相反；自评经济状况越差，城乡失能老人的健康照料需求水平越高，这也与生活照料需求的关系相反；城镇失能老人中退休前

在机关事业单位工作的，健康照料需求水平相对更高。

5.2.3 家庭特征

如表 31 所示，从家庭特征看，整体上农村失能老人的健康照料需求始终维持在更高位置，并且在每种家庭特征各个类别对应的需求水平上，都明显高于城镇失能老人。

表 31　　　　不同家庭特征城乡失能老人的健康照料需求　　　（单位:%）

家庭特征	类别	城镇	农村
婚姻状况	有配偶	45.88	81.73
	无配偶	46.23	82.31
居住方式	非独居	47.02	81.48
	独居	40.86	83.61
儿子数	无	37.24	84.44
	一个	48.30	80.00
	两个	44.97	83.81
	三个及更多	48.74	80.91
女儿数	无	53.64	78.61
	一个	46.89	83.01
	两个	41.45	83.73
	三个及更多	43.19	81.09
子女孝顺程度（自评）	孝顺	45.96	80.66
	一般	46.46	84.94
	不孝顺	39.73	89.07
照料负担	无	45.78	80.65
	有	51.26	88.32

比较具有相同家庭特征城乡失能老人的需求水平，可以看出：无配偶的城乡失能老人具有更高的健康照料需求；非独居的城镇失能老人、独居的农村失能老人，健康照料需求水平相对更高；子女越不孝顺，城乡失能老人的健康照料需求越高，特别是农村失能老人中子女不孝顺的，有 89.07% 的有健康照料需求；家庭中有其他照料负担的城乡失能老

人，健康照料需求水平相对更高；儿子或女儿数量的增加，对城乡失能老人健康照料需求的影响未呈现出固定模式。

5.2.4　生活环境特征

如表32所示，从生活环境方面看，整体上农村失能老人的健康照料需求还是相对较高，在每种生活环境特征各类别对应的需求水平上几乎都更高（只在本社区居住时长为"20年及以下"这一类别上低于城镇失能老人）。

表32　　　　不同生活环境特征城乡失能老人的健康照料需求　　（单位：%）

生活环境特征	类别	城镇	农村
本社区居住时长	20 年及以下	45.72	41.36
	21—40 年	41.91	74.94
	41—60 年	47.31	80.95
	61 年及更久	53.00	85.04
社区照料服务	无	40.99	75.55
	有	48.95	87.36
亲属资源	无	39.78	74.14
	一个	48.65	83.53
	两三个	45.54	79.98
	四五个	45.33	82.15
	六个及更多	48.08	84.77
朋友资源	无	47.09	82.04
	一个	42.89	82.15
	两三个	44.37	81.07
	四五个	44.76	77.19
	六个及更多	55.04	79.56

比较具有相同生活环境特征城乡失能老人的需求水平，可以看出：由于本社区居住时长与失能老人的年龄相关，居住时长更久的失能老人有着相对更高的健康照料需求；所在社区提供照料服务，使城乡失能老人的健康照料需求水平都有一定提升；亲属资源和朋友资源的多寡，对城乡失能老人健康照料需求的影响没有表现出规律性的模式。

5.3　不同自理能力失能老人健康照料
　　　　需求的城乡比较

　　失能老人的健康状况直接影响着其自理能力等级，健康状况与自理能力有显著的相关关系，健康状况越差，自理能力也更差。可见，不同自理能力等级失能老人，对于健康照料及其服务项目的需求势必存在固有的差异。

　　表33显示了城乡不同自理能力失能老人的健康照料需求的总体情况。可以看出，农村失能老人健康照料需求的规模和水平都明显高于城镇。

表33　　城乡不同自理能力失能老人的健康照料需求的总体情况

（单位：万人，%）

失能级别	城镇		农村		合计	
	规模	比例	规模	比例	规模	比例
轻微失能	337.95	37.99	1158.07	79.29	1496.01	63.66
轻度失能	488.75	50.16	1507.81	81.82	1996.54	70.87
中度失能	162.13	51.45	530.57	85.47	692.69	74.01
重度失能	33.49	70.02	43.70	93.69	77.19	81.70
极重度失能	35.36	47.92	96.81	94.69	132.16	75.09

　　在绝对数量上，农村在每个自理能力等级上都远远超过城镇。其轻微失能、轻度失能、中度失能、重度失能、极重度失能老人的数量，分别是城镇的3.43倍、3.09倍、3.27倍、1.30倍、2.74倍。

　　在需求水平上，农村仍然在每个自理能力等级上明显高于城镇，并且相差很大，基本保持差距在30—45个百分点。但城乡不同自理能力等级失能老人的健康照料需求水平在不断变化。图27显示，从走势上看，随着失能老人障碍等级的升高，其健康照料需求水平呈逐步增加的趋势。① 这种增高趋势在城镇失能老人上表现得比较明显，从轻微失能的38%左右

----

　　① 但城镇极重度失能老人的健康照料需求出现了急跌，具体原因后文的分析将作进一步讨论。

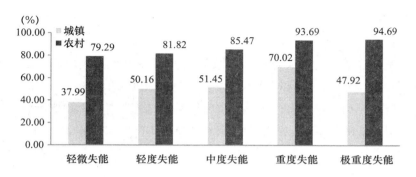

图 27　城乡不同自理能力失能老人的健康照料需求水平比较

逐步增高到重度失能的 70% 左右；而农村由于每一等级上一直都处于较高需求水平，增长的趋势则没有城镇那么明显；并且城乡相对比例之间的差距，随着障碍等级的升高，都达到一个相对较高的需求水平，城乡之间的差距反而逐渐有所减小，从轻微失能的 41.3 个百分点的差距减小到重度失能的 23.67 个百分点的差距（极重度失能例外）。

随着自理能力的不断变差，城乡失能老人对上门护理、上门看病和康复治疗这三项健康照料服务的需求水平不断升高。表 34 显示了不同自理能力水平下，三个服务项目在城乡之间的明显差异。在所有的健康需求服务项目上，农村的需求水平都高于城镇；城乡对三个服务项目的需求程度，总体上呈现出随障碍等级升高而需求水平升高的趋势；只是在极重度失能老人群体中，除农村极重度失能老人对上门看病这一项有较高需求外，其余各项在城乡上都出现了需求水平降低的状况，这可能与极重度失能老人身体状况太差、康复期望较低的原因有关。

表 34　　　**不同自理能力失能老人健康需求服务项目的需求水平**　　（单位:%）

失能级别	上门护理			上门看病			康复治疗		
	城镇	农村	合计	城镇	农村	合计	城镇	农村	合计
轻微失能	22.50	44.53	36.19	32.31	74.43	58.49	21.32	45.76	36.51
轻度失能	30.59	53.32	45.46	43.53	76.20	64.90	31.39	49.33	43.13
中度失能	34.67	60.07	51.52	39.54	80.39	66.64	34.52	55.99	48.76
重度失能	47.66	67.78	57.59	69.43	89.13	79.16	40.27	60.65	50.33
极重度失能	42.75	47.82	45.69	41.54	93.86	71.92	33.88	41.12	38.08

5.3.1 轻微失能老人

城乡轻微失能老人对健康需求最高的服务项目是上门看病，达到58.49%，对上门护理和康复治疗的需求水平稍高于36%。

城乡对比可以看出，农村轻微失能老人对健康照料三项服务的需求水平都远远高于城镇，达到了城镇相应需求水平的2倍多，特别是对上门看病的需求水平高达74.43%，比城镇高42.12个百分点（见图28）。

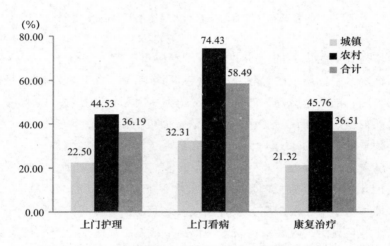

图28 轻微失能老人健康照料服务项目需求

5.3.2 轻度失能老人

与轻微失能老人相比，轻度失能老人对健康照料三项服务的需求水平均有所上升，需求最高的服务项目仍是上门看病，上升到64.90%，对上门护理和康复治疗的需求水平则上升到45%左右。

城乡对比可以看出，农村轻度失能老人对健康照料三项服务的需求水平都高于城镇，达到城镇相应需求水平的1.5倍多，特别是对上门看病的需求水平已高达76.20%，比城镇高32.67个百分点（见图29）。

5.3.3 中度失能老人

与轻度失能老人相比，中度失能老人对健康照料三项服务的需求水

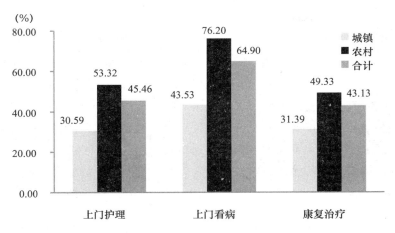

图 29　轻度失能老人健康照料服务项目需求

平进一步上升，需求最高的服务项目仍是上门看病，达到 66.64%，对上门护理和康复治疗的需求水平则上升到 50% 左右。

城乡对比可以看出，农村中度失能老人对健康照料三项服务的需求水平都高于城镇中度失能老人，达到城镇相应需求水平的 1.6—2 倍。农村中度失能老人对上门看病的需求水平已超过 80%，达到 80.39%，比城镇高 40.85 个百分点（见图 30）。

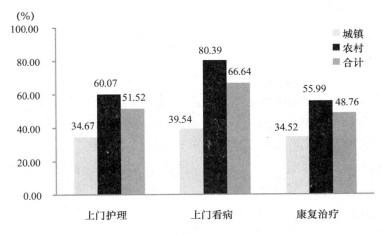

图 30　中度失能老人健康照料服务项目需求

5.3.4 重度失能老人

与中度失能老人相比，重度失能老人对健康照料三项服务的需求水平还在继续上升，需求最高的服务项目仍是上门看病，达到79.16%，对上门护理和康复治疗的需求水平都上升到超过50%。

城乡对比可以看出，农村重度失能老人对健康照料三项服务的需求水平都高于城镇重度失能老人，达到城镇相应需求水平的1.3—1.5倍，城乡间的差距有所缩小。农村重度失能老人对上门看病的需求水平已接近90%，达到89.13%，比城镇高19.70个百分点（见图31）。

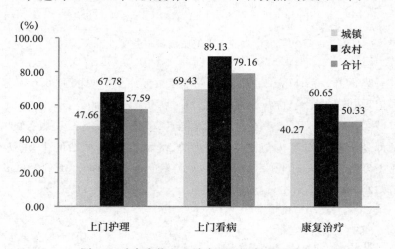

图31 重度失能老人健康照料服务项目需求

5.3.5 极重度失能老人

与重度失能老人相比，极重度失能老人对健康照料三项服务的需求水平有所回落，但需求最高的服务项目仍是上门看病，为71.92%，对上门护理和康复治疗的需求水平回落到40%左右。

城乡对比可以看出，农村极重度失能老人对健康照料三项服务的需求水平仍高于城镇极重度失能老人。城乡极重度失能老人的健康照料服务项目中，只有农村极重度失能老人的上门看病需求有进一步上升（已高达93.86%），其余的服务项目需求都出现了不同程度的下降。城镇极重度失能老人对健康照料三项服务需求水平的普遍下降，特别是上门看病需求出现近 30 个百分点的降幅，使得其整体健康照料需求出现了如图 32 所示的急跌。

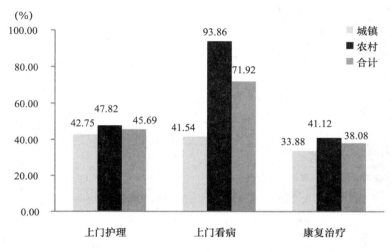

图 32 极重度失能老人健康照料服务项目需求

5.4 健康照料需求的影响因素

使用二分类 Logistic 回归模型分析失能老人健康照料需求的影响因素，纳入模型的 20 个自变量及其赋值不变。通过向后逐步回归法对自变量进行筛选，最终的回归模型保留了 11 个对失能老人健康照料需求有显著影响的自变量。

如表 35 所示，地域、城乡、健康状况等 11 个自变量对失能老人是否有健康照料需求的影响在统计上显著。具体看，与东部地区相比，中部地区失能老人需要健康照料的可能性要低 14%，西部地区失能老人则要高 48%；健康状况差的失能老人需要健康照料的可能性，比健康状况好的高 33%；自理能力等级为中重度失能、轻度失能的老人，需要健康照料的可能性分别比轻微失能老人高 39% 和 17%；只有从国有企业退休的失能老人需要健康照料的可能性显著高于农村务农的失能老人；子女孝顺的失能老人，需要健康照料的可能性相对更低，子女不孝顺的失能老人需要健康照料的可能性高出 25%；家庭有其他照料负担

表35　　　　　　　**失能老人健康照料需求影响因素二分类**
Logistic 回归模型的参数估计

	参数估计	标准误	统计量	P 值	OR 值
地域（参照类＝东部）	—	—	61.64	0.00*	
中部	−0.16	0.07	5.70	0.02*	0.86
西部	0.39	0.07	31.08	0.00*	1.48
城乡（参照类＝农村）	−1.43	0.09	227.14	0.00*	0.24
健康状况（参照类＝好）	—	—	31.01	0.00*	
一般	−0.05	0.10	0.23	0.63	0.95
差	0.29	0.10	7.85	0.01*	1.33
自理能力等级（参照类＝轻微）	—	—	16.95	0.00*	
轻度	0.16	0.06	6.50	0.01*	1.17
中重度	0.33	0.08	16.23	0.00*	1.39
退休前职业（参照类＝务农）	—	—	10.67	0.01*	
机关事业单位	0.05	0.12	0.17	0.68	1.05
国有企业	0.28	0.10	8.72	0.00*	1.32
其他类型企业	0.07	0.12	0.29	0.59	1.07
子女孝顺程度（参照类＝孝顺）	0.22	0.07	10.12	0.00*	1.25
照料负担（参照类＝无）	0.28	0.08	12.47	0.00*	1.32
本社区居住时长（参照类＝20年及以下）	—	—	43.59	0.00*	
21—40 年	−0.03	0.09	0.09	0.76	0.97
41—60 年	0.11	0.09	1.43	0.23	1.12
61 年及以上	0.48	0.10	24.79	0.00*	1.62
社区照料服务（参照类＝无）	0.79	0.06	180.64	0.00*	2.20
亲属资源（参照类＝四个及更多）	—	—	5.70	0.06	
无	−0.14	0.11	1.86	0.17	0.87
一至三个	−0.14	0.06	5.18	0.02*	0.87
朋友资源（参照类＝四个及更多）			5.97	0.05*	
无	0.18	0.08	5.04	0.02*	1.20

	参数估计	标准误	统计量	P 值	OR 值
一至三个	0.16	0.07	4.64	0.03 *	1.17
截距	0.05	0.15	0.12	0.73	1.05

注： * 表示 P < 0.05。

的失能老人，需要健康照料的可能性高 32%；在本社区居住时间超过
61 年的失能老人需要健康照料的可能性，比在本社区居住 20 年及以下
的失能老人高 62%；社区提供相关照料服务的失能老人需要健康照料
的可能性，是社区不提供相关照料服务的失能老人需要健康照料可能性
的 2.20 倍；亲属资源的影响在 P < 0.05 的水平上并不显著；朋友资源
较少，需要健康照料的可能性相应较高。

农村失能老人的健康照料需求十分突出。农村失能老人的健康照料需
求与城镇失能老人存在显著差异，农村失能老人需要健康照料的可能性高
达城镇失能老人的 4 倍多，这一模式与前文的描述性分析也是一致的。

5.4.1　城镇失能老人健康照料需求的影响因素

先选取城镇失能老人进行单独分析，同样使用二分类 Logistic 回归
模型分析其健康照料需求的影响因素，纳入模型的各自变量及其赋值不
变。通过向后逐步回归法对自变量进行筛选，最终的回归模型保留了 7
个对城镇失能老人健康照料需求有显著影响的自变量。

如表 36 所示，健康状况、自理能力等级和退休前职业等 7 个自
变量对城镇失能老人是否有健康照料需求的影响在统计上显著。健康
状况差的城镇失能老人需要健康照料的可能性比健康状况好的高
34%；中重度失能、轻度失能这两个等级的失能老人，需要健康照料
的可能性比轻微失能老人分别高 46% 和 32%；只有从国有企业退休
的城镇失能老人需要健康照料的可能性显著高于从机关事业单位退休
的城镇失能老人 23%；独居的城镇失能老人需要健康照料的可能性
（与非独居相比）低 19%；家庭有其他照料负担的失能老人需要健康
照料的可能性高 23%；只有在本社区居住不低于 61 年的城镇失能老
人需要健康照料的可能性显著高于在本社区居住 20 年及以下的城镇

失能老人 65%；社区提供相关照料服务的城镇失能老人，需要健康照料的可能性要高 59%。

表 36　　　城镇失能老人健康照料需求影响因素二分类
Logistic 回归模型的参数估计

	参数估计	标准误	统计量	P 值	OR 值
健康状况（参照类 = 好）	—	—	19.66	0.00 *	
一般	− 0.07	0.14	0.26	0.61	0.93
差	0.29	0.14	4.25	0.04 *	1.34
自理能力等级（参照类 = 轻微）	—	—	14.94	0.00 *	
轻度	0.27	0.09	10.35	0.00 *	1.32
中重度	0.38	0.11	11.35	0.00 *	1.46
退休前职业（参照类 = 机关事业单位）	—	—	9.57	0.02 *	
国有企业	0.21	0.11	3.91	0.05 *	1.23
其他类型企业	− 0.03	0.13	0.05	0.82	0.97
其他	− 0.04	0.11	0.12	0.72	0.96
居住方式（参照类 = 非独居）	− 0.21	0.09	5.67	0.02 *	0.81
照料负担（参照类 = 无）	0.21	0.11	3.97	0.05 *	1.23
本社区居住时长（参照类 = 20 年及以下）	—	—	17.96	0.00 *	
21—40 年	− 0.02	0.09	0.05	0.83	0.98
41—60 年	0.03	0.11	0.06	0.81	1.03
61 年及以上	0.50	0.13	14.80	0.00 *	1.65
社区照料服务（参照类 = 无）	0.47	0.08	32.23	0.00 *	1.59
截距	− 0.91	0.18	26.40	0.00 *	0.40

注：* 表示 P < 0.05。

5.4.2　农村失能老人健康照料需求的影响因素

再选取农村失能老人进行单独分析，同样使用二分类 Logistic 回归模型分析其健康照料需求的影响因素，纳入模型的各自变量不变及其赋值不变。通过向后逐步回归法对自变量进行筛选，最终的回归模型保留了 10 个对农村失能老人健康照料需求有显著影响的自变量。

如表 37 所示，性别、民族、地域等 10 个自变量对农村失能老人是否有健康照料需求的影响在统计上显著。女性农村失能老人的健康照料需求更高，相当于男性的 1.33 倍；汉族农村失能老人的健康照料需求比少数民族高 44%；与东部地区相比，中部地区失能老人需要健康照料的可能性要低 22%，西部地区失能老人则高出 1.47 倍；健康状况差

表 37　　　　　　**农村失能老人健康照料需求影响因素**
二分类 Logistic 回归模型的参数估计

	参数估计	标准误	统计量	P 值	OR 值
性别（参照类＝女性）	−0.29	0.09	10.17	0.00*	0.75
民族（参照类＝少数民族）	0.37	0.13	7.73	0.01*	1.44
地域（参照类＝东部）	—	—	95.51	0.00*	
中部	−0.24	0.09	6.61	0.01*	0.78
西部	0.90	0.12	58.00	0.00*	2.47
健康状况（参照类＝好）			11.28	0.00*	
一般	−0.10	0.14	0.50	0.48	0.90
差	0.20	0.15	1.86	0.17	1.22
自理能力等级（参照类＝轻微）	—	—	6.38	0.04*	
轻度	0.01	0.09	0.02	0.88	1.01
中重度	0.29	0.12	5.36	0.02*	1.33
子女孝顺程度（参照类＝孝顺）	0.39	0.10	15.46	0.00*	1.47
照料负担（参照类＝无）	0.32	0.12	6.44	0.01*	1.37
本社区居住时长（参照类＝20 年及以下）	—	—	37.08	0.00*	
21—40 年	0.15	0.33	0.20	0.65	1.16
41—60 年	0.40	0.31	1.62	0.20	1.49
61 年及以上	0.84	0.31	7.22	0.01*	2.31
社区照料服务（参照类＝无）	1.12	0.09	170.33	0.00*	3.06
朋友资源（参照类＝四个及更多）	—	—	5.62	0.06	
无	0.26	0.11	5.32	0.02*	1.29
一至三个	0.20	0.11	3.52	0.06	1.22
截距	−0.70	0.37	3.49	0.06	0.50

注：* 表示 P＜0.05。

的农村失能老人的健康照料需求比健康状况好的更高，但这一点表现不显著；农村中重度失能等级的老人，需要健康照料的可能性比轻微失能等级的高33%；子女孝顺的农村失能老人需要健康照料的可能性最低；家庭有其他照料负担的农村失能老人，需要健康照料的可能性高37%；在本社区居住不低于61年的农村失能老人，需要健康照料的可能性非常高，是在本社区居住20年及以下的农村失能老人的2.31倍；社区提供相关照料服务的农村失能老人，需要健康照料的可能性相比高出2.06倍；朋友资源的影响在 P＜0.05 的水平上不显著。

5.4.3　影响因素的城乡对比及主要发现

影响城镇、农村失能老人健康照料需求的各个因素中，有一部分是共同都有的。个体特征中的健康状况和自理能力等级，家庭特征中的照料负担，生活环境特征中的本社区居住时长和社区照料服务，这5个因素对城镇、农村失能老人的健康照料需求都有显著影响。健康状况为差的失能老人，其健康照料需求高于健康状况好的失能老人；家庭的照料负担越重，失能老人需要健康照料的可能性越高；相较而言，在本社区居住时长在61年及以上的失能老人的健康照料需求最为突出；所在社区提供相关照料服务的失能老人有更高的健康照料需求。这五方面特点在城镇、农村失能老人中体现出的模式基本一致。

对城镇失能老人来说，退休前职业不同，需要健康照料的可能性也不一样，从国有企业退休的失能老人，需要生活照料的可能性相对更高，比机关事业单位退休的失能老人显著高了23%；另外，城镇失能老人中的独居群体，需要健康照料的可能性较非独居更低。

与城镇失能老人相比，对农村失能老人健康照料需求产生影响的因素数量更多，除以上5个共同因素外，还有个体特征中的性别、民族、地域，家庭特征中的子女孝顺程度，生活环境特征中的朋友资源数。男性农村失能老人，需要健康照料的可能性比女性低25%；汉族农村失能老人，需要健康照料的可能性比少数民族高44%；农村失能老人需要健康照料的可能性按中部、东部、西部的次序逐渐升高；子女不孝顺的农村失能老人，需要健康照料的可能性相对更高；朋友资源的影响在 P＜0.05 的水平上不显著，不再作进一步分析。

总的来看：（1）农村失能老人的健康照料需求非常高，尤其是女性农村失能老人的健康照料需求需要高度关注。（2）失能老人的健康照料需求，与其健康状况和自理能力等级之间存在较明显的正相关关系。（3）分城乡和地区看，西部地区农村失能老人的健康照料需求十分突出。（4）在主要依赖家庭养老的农村地区，子女孝顺程度对失能老人健康照料需求有显著影响；由于健康照料具有专业性，家庭成员的作用有限，这就使得子女不孝顺的农村失能老人的健康照料需求会倾向于更高。（5）在当前实践中，城乡社区提供的各类照料服务中与健康照料相关的内容涉及面广，对社区居民的辐射大、影响深，也符合城乡失能老人的基本需求；但目前的健康照料服务还存在供给不足的问题，这就使得在那些在提供相关照料服务的社区中生活的失能老人，会产生显著更高的健康照料需求。

5.5 本章小结

通过对有健康照料需求的城乡失能老人进行分析，可以发现：

1. 农村失能老人的健康照料需求规模三倍于城镇。从绝对数量上看，城镇有健康照料需求的失能老人 1058 万人，农村有 3337 万人，农村的健康照料需求远远超过城镇，是城镇的 3.16 倍；从相对比例看，城镇有健康需求的失能老人，占其失能老人总数的 45.97%，农村占其失能老人总数的 81.93%，农村在相对比例上也比城镇多 35.96 个百分点。可见，农村失能老人的健康照料需求规模巨大、比例极高，农村失能老人的健康照料需求极为突出。

2. 城乡失能老人的健康照料需求在服务项目分布上呈现出差异。总的来看，有健康照料需求的城乡失能老人，在健康照料三个项目的需求次序上基本一致，对上门看病服务的需求水平最高（91.65%），其次是上门护理服务（62.53%）、康复治疗服务（60.16%）。城乡之间，在上门看病项目上差异较大，农村对上门看病的需求（93.73%）比城镇高出近 9 个百分点；上门护理和康复治疗两项服务之间的需求水平，在城乡差异上很小，都保持在六成左右。

3. 城乡不同特征失能老人的健康照料需求水平体现出一定差异。

总体上，几乎所在的特征类型中，农村失能老人的健康需求都高于城镇，农村各年龄组的健康需求基本保持在80%左右，城镇则为40%—50%。（1）健康状况和自理能力等级，与健康照料需求有正相关关系，健康状况越差、功能障碍程度越高，需要健康照料的可能性越大。（2）受教育程度、经济状况与健康需求水平呈负相关，这与前章所分析的教育程度、经济状况与生活照料需求的关系正好相反。（3）社区居住时长、社区是否提供照料服务、家庭是否有照料负担，对城乡失能老人的健康照料需求水平都有一定正相关作用。（4）农村中的女性、汉族、西部失能老人，其健康照料需求倾向于更高，尤其是女性农村失能老人的健康照料需求需要高度关注。（5）在主要依赖家庭养老的农村地区，子女孝顺程度对失能老人健康照料需求的影响明显存在，子女越孝顺则健康照料需求越少。（6）目前健康照料服务还存在供给不足的问题，这使得那些在提供相关照料服务的社区中生活的失能老人，会产生显著更高的健康照料需求。（7）城镇失能老人中，国有企业退休职工的健康照料需求水平比机关事业单位退休人员，需要健康照料的可能性提高了23%；独居的城镇失能老人需求健康照料的可能性比非独居相比低19%；农村中有无朋友资源也带来需求差异，无朋友资源的需求提高29%。

4. 城乡失能老人的健康照料需求在自理能力等级上有明显差异。总体上随着失能老人障碍等级的升高，健康照料需求水平呈逐步增加的趋势，城镇的健康照料需求水平随等级增高的趋势，表现得更加明显；随着障碍等级的升高，城乡差距有逐渐减小趋势。在健康照料服务项目上，城乡各等级的失能老人中，需求最高、差异最大的是上门看病，农村的健康照料需求水平基本保持在1.5—2倍于城镇的状态，并随失能等级上升，从58.49%逐步增高到71.92%；城乡差距最大的也是上门看病，农村极重度失能老人上门看病的需求水平比城镇高52.32个百分点；各等级上，城乡失能老人对上门护理与康复治疗的需求水平基本相当。

第6章 失能老人的社会支持需求的城乡比较

本章研究定义的社会支持需求是指城乡失能老人对于帮助完成一般家务劳动，从而提升其社会活动能力的一类长期照料需求。根据追踪调查问卷，本研究将城乡失能老人对帮助日常购物和上门做家务的需求定义为社会支持需求；将与失能老人扫地、日常购物、做饭、洗衣4项IADLs能力对应的内容定义为社会支持服务项目。

6.1 城乡失能老人社会支持需求的总体情况

6.1.1 有社会支持需求失能老人的总体分布

有社会支持需求的城乡失能老人合计为1988.08万人，占失能老人总数的31.19%。其中，城镇有社会支持需求的失能老人为341.56万人，占其失能老人总数的14.85%；农村有社会支持需求的失能老人达1646.52万人，占其失能老人总数的40.43%（见表38）。

表38　　　　城乡有社会支持需求失能老人的构成情况　　（单位：万人，%）

	有社会支持需求失能老人数量	失能老人总数	比例
城镇	341.56	2300.66	14.85
农村	1646.52	4073.01	40.43
合计	1988.08	6373.67	31.19

从绝对数量上看，有社会支持需求的农村失能老人高达城镇的4.82倍，相对比例上也比城镇高25.58个百分点。农村失能老人社会

支持需求的规模不仅更为庞大，结构性压力也非常严峻。

6.1.2　社会支持需求项目的总体比较

有社会支持需求的城乡失能老人，对 4 种服务项目的需求水平存在
一定差异。如图 33 所示，帮助洗衣的需求水平最高（80.90%），其次
是帮助做饭（65.48%）和帮助购物（63.47%），帮助扫地的需求水平
最低（36.99%）。城乡失能老人对各项服务需求的内部构成中，大部
分属于介助型。横向比较看，帮助洗衣、帮助做饭和帮助购物的介助型
需求差异较小，帮助洗衣的依赖型需求最高。

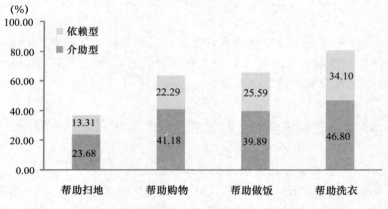

图 33　城乡失能老人对社会支持项目的需求

介助型需求是城乡失能老人对社会支持项目需求中的主体。如图 34 所
示，有社会支持需求的农村失能老人，对各项服务的介助型需求水平或多
或少地高于城镇失能老人，同一项目上的城乡差距都不超过 6 个百分点。

在依赖型需求上，则呈现出与介助型需求截然相反的情况，城镇失
能老人对社会服务项目的依赖型需求明显高于农村。具体项目上，城乡
失能老人对帮助洗衣的依赖型需求均高于其他服务项目（见图 35）。

综合比较社会支持服务的介助型和依赖型需求，可以看出，介助型
是城乡失能老人对社会支持服务项目需求的主体，城镇失能老人的依赖
型需求仍然较高，而农村失能老人的这一需求则相对较低，依赖型需求
上的城乡差异更为明显。

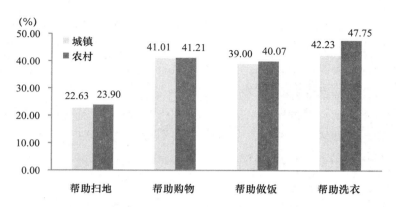

图 34　城乡失能老人对社会支持项目的介助型需求

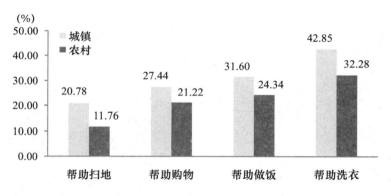

图 35　城乡失能老人对社会支持项目的依赖型需求

6.2　不同特征失能老人社会支持需求的城乡比较

　　具有不同个体特征、社会经济特征、家庭特征和生活环境特征的失能老人，其社会支持需求不尽相同；在城乡对比的视角下，同属某一特征类别的城乡失能老人，相应的社会支持需求水平之间同样存在固有差异。

6.2.1　个体特征

　　整体上看，农村失能老人的社会支持需求明显更高，在每种个体特征各个类别对应的需求水平上，都明显高于城镇失能老人。

表 39 比较了具有相同个体特征城乡失能老人的需求水平，可以看出：60—64 岁组的城镇失能老人社会支持需求相对最低，年龄组处于高低两端的农村失能老人，社会支持需求相对更高；城乡失能老人中的男性群体，比女性有更高的社会支持需求；汉族的城镇失能老人，社会支持需求高于少数民族，这一模式在农村则相反；不同地域城乡失能老人的社会支持需求按东部、中部、西部的次序逐渐增加，西部农村的需求水平达到最高，达到了 52.02%，远高于中部的（39.50%）和东部的（26.23%）；农村失能老人的健康状况越差，社会支持需求越高，但城镇失能老人中有相对最高社会支持需求的是健康状况好的那部分人群。

表 39　　　　　　　不同个体特征失能老人的社会支持需求　　　　（单位:%）

个体特征	类别	城镇	农村
年龄组	60—64 岁	8.91	44.75
	65—69 岁	15.84	40.39
	70—74 岁	17.93	38.31
	75—79 岁	15.80	37.02
	80 岁及以上	14.96	41.82
性别	女性	13.51	39.48
	男性	16.53	41.48
民族	少数民族	5.10	45.68
	汉族	15.30	39.76
地域	东部	12.80	26.23
	中部	15.63	39.50
	西部	18.67	52.02
健康状况（自评）	好	16.98	31.19
	一般	14.30	37.49
	差	15.06	45.09

6.2.2　社会经济特征

整体上看，农村失能老人的社会支持需求依旧更高，并且在每种社会经济特征各个类别对应的需求水平上，都明显高于城镇失能老人。

表 40 比较了具有相同社会经济特征城乡失能老人的需求水平，可以看出：城镇失能老人中受教育程度最低的不识字群体，社会支持需求相对最低，农村失能老人中受教育程度在大专及以上的"高知"群体，社会支持需求相对最高；城镇失能老人的经济状况越宽裕，社会支持需求相应越高，在农村中则是经济状况困难的失能老人有最高的社会支持需求；城镇失能老人中退休前在企业工作的人群，社会支持需求相对最高，相对高出机关事业单位的程度较大。

表 40　　　　不同社会经济特征失能老人的社会支持需求　　　（单位：%）

社会经济特征	类别	城镇	农村
受教育程度	不识字	11.62	42.14
	小学及私塾	16.22	37.58
	初中	15.71	43.69
	中专及高中	15.21	40.17
	大专及以上	14.52	62.10
经济状况（自评）	困难	9.61	45.69
	一般	16.40	36.77
	宽裕	20.15	37.01
退休前职业	机关事业单位	11.31	——
	国有企业	16.00	——
	其他类型企业	19.70	——
	其他	13.31	——

6.2.3　家庭特征

整体上看，农村失能老人的社会支持需求始终维持在更高位置，并且在每种家庭特征各个类别对应的需求水平上，都明显高于城镇失能老人。

表 41 比较了具有相同家庭特征城乡失能老人的需求水平，可以看出：城镇有配偶、非独居的失能老人对社会支持的需求相对更高，农村则正好相反，无配偶、独居的失能老人对社会支持的需求相对更高；儿子数的变化，对城乡失能老人社会支持需求的影响没有呈现出规律性模

式，而女儿数的增加，则对城乡失能老人的社会支持需求有明显抑制作用，女儿越多则社会支持需求越少，这与女儿对父母能够提供更多的服务支持有关；子女越不孝顺的农村失能老人，社会支持需求越高；家庭有其他照料负担，城乡失能老人的社会支持需求则相应更高。

表 41　　　　　不同家庭特征城乡失能老人的社会支持需求　　　（单位:%）

家庭特征	类别	城镇	农村
婚姻状况	有配偶	15.13	39.43
	无配偶	14.06	42.39
居住方式	非独居	15.17	39.13
	独居	13.29	45.25
儿子数	无	9.66	49.93
	一个	15.95	38.48
	两个	13.61	43.42
	三个及更多	18.28	36.41
女儿数	无	22.41	44.20
	一个	15.48	40.98
	两个	11.68	40.90
	三个及更多	10.89	36.91
子女孝顺程度（自评）	孝顺	14.48	37.79
	一般	18.33	46.87
	不孝顺	5.71	54.24
照料负担	无	14.66	37.75
	有	17.41	53.77

6.2.4　生活环境特征

整体上看，农村失能老人的社会支持需求还是相对更高，并且在每种生活环境特征各个类别对应的需求水平上，都明显高于城镇失能老人。

表 42 比较了具有相同生活环境特征城乡失能老人的需求水平，可以看出：在本社区居住时长为 61 年及更久城乡失能老人，对社会支持的需求都相对更高；所在社区提供照料服务，使城镇失能老人的社会支

持需求水平有一定提升，而社区无照料服务的农村失能老人有着更高的社会支持需求；亲属资源和朋友资源的多寡，对城乡失能老人社会支持需求的影响没有表现出规律性的模式。

表 42　　　　不同生活环境特征城乡失能老人的社会支持需求　　　（单位：%）

生活环境特征	类别	城镇	农村
本社区居住时长	20 年及以下	18.06	20.88
	21—40 年	14.86	42.45
	41—60 年	9.95	36.52
	61 年及更久	15.12	42.80
社区照料服务	无	12.95	44.10
	有	15.98	37.30
亲属资源	无	13.13	26.76
	一个	8.35	48.12
	两三个	15.70	38.89
	四五个	19.07	37.24
	六个及更多	12.69	45.75
朋友资源	无	14.46	36.06
	一个	9.86	48.15
	两三个	17.23	33.39
	四五个	13.64	46.65
	六个及更多	17.85	42.22

6.3　不同自理能力失能老人社会支持需求的城乡比较

自理能力等级高低直接反映了失能老人完成基本日常生活活动和工具性日常生活活动的难易程度，这是对失能老人进行分类的一个重要标准。工具性日常生活活动与社会支持需求直接关联，因此不同自理能力等级失能老人对社会支持服务及其服务项目的需求水平都会存在一定固有差异。

表 43 显示了不同自理能力失能老人社会支持需求的总体情况。可

以看出，农村失能老人的社会支持需求在规模上和需求水平上，都显著
高于城镇。农村社会支持需求的失能老人在每个自理能力等级上都超过
城镇的规模，按从轻到重 5 个等级分别是城镇的 6.49 倍、4.03 倍、
6.63 倍、1.34 倍和 4.82 倍。

表43　　　　　不同自理能力失能老人社会支持需求的总体情况

（单位：万人，%）

失能级别	城镇		农村		合计	
	规模	比例	规模	比例	规模	比例
轻微失能	83.55	9.39	541.86	37.10	625.41	26.61
轻度失能	186.79	19.17	752.30	40.82	939.09	33.33
中度失能	39.56	12.55	262.17	42.23	301.73	32.24
重度失能	17.92	37.47	23.97	51.39	41.89	44.35
极重度失能	13.74	18.63	66.22	64.77	79.96	45.43

在需求水平上，如图 36 显示，农村总体上高出城镇 20—30 个百分
点，极重度失能老人的需求水平差距极为显著，达到 46.14 个百分点。
但城乡在不同自理能力等级上的社会支持需求各不相同。总体上随着自
理能力等级增加，失能老人社会支持需求逐步增大；农村失能老人的社
会支持需求水平的变化与这一趋势相吻合，但城镇出现一定波动，并不
完全符合这一趋势。

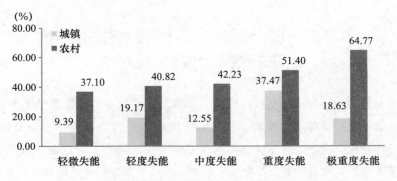

图36　城乡不同自理能力失能老人的社会支持需求

总的来看，随自理能力等级变化，城乡失能老人的自理能力不断变差，他们对各个社会服务项目的需求水平不断升高，需求的内部构成也由以介助型为主不断向以依赖型为主转变。

6.3.1　轻微失能老人

轻微失能老人的自理能力相对最好，对不同服务项目的需求水平呈现明显的梯度特征。需求水平最高的是帮助洗衣，达到 74.10%，其次是帮助做饭和帮助购物，分别达到 50.85% 和 44.64%，对帮助扫地的需求水平相对最低（见图 37）。

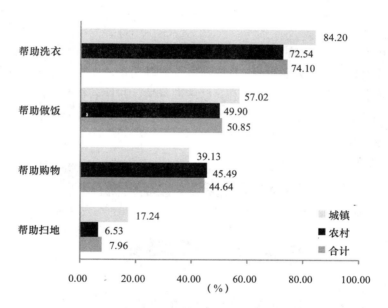

图 37　轻微失能老人社会支持需求项目的城乡分布

通过城乡对比可以发现，在帮助洗衣、帮助做饭和帮助扫地三项服务上，城镇轻微失能老人的需求水平高于农村轻微失能老人，农村轻微失能老人只对帮助购物服务有更高的需求。

对需求结构进行分析可以看出，城乡轻微失能老人对社会支持服务项目的需求主要属于介助型。在帮助洗衣和扫地两项服务的需求上，城镇轻微失能老人的介助型和依赖型需求都相对更高；农村轻微失能老人

129

对帮助做饭和购物两项服务的需求中，介助型均高于城镇轻微失能老人，并且对帮助购物的依赖型需求高于城镇轻微失能老人（见表44）。

表44　　　城乡轻微失能老人社会支持需求项目的结构分布　　　（单位：%）

需求项目	城镇		农村		合计	
	介助型	依赖型	介助型	依赖型	介助型	依赖型
帮助洗衣	63.18	21.03	54.09	18.45	55.31	18.79
帮助做饭	35.95	21.07	37.15	12.75	36.99	13.86
帮助购物	33.80	5.33	37.19	8.31	36.74	7.91
帮助扫地	13.32	3.92	5.42	1.10	6.48	1.48

6.3.2　轻度失能老人

与轻微失能老人相比，轻度失能老人对各个社会支持服务项目的需求显著增加。帮助洗衣的需求最高，已接近80%；帮助购物和帮助做饭的服务需求基本相当，达到65%左右。城乡比较上看，城镇轻度失能老人对各个社会支持服务项目的需求都稍稍高于农村轻度失能老人（见图38）。

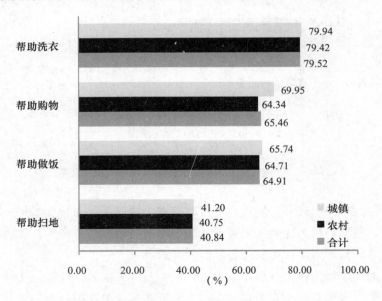

图38　轻度失能老人社会支持需求项目的城乡分布

从需求结构上可以看出，城乡轻度失能老人对社会支持项目的介助型和依赖型需求发生了一定增减，但总体上还是以介助型为主。城镇轻度失能老人对帮助洗衣、做饭、购物和扫地四项服务的依赖型需求都高于农村，而农村轻度失能老人对帮助洗衣、做饭和扫地三项服务的介助型需求相对更高（见表45）。

表 45　　　　　　城乡轻度失能老人社会支持需求项目的结构分布　　　（单位:%）

需求项目	城镇		农村		合计	
	介助型	依赖型	介助型	依赖型	介助型	依赖型
帮助洗衣	37.58	42.36	56.26	23.16	52.54	26.98
帮助购物	53.67	16.28	49.85	14.49	50.61	14.85
帮助做饭	42.59	23.15	46.76	17.95	45.93	18.98
帮助扫地	28.67	12.52	35.30	5.45	33.98	6.86

6.3.3　中度失能老人

如图39所示，与轻度失能老人相比，中度失能老人对各个社会支持服务项目的需求进一步增加。帮助洗衣的需求最高，已超过90%;

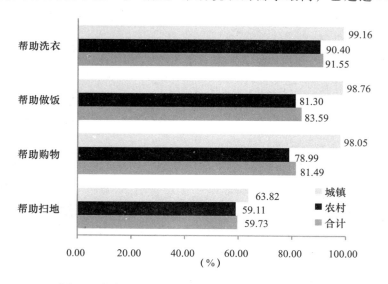

图 39　中度失能老人社会支持需求项目的城乡分布

帮助做饭和帮助购物的服务需求基本相当，都超过了80%。城乡比较上看，城镇中度失能老人对各个社会支持项目的需求都高于农村中度失能老人。

从需求结构上可以看出，城乡中度失能老人对社会支持项目的介助型和依赖型需求又发生了一定增减，总体上看，帮助洗衣和帮助购物以依赖型需求为主，帮助做饭和帮助扫地以介助型为主，介助型和依赖型各占一半。城镇中度失能老人对帮助洗衣、帮助做饭的介助型需求，以及对帮助购物、帮助扫地的依赖型需求都比农村更高，而农村中度失能老人对帮助洗衣、帮助做饭的依赖型需求，以及对帮助购物、帮助扫地的介助型比城镇更高（见表46）。

表46　　　　　　城乡中度失能老人社会支持需求项目的结构分布　　　（单位:%）

需求项目	城镇		农村		合计	
	介助型	依赖型	介助型	依赖型	介助型	依赖型
帮助洗衣	53.71	45.45	26.61	63.79	30.16	61.38
帮助做饭	59.74	39.02	40.70	40.60	43.20	40.39
帮助购物	29.28	68.77	38.91	40.08	37.64	43.85
帮助扫地	31.89	31.92	37.38	21.73	36.66	23.07

6.3.4　重度和极重度失能老人

城乡重度失能老人对各个社会支持项目的需求都达到了100%，需求水平上已不存在城乡差异。需求结构上，城乡重度失能老人对四项社会支持的需求类型都发展成为了100%的依赖型，城镇和农村之间也已经不存在任何差异。

城乡极重度失能老人对各个社会支持项目的需求也都达到了100%，对社会支持项目的需求水平上已不存在城乡差异。进一步看，极重度失能老人对四项社会支持的需求结构几乎完全成为依赖型。农村极重度失能老人对帮助洗衣和帮助扫地的需求中还有很少的一点介助型。重度失能老人对四项社会支持项目的需求已完全成为依赖型，自理能力更差的极重度失能老人仍有一定的介助型需求，这一不符合逻辑的现象应当是样本代表性存在问题导致的（见表47）。

表 47　　　　　　　**极重度失能老人社会支持项目需求结构**　　　　（单位：%）

需求项目	城镇		农村		合计	
	介助型	依赖型	介助型	依赖型	介助型	依赖型
帮助洗衣	—	100.00	0.11	99.89	0.09	99.91
帮助做饭	—	100.00	—	100.00	—	100.00
帮助购物	—	100.00	—	100.00	—	100.00
帮助扫地	—	100.00	0.87	99.13	0.72	99.28

6.4　社会支持需求的影响因素

使用二分类 Logistic 回归模型分析失能老人社会支持需求的影响因素，纳入模型的 20 个自变量及其赋值不变。通过向后逐步回归法对自变量进行筛选，最终的回归模型保留了 11 个对失能老人社会支持需求有显著影响的自变量。

如表 48 所示，性别、民族、地域等 11 个自变量对失能老人是否有社会支持需求的影响在统计上显著。与各影响因素对生活照料需求的作用模式相比，性别、民族、地域、健康状况、子女孝顺程度、照料负担、本社区居住时长、社区照料服务以及朋友资源等对社会支持需求的作用模式是基本一致的。男性失能老人的社会支持需求低于女性 19%；汉族失能老人需要社会支持的可能性高于少数民族 38%；西部、中部地区失能老人的社会支持需求比东部地区失能老人分别高 122% 和 46%；健康状况越差，失能老人的社会支持需求越突出；子女孝顺的失能老人需要社会支持的可能性更低；家庭有其他照料负担的失能老人需要社会支持的可能性要高 56%；所在社区提供相关照料服务的失能老人，需要社会支持的可能性低 30%。此外，无配偶的失能老人（其中 2/3 是女性失能老人），需要社会支持的可能性比有配偶的失能老人（其中 6 成多是男性失能老人）高 25%。

城镇失能老人的社会支持需求十分突出。城镇失能老人的社会支持需求与农村存在显著差异，城镇失能老人需要社会支持的可能性是农村的 7.1 倍。前文的描述分析反映出农村失能老人需要社会支持的比例更高，但回归模型的结论则截然相反，这正表明失能老人的社会支持需求还受到其他很多方面因素的影响。

表48 失能老人社会支持需求影响因素二分类
Logistic 回归模型的参数估计

	参数估计	标准误	统计量	P 值	OR 值
性别（参照类 = 女性）	- 0. 21	0. 08	7. 68	0. 01*	0. 81
民族（参照类 = 少数民族）	0. 32	0. 11	8. 61	0. 00*	1. 38
地域（参照类 = 东部）	—	—	86. 64	0. 00*	
中部	0. 38	0. 08	21. 95	0. 00*	1. 46
西部	0. 80	0. 09	86. 40	0. 00*	2. 22
城乡（参照类 = 农村）	1. 96	0. 12	253. 78	0. 00*	7. 10
健康状况（参照类 = 好）	—	—	19. 57	0. 00*	
一般	0. 27	0. 13	4. 27	0. 04*	1. 30
差	0. 49	0. 13	14. 43	0. 00*	1. 63
婚姻状况（参照类 = 有配偶）	0. 23	0. 07	9. 51	0. 00*	1. 25
子女孝顺程度（参照类 = 孝顺）	0. 21	0. 08	7. 71	0. 01*	1. 23
照料负担（参照类 = 无）	0. 44	0. 09	22. 38	0. 00*	1. 56
本社区居住时长（参照类 = 20 年及以下）	—	—	21. 58	0. 00*	
21—40 年	- 0. 07	0. 16	0. 20	0. 66	0. 93
41—60 年	- 0. 16	0. 17	0. 98	0. 32	0. 85
61 年及以上	0. 21	0. 16	1. 69	0. 19	1. 24
社区照料服务（参照类 = 无）	- 0. 36	0. 07	27. 19	0. 00*	0. 70
朋友资源（参照类 = 四个及更多）	—	—	7. 73	0. 02*	
无	0. 11	0. 09	1. 57	0. 21	1. 12
一至三个	- 0. 09	0. 09	1. 12	0. 29	0. 91
截距	- 1. 75	0. 24	53. 09	0. 00*	0. 17

注：* 表示 P < 0.05。

6.4.1 城镇失能老人社会支持需求的影响因素

先选取城镇失能老人进行单独分析，同样使用二分类 Logistic 回归模型分析其社会支持需求的影响因素，纳入模型的各自变量及其赋值不变。通过向后逐步回归法对自变量进行筛选，最终的回归模型只保留了

4 个对城镇失能老人社会支持需求有显著影响的自变量。

如表 49 所示，地域、健康状况、自理能力等级和社区照料服务这 4 个自变量对城镇失能老人是否有社会支持需求的影响在统计上显著。西部地区城镇失能老人的社会支持需求十分突出，是东部地区的 8.85 倍，中部地区城镇失能老人的社会支持需求也显著高于东部地区 82%；健康状况差的城镇失能老人，需要社会支持的可能性是健康状况好的城镇失能老人的 2.14 倍；轻度失能的城镇老人，需要社会支持的可能性是轻微失能老人的 1.65 倍，中重度失能等级的城镇老人也需要更多的社会支持，但这一点并不显著（轻度失能老人还未完全丧失自理能力，对社会支持可能会更有需求）；所在社区提供相关照料服务，城镇失能老人需要社会支持的可能性增高 55%。

表 49　　　城镇失能老人社会支持需求影响因素二分类
Logistic 回归模型的参数估计

	参数估计	标准误	统计量	P 值	OR 值
地域（参照类 = 东部）	—	—	52.47	0.00*	
中部	0.60	0.19	9.50	0.00*	1.82
西部	2.18	0.31	50.59	0.00*	8.85
健康状况（参照类 = 好）	—	—	8.40	0.01*	
一般	0.26	0.32	0.67	0.41	1.30
差	0.76	0.34	5.11	0.02*	2.14
自理能力等级（参照类 = 轻微）	—	—	6.93	0.03*	
轻度	0.50	0.20	6.18	0.01*	1.65
中重度	0.47	0.26	3.23	0.07	1.60
社区照料服务（参照类 = 无）	0.44	0.24	3.21	0.07	1.55
截距	−0.43	0.32	1.87	0.17	0.65

注：* 表示 P < 0.05。

6.4.2　农村失能老人社会支持需求的影响因素

再选取农村失能老人进行单独分析，同样使用二分类 Logistic 回归模型分析其社会支持需求的影响因素，纳入模型的各自变量及其赋值不变。通过向后逐步回归法对自变量进行筛选，最终的回归模型保留了12 个对农村失能老人社会支持需求有显著影响的自变量。

如表 50 所示，性别、民族、地域等 12 个自变量对农村失能老人是否有社会支持需求的影响在统计上显著。女性、汉族、无配偶、家庭有其他照料负担的农村失能老人的社会支持需求相对较高；西部和中部地区农村失能老人的社会支持需求分别比东部地区高 85% 和36%；健康状况差的农村失能老人对社会支持的需求相对最高，比健康状况好的高 50%；没有儿子的农村失能老人需要社会支持的可能性比有两个及更多儿子的高 39%；子女不孝顺的农村失能老人，对社会支持的需求是相对更高；所在社区提供相关照料服务的农村失能老人，需要社会支持的可能性明显降低；没有亲属资源的农村失能老人对社会支持的需求，比有四个及更多数量亲属的农村失能老人低31%（可能是由于对农村失能老人来说，来自亲属的社会支持本身比来自邻里、朋友等渠道的要少）。

表 50　　　　　农村失能老人社会支持需求影响因素二分类
Logistic 回归模型的参数估计

	参数估计	标准误	统计量	P 值	OR 值
性别（参照类 = 女性）	− 0.25	0.08	9.46	0.00 *	0.78
民族（参照类 = 少数民族）	0.30	0.11	6.93	0.01 *	1.35
地域（参照类 = 东部）	—	—	43.52	0.00 *	
中部	0.30	0.09	11.63	0.00 *	1.36
西部	0.61	0.09	43.36	0.00 *	1.85
健康状况（参照类 = 好）	—	—	10.41	0.01 *	
一般	0.25	0.14	3.15	0.08	1.28
差	0.41	0.14	8.47	0.00 *	1.50
婚姻状况（参照类 = 有配偶）	0.22	0.08	7.99	0.00 *	1.25
儿子数（参照类 = 两个及更多）			6.70	0.04 *	
无	0.33	0.15	4.66	0.03 *	1.39
一个	− 0.09	0.08	1.15	0.28	0.92
子女孝顺程度（参照类 = 孝顺）	0.29	0.08	12.82	0.00 *	1.33

续表

	参数估计	标准误	统计量	P 值	OR 值
照料负担（参照类＝无）	0.46	0.10	20.70	0.00*	1.59
本社区居住时长（参照类＝20 年及以下）	—	—	23.17	0.00*	
21—40 年	−0.42	0.32	1.73	0.19	0.65
41—60 年	−0.48	0.30	2.48	0.12	0.62
61 年及以上	−0.08	0.30	0.07	0.79	0.93
社区照料服务（参照类＝无）	−0.44	0.07	36.40	0.00*	0.64
亲属资源（参照类＝四个及更多）	—	—	6.54	0.04*	
无	−0.37	0.15	5.60	0.02*	0.69
一至三个	0.02	0.08	0.07	0.79	1.02
朋友资源（参照类＝四个及更多）	—	—	8.70	0.01*	
无	0.13	0.10	1.66	0.20	1.14
一至三个	−0.11	0.10	1.20	0.27	0.89
截距	−1.24	0.36	11.98	0.00*	0.29

注：＊表示 $P < 0.05$。

6.4.3　影响因素的城乡对比及主要发现

影响城镇失能老人社会支持需求的因素只有 4 个，数量上远少于影响农村失能老人的 12 个因素。地域和健康状况两个因素，对城镇和农村失能老人社会支持需求的影响模式一致，但对城镇失能老人的影响更为明显。

自理能力等级对城镇失能老人社会支持需求有显著影响；所在社区提供相关照料服务对城镇失能老人社会支持需求的作用是正向的（但不显著），这可能是由于城镇社区提供的相关照料服务是失能老人迫切需要的，也可能是由于城镇社区现有的相关照料服务还不能很好地满足失能老人的社会支持需求。

对农村失能老人而言，影响其社会支持需求的因素很多，其中有两个是与城镇失能老人相同的。其余的性别、民族、婚姻状况、子女孝顺程度、照料负担、本社区居住时长、朋友资源 7 个对全体失能老人社会支持需求有显著影响的因素，对农村失能老人也产生着相似的影响。

总的来看：（1）城镇失能老人的社会支持需求水平更突出，这与城乡生活方式的差异有密切联系。（2）城镇失能老人的社会支持需求，与其健康状况、自理能力有正相关关系，但农村失能老人的社会支持需求只与其健康状况有显著关系。（3）西部地区失能老人的社会支持需求非常突出，特别是西部地区的城镇失能老人有着极高的社会支持需求。（4）女性，特别是农村女性失能老人的社会支持需求更为明显。（5）没有配偶的失能老人，对社会支持的需求更高，特别是没有配偶的农村失能老人有着显著更高的社会支持需求。（6）在以家庭养老为主的农村地区，儿子数量和子女孝顺程度等家庭养老要素对失能老人社会支持需求的影响显著。（7）所在社区提供相关照料服务，对城镇、农村失能老人社会支持需求的作用模式正好相反。

6.5 本章小结

通过对有社会支持需求的城乡失能老人进行分析，可以发现：

1. 农村失能老人的社会支持需求规模是城镇的近 5 倍。总体上，城乡有社会支持需求的失能老人合计为 1988 万人，占失能老人总数的 31.19%，在四类需求中是偏小偏少的，但是其城乡差异却很明显。从规模上看，农村有社会支持需求的失能老人 1647 万人，城镇有 342 万人，农村是城镇的 4.82 倍；从相对比例看，农村有社会支持需求的失能老人，比城镇高出 25.58 个百分点。数据显示出农村失能老人社会支持需求在规模、比例上都高于城镇，且差异较大。

2. 城镇失能老人的社会支持需求呈现较大结构压力。城乡在介助型和依赖型需求的分布上有显著差异。介助型需求是城乡失能老人对社会支持项目需求中的主体，在介助型需求中，农村失能老人需求水平略高于城镇，总体上差距不大；在依赖型需求上则呈相反趋势，城镇明显高于农村，且差距水平加大至 6—10 个百分点。城镇有社会支持需求的失能老人比例更高、在依赖型需求上的比例更高，可见城镇失能老人社会支持需求面临更多结构性压力。

3. 城乡不同特征失能老人的社会支持需求水平体现出一定差异。城镇和农村的需求水平，在性别维度、女儿数量上有相同表现，呈现了男性的社会支持需求高于女性的一致模式，显示了男性在家务劳动方面的能力普遍不足；同时，女儿数越多，城乡失能老人的需求水平越低。而在其他许多变量在城镇之间则出现了完全相反的模式，在年龄方面，城镇 60—64 岁低龄组失能老人的需求水平最低（8.91%），但农村低龄组的需求水平却是最高的（44.75%）；经济状况方面，城镇失能老人经济越宽裕需求越高，而农村则是经济状况越困难的需求越高；城镇有配偶、非独居的失能老人对社会服务的需求更高，而农村则是无配偶、独居的失能老人需求更高；子女越不孝顺，城镇失能老人的需求越低（5.71%），而农村则是越高的趋势（54.24%）。其他如区域上，西部农村的社会支持需求最高，达到 52.02%，远高于中部和东部农村（39.50%、26.23%）。

4. 城乡不同自理等级失能老人的社会支持需求有明显差异。总的来看，有社会支持需求的城乡失能老人，在四个项目的需求次序上基本一致，帮助洗衣是社会支持需求的最重要项目，在城乡都处于最高水平（80.90%），其次是帮助做饭（65.48%）、帮助购物（63.47%）和帮助扫地（36.99%）。在不同等级上的差异比较显著，轻微失能老人对不同社会支持项目的需求以介助型为主，呈现明显梯度分布，城镇在洗衣、做饭、扫地的需求水平高于农村，农村则在帮助购物上比城镇有更高需求；轻度失能老人的社会支持需求显著增加，依赖型需求有较大增长，但总体还是以介助型为主，城镇全部高于农村但城乡差距非常微弱；中度失能老人的社会支持需求进一步增加，城镇各个项目的需求水平普遍高于农村，且形成一定差距，结构上依赖型需求略高于介助型需求；重度、极重度失能老人对社会支持各项目的需求达到完全依赖程度，基本没有城乡差异。

5. 失能老人社会支持需求受到不同因素影响而呈现显著差异。（1）城镇失能老人的社会支持需求更突出，这与城乡生活方式的差异有密切联系（城镇社区生活方式更为现代化，家务劳动等社会服务更有可能成为一种专业分工）；（2）城镇失能老人的社会支持需求，与其健康状况、自理能力有正相关关系，但农村失能老人的社会支持需求只与其健康状况有显著关系；（3）西部地区失能老人的社会支持需求非常突出，特别是西部地区的城镇失能老人有着极高的社会支持需求；（4）女性，特别是农村女性失能老人的社会支持需求更为明显；（5）没有配偶的失能老人，对社会服务的需求更高，特别是没有配偶的农村失能老人有着显著更高的社会支持需求；（6）在以家庭养老为主的农村地区，儿子数量和子女孝顺程度等家庭养老要素对失能老人社会支持需求的影响显著。

第7章 失能老人精神慰藉
需求的城乡比较

精神慰藉需求也是失能老人一项重要的长期照料需求，在需求层次上比生活照料、健康照料和社会支持需求更高。受追踪调查问卷的限制，本研究仅使用城乡失能老人对聊天解闷的需求代表其精神慰藉需求。

7.1 城乡失能老人精神慰藉需求的总体情况

7.1.1 有精神慰藉需求失能老人的分布特点

有精神慰藉需求的城乡失能老人合计为2512.76万人，占失能老人总数的39.42%。其中，城镇有精神慰藉需求的失能老人为561.39万人，占其失能老人总数的24.40%；农村有精神慰藉需求的失能老人达1951.37万人，占其失能老人总数的47.91%（见表51）。

表51　城乡有精神慰藉需求失能老人的构成情况　（单位：万人，%）

	有精神慰藉需求失能老人数量	失能老人总数	比例
城镇	561.39	2300.66	24.40
农村	1951.37	4073.01	47.91
合计	2512.76	6373.67	39.42

从绝对数量上看，有精神慰藉需求的农村失能老人是城镇的3.48倍，在相对比例上也比城镇多23.51个百分点。可见，农村失能老人的精神慰藉需求规模更为庞大，存在的结构矛盾也更为突出。

7.1.2　精神慰藉服务项目需求的城乡比较

城乡失能老人对精神慰藉服务项目的需求，即对聊天解闷的需求。农村失能老人对聊天解闷的需求水平为47.91%，基本相当于城镇失能老人相应需求水平的两倍。这与人们平时想象的结论有一定差异。一般通常认为，农村人之间互相比较熟络，互相经常串门聊天，应该没有这么高的精神慰藉需求。但这一数据结论，亦可从多方找到解释原因：一是农村精神文化生活非常匮乏，活动设施和阵地明显不足；而城镇有更多的精神文化活动、比较完善的基本文化设施，有更多的文化产品可以享用，所以城镇老人对聊天解闷的需求会有所降低。二是失能老人的精神慰藉需求很大程度上源于对家庭温暖、子女关怀的需要，不是简单的村民之间的聊天，而农村大量年轻子女外出打工，客观上造成了农村老人精神慰藉的缺失。三是由于问卷所限在精神慰藉需求上仅选取了聊天解闷这一个项目，也带来一定局限性，这种比较传统的交往方式比较适合农村社区，而城市社区老人则有可能倾向于选择其他方式，如服务热线等。但不论如何，农村失能老人精神慰藉需求远高于城镇，这是一个不容回避的现实问题（见图40）。

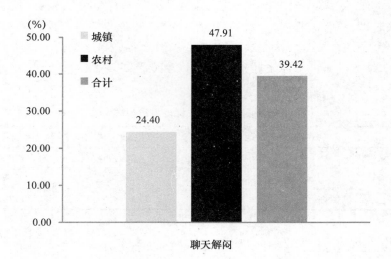

图40　城乡失能老人对精神慰藉服务项目的需求

7.2 不同特征失能老人精神慰藉需求的城乡比较

具有不同个体特征、社会经济特征、家庭特征和生活环境特征的失能老人，其精神慰藉需求不尽相同；在城乡对比的视角下，同属某一特征类别的城乡失能老人，相应的精神慰藉需求水平之间同样存在固有差异。总的来看，农村失能老人的精神慰藉需求更突出，并且几乎在每种社会经济特征各个类别对应的需求水平上都明显高于城镇失能老人。

7.2.1 个体特征

表 52 显示，城镇失能老人中高龄组的精神慰藉需求水平最高，农村则是较低年龄组失能老人的需求水平更高；城乡男性失能老人的精神慰藉需求水平相对更高；城镇失能老人中汉族的精神慰藉需求水平更

表 52 　　　　　**不同个体特征失能老人的精神慰藉需求**　　　　（单位:%）

个体特征	类别	城镇	农村
年龄组	60—64 岁	22.40	48.82
	65—69 岁	26.14	51.59
	70—74 岁	19.43	49.67
	75—79 岁	21.88	44.41
	80 岁及以上	30.01	45.67
性别	女性	23.61	47.47
	男性	25.40	48.40
民族	少数民族	17.39	56.43
	汉族	24.73	46.86
地域	东部	23.78	36.27
	中部	27.70	41.68
	西部	20.06	64.69
健康状况（自评）	好	33.80	42.25
	一般	23.75	45.56
	差	23.31	51.41

高，农村则恰好相反；分地域看，农村失能老人的精神慰藉需求水平按东部、中部、西部的次序逐渐升高，城镇失能老人中西部地区的相应需求水平是相对最低的；对城镇失能老人来说，健康状况越好，精神慰藉需求水平越高，农村的趋势正好相反。

7.2.2 社会经济特征

表53显示了不同经济社会特征的城乡失能老人的精神慰藉需求情况。城镇失能老人受教育程度的高低，对精神慰藉需求水平的影响未表现出特定模式；农村失能老人受教育程度处于高低两端的，有相对更高的需求水平；经济状况越差，农村失能老人的精神慰藉需求水平越高，经济状况宽裕的城镇失能老人有相对最高的需求水平；城镇失能老人中，退休前在企业工作的，精神慰藉需求相对更高。

表53　　　　　**不同社会经济特征失能老人的精神慰藉需求**　　　（单位：%）

社会经济特征	类别	城镇	农村
受教育程度	不识字	27.87	50.74
	小学及私塾	24.35	44.05
	初中	19.54	50.19
	中专及高中	28.52	33.65
	大专及以上	21.20	62.10
经济状况（自评）	困难	25.14	51.57
	一般	23.30	46.57
	宽裕	27.12	43.93
退休前职业	机关事业单位	23.03	—
	国有企业	28.94	—
	其他类型企业	25.02	—
	其他	17.68	—

7.2.3 家庭特征

表54显示不同家庭特征的失能老人对精神慰藉的需求情况。无配偶、独居的城乡失能老人，精神慰藉需求水平相对更高；子女数量的变

化，对农村失能老人精神慰藉需求水平的影响并不明显，有三个及更多个儿子、没有女儿的城镇失能老人，精神慰藉需求水平相对最高；对城镇失能老人来说，子女越孝顺，精神慰藉需求水平越高，子女孝顺的农村失能老人，精神慰藉需求水平反而是相对最低的；家庭有其他照料负担，城乡失能老人的精神慰藉需求相应更高。

表 54　　　　　　**不同家庭特征城乡失能老人的精神慰藉需求**　　　（单位：%）

家庭特征	类别	城镇	农村
婚姻状况	有配偶	22.87	46.83
	无配偶	28.64	50.07
居住方式	非独居	24.34	46.82
	独居	24.70	51.97
儿子数	无	19.47	46.34
	一个	25.96	48.52
	两个	23.20	47.38
	三个及更多	26.51	48.33
女儿数	无	33.48	47.86
	一个	27.85	48.31
	两个	16.37	48.74
	三个及更多	20.51	46.67
子女孝顺程度（自评）	孝顺	24.93	45.72
	一般	21.96	54.48
	不孝顺	14.32	50.76
照料负担	无	23.83	46.72
	有	30.47	53.85

7.2.4　生活环境特征

由于本社区居住时长与失能老人的年龄相关，居住时长更久的失能老人有着相对更高的精神慰藉需求；所在社区提供照料服务，使城乡失能老人的精神慰藉需求水平都有一定提升；亲属资源的多寡，对城乡失能老人精神慰藉需求水平高低的影响没有表现出规律性模式；朋友资源越多，城镇失能老人的精神慰藉需求水平相对越高，而对农村失能老人来说，则是缺少朋友资源的人群有着更高的精神慰藉需求（见表55）。

表55　　　　　不同生活环境特征城乡失能老人的精神慰藉需求　　（单位:%）

生活环境特征	类别	城镇	农村
本社区居住时长	20 年及以下	23.81	20.07
	21—40 年	24.59	46.25
	41—60 年	23.90	48.05
	61 年及更久	26.88	48.79
社区照料服务	无	23.10	54.78
	有	25.18	42.07
亲属资源	无	20.63	41.61
	一个	29.29	48.88
	两三个	19.92	46.48
	四五个	26.01	44.10
	六个及更多	29.38	55.23
朋友资源	无	23.87	48.19
	一个	18.62	50.89
	两三个	22.52	47.30
	四五个	26.27	44.68
	六个及更多	39.23	45.39

7.3　不同自理能力失能老人精神慰藉需求的城乡比较

　　失能老人的长期照料需求是多方面的，物质层面的照料是基础性的，而精神层面的照料层次更高，对保证和改善失能老人的生活生命质量，有着非常重要的意义。自理能力等级的评价是基于日常生活活动能力，失能老人在精神层面的照料需求同样也受其身体功能影响。

　　表56 显示了城乡不同自理能力老人的精神需求情况。可以看出，农村失能老人的精神慰藉需求在规模上和需求水平上，都显著高于城镇。

　　在绝对数量上，农村失能老人的精神慰藉需求在每个自理能力等级上都超过城镇的规模，在轻微失能、轻度失能、中度失能、重度失能、极重度失能五个等级上，分别是城镇的 3.79 倍、3.32 倍、3.62 倍、1.99 倍和 2.75 倍。

表 56　　　　**城乡不同自理能力失能老人精神慰藉需求总体情况**

（单位：万人，%）

失能级别	城镇		农村		合计	
	规模	比例	规模	比例	规模	比例
轻微失能	179.69	20.20	681.28	46.65	860.97	36.64
轻度失能	266.56	27.35	886.11	48.08	1152.67	40.91
中度失能	89.10	28.28	322.73	51.99	411.84	44.01
重度失能	13.66	28.57	27.21	58.33	40.88	43.26
极重度失能	12.38	16.78	34.03	33.28	46.41	26.37

在需求水平上，如图 41 所示，农村失能老人的精神慰藉需求水平也明显高于城镇，城乡不同自理能力等级失能老人的精神慰藉需求水平各不相同。总体趋势是：随着自理能力的不断变差（自理能力等级从轻微失能发展到重度失能时），城乡失能老人的精神慰藉需求逐渐增加，但极重度失能老人的精神慰藉需求水平出现了明显回落，很可能是因身体状况过差，导致其精神层面的照料需求反被抑制。

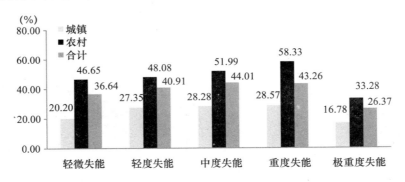

图 41　**城乡不同自理能力失能老人的精神慰藉需求**

由于调查问卷对城乡失能老人精神需求的测量仅采用了聊天解闷这一服务项目，所以在此层面上，这个数值上即等同于失能老人的聊天解闷需求。

7.4　精神慰藉需求的影响因素

使用二分类 Logistic 回归模型分析失能老人精神慰藉需求的影响因素，纳入模型的 20 个自变量及其赋值不变。通过向后逐步回归法对自变量进行筛选，最终的回归模型保留了 13 个对失能老人精神慰藉需求有显著影响的自变量。

如表 57 所示，城乡在精神慰藉需求方面存在显著差异。与城镇相比，农村失能老人的精神慰藉需求应给予特别关注。这一点与前文的描述性分析也相一致，农村失能老人需要精神慰藉的可能性比城镇高 2.56 倍，农村、城镇失能老人在精神慰藉需求上的差异是非常显著的。

表 57　　　　　失能老人精神慰藉需求影响因素二分类
Logistic 回归模型的参数估计

	参数估计	标准误	统计量	P 值	OR 值
年龄组（参照类 = 60—64 岁）	—	—	12.59	0.01 *	
65—69 岁	-0.08	0.13	0.40	0.53	0.92
70—74 岁	-0.18	0.12	2.36	0.12	0.84
75—79 岁	0.00	0.12	0.00	0.97	1.00
80 岁及以上	0.10	0.12	0.66	0.41	1.10
性别（参照类 = 女性）	-0.15	0.06	6.20	0.01 *	0.86
地域（参照类 = 东部）	—	—	88.48	0.00 *	
中部	0.39	0.07	33.91	0.00 *	1.48
西部	0.63	0.07	86.63	0.00 *	1.87
城乡（参照类 = 农村）	-0.94	0.11	79.64	0.00 *	0.39
健康状况（参照类 = 好）	—		4.22	0.12	
一般	0.01	0.10	0.01	0.93	1.01
差	0.13	0.10	1.50	0.22	1.14
自理能力等级（参照类 = 轻微）	—	—	2.26	0.32	
轻度	0.00	0.06	0.00	0.97	1.00
中重度	0.11	0.08	1.78	0.18	1.11

	参数估计	标准误	统计量	P 值	OR 值
经济状况（参照类 = 富裕）	—	—	9.86	0.01 *	
困难	- 0.29	0.10	8.43	0.00 *	0.75
一般	- 0.29	0.09	9.29	0.00 *	0.75
退休前职业（参照类 = 务农）	—	—	14.12	0.00 *	
机关事业单位	- 0.10	0.14	0.46	0.50	0.91
国有企业	0.32	0.11	8.30	0.00 *	1.38
其他类型企业	0.14	0.15	0.91	0.34	1.15
婚姻状况（参照类 = 有配偶）	0.23	0.06	12.98	0.00 *	1.26
子女孝顺程度（参照类 = 孝顺）	0.22	0.07	11.07	0.00 *	1.24
照料负担（参照类 = 无）	0.32	0.08	17.57	0.00 *	1.38
本社区居住时长（参照类 = 20 年及以下）	—	—	19.76	0.00 *	
21—40 年	- 0.18	0.10	3.34	0.07	0.83
41—60 年	- 0.17	0.10	2.75	0.10	0.84
61 年及以上	0.11	0.11	1.06	0.30	1.12
社区照料服务（参照类 = 无）	- 0.14	0.06	5.92	0.01 *	0.87
截距	- 0.52	0.18	8.03	0.00 *	0.60

注：* 表示 P < 0.05。

　　从表 57 可以看出，年龄、性别、地域等 13 个自变量对失能老人是否有精神慰藉需求产生影响。具体来看，高龄组失能老人的精神慰藉需求倾向于更高，但这一趋势在统计上并不显著；女性失能老人有显著更高的精神慰藉需求；西部和中部地区失能老人的精神慰藉需求更高；健康状况和自理能力等级越差，失能老人的精神慰藉需求倾向于越高，但统计上不显著；经济状况富裕的失能老人有更高的精神慰藉需求（这与需求层次理论相符合）；只有从国有企业退休的失能老人，有着比农村务农的失能老人显著更高的精神慰藉需求；无配偶、子女不孝顺的失能老人，精神慰藉需求相对更多；家庭有其他照料负担的失能老人，精神慰藉需求相对更高；所在社区提供相关照料服务的失能老人，精神慰藉需求相对较低。

7.4.1　城镇失能老人精神慰藉需求的影响因素

先选取城镇失能老人进行单独分析，同样使用二分类 Logistic 回归模型分析其精神慰藉需求的影响因素，纳入模型的各自变量及其赋值不变。通过向后逐步回归法对自变量进行筛选，最终的回归模型保留了 8 个对城镇失能老人精神慰藉需求有显著影响的自变量。

如表 58 所示，年龄、自理能力等级、经济状况等 8 个自变量对城镇失能老人是否有精神慰藉需求的影响在统计上显著。60—64 岁的城镇失能老人精神慰藉需求更高（可能由于刚步入老年阶段，尚未实现心理适应所致）；中重度失能、轻度失能这两个等级的城镇失能老人，对精神慰藉的需求程度比轻微失能老人分别高 30% 和 24%；经济状况富裕的城镇失能老人，精神慰藉需求倾向于更高；机关事业单位退休的失能老人精神慰藉需求相对最低，国有企业退休的失能老人对精神慰藉的需求显著更高；无配偶、家庭有其他照料负担的城镇失能老人，精神慰藉需求相对更高；没有亲属资源的城镇失能老人，有精神慰藉需求的可能性比有四个及更多亲属的高 38%，相比之下最为孤独寂寞。

表 58　　　　城镇失能老人精神慰藉需求影响因素二分类
Logistic 回归模型的参数估计

	参数估计	标准误	统计量	P 值	OR 值
年龄组（参照类 = 60—64 岁）	—	—	11.80	0.02 *	
65—69 岁	−0.13	0.22	0.32	0.57	0.88
70—74 岁	−0.44	0.21	4.55	0.03 *	0.64
75—79 岁	−0.07	0.20	0.11	0.74	0.93
80 岁及以上	−0.03	0.20	0.03	0.87	0.97
自理能力等级（参照类 = 轻微）	—	—	5.93	0.05	
轻度	0.21	0.10	4.44	0.04 *	1.24
中重度	0.27	0.13	4.29	0.04 *	1.30
经济状况（参照类 = 富裕）	—	—	6.81	0.03 *	
困难	−0.13	0.15	0.74	0.39	0.88
一般	−0.31	0.14	5.11	0.02 *	0.73

续表

	参数估计	标准误	统计量	P 值	OR 值
退休前职业（参照类 = 机关事业单位）	—	—	13.10	0.00*	
国有企业	0.41	0.13	10.20	0.00*	1.51
其他类型企业	0.25	0.16	2.40	0.12	1.28
其他职业	0.12	0.14	0.77	0.38	1.13
婚姻状况（参照类 = 有配偶）	0.26	0.10	6.72	0.01*	1.30
照料负担（参照类 = 无）	0.25	0.12	4.15	0.04*	1.29
本社区居住时长（参照类 = 20 年及以下）	—	—	12.21	0.01*	
21—40 年	−0.12	0.11	1.28	0.26	0.88
41—60 年	−0.30	0.13	5.37	0.02*	0.74
61 年及以上	0.23	0.15	2.46	0.12	1.26
亲属资源（参照类 = 四个及更多）	—	—	5.48	0.06	
无	0.32	0.15	4.65	0.03*	1.38
一至三个	0.15	0.09	2.44	0.12	1.16
截距	−1.45	0.25	32.63	0.00*	0.23

注：＊表示 P < 0.05。

7.4.2　农村失能老人精神慰藉需求的影响因素

再选取农村失能老人进行单独分析，同样使用二分类 Logistic 回归模型分析其精神慰藉需求的影响因素，纳入模型的各自变量及其赋值不变。通过向后逐步回归法对自变量进行筛选，最终的回归模型保留了 9 个对农村失能老人精神慰藉需求有显著影响的自变量。

如表 59 所示，性别、民族、地域等 9 个自变量对农村失能老人是否有精神慰藉需求的影响在统计上显著。女性、汉族、无配偶、子女不孝顺、家庭有其他照料负担、所在社区没有提供相关照料服务的农村失能老人，有着显著更高的精神慰藉需求；西部、中部地区农村失能老人的精神慰藉需求明显更高，特别是西部地区农村失能老人需要精神慰藉的可能性是东部地区的 2.55 倍；朋友资源丰富（有四个及更多朋友）的农村失能老人，需要精神慰藉的可能性同样也最低。

表 59 　　　　　农村失能老人精神慰藉需求影响因素二分类
Logistic 回归模型的参数估计

	参数估计	标准误	统计量	P 值	OR 值
性别（参照类＝女性）	− 0.27	0.08	11.50	0.00*	0.77
民族（参照类＝少数民族）	0.35	0.11	10.30	0.00*	1.42
地域（参照类＝东部）	—	—	110.25	0.00*	
中部	0.45	0.08	28.21	0.00*	1.56
西部	0.94	0.09	109.86	0.00*	2.55
婚姻状况（参照类＝有配偶）	0.28	0.07	13.89	0.00*	1.32
子女孝顺程度（参照类＝孝顺）	0.24	0.08	9.50	0.00*	1.27
照料负担（参照类＝无）	0.37	0.10	14.42	0.00*	1.45
本社区居住时长（参照类＝20 年及以下）	—		23.62	0.00*	
21—40 年	− 0.22	0.32	0.48	0.49	0.80
41—60 年	− 0.06	0.30	0.04	0.84	0.94
61 年及以上	0.27	0.30	0.81	0.37	1.31
社区照料服务（参照类＝无）	− 0.31	0.07	20.03	0.00*	0.73
朋友资源（参照类＝四个及更多）	—		4.91	0.09	
无	0.21	0.10	4.76	0.03*	1.23
一至三个	0.16	0.09	3.05	0.08	1.18
截距	− 1.30	0.33	15.26	0.00*	0.27

注：* 表示 P < 0.05。

7.4.3 影响因素的城乡对比及主要发现

影响城镇、农村失能老人精神慰藉需求的各个因素中，有 3 个是相同的。婚姻状况、照料负担、本社区居住时长对城镇、农村失能老人的精神慰藉需求都有显著影响，且作用模式和强度大致相同，其中家庭照料负担对农村失能老人精神慰藉需求程度的影响相对更为明显。

对城镇失能老人来说，年龄、自理能力等级、经济状况、退休前职业和亲属资源也都影响到了其对精神慰藉的需求程度。

农村失能老人的精神慰藉需求则还受到性别、民族、地域、子女孝顺程度、社区照料服务以及朋友资源的影响，这些因素与影响全体失能老人精神慰藉需求的因素更接近，且作用模式基本一致。

总的来看：（1）农村失能老人的精神慰藉需求相对突出，尤其是女性农村失能老人的精神慰藉需求需要高度关注。（2）西部地区农村失能老人的精神慰藉需求十分突出。（3）在主要依赖家庭养老的农村地区，子女孝顺程度对失能老人精神慰藉需求的影响明显存在。（4）配偶的存在，对失能老人的精神慰藉作用非常显著，或者可以说来自配偶的照料中，精神上的支持是最重要的。（5）家庭有其他照料负担，失能老人的精神慰藉需求就会明显突出，这也是因有限的资源难以平衡分配造成的。（6）城镇失能老人在亲属资源上的差异，对其精神慰藉需求有显著影响（反衬出的是城镇现代生活中亲情的逐渐淡化）；农村失能老人在朋友资源上的差异，对其精神慰藉需求有显著影响（反映出的是传统社会向现代社会过渡，家庭中青壮年人口的流出以及生活方式的变迁）。

7.5　本章小结

通过对有生活照料需求的城乡失能老人进行分析，可以发现：

1. 农村失能老人的精神慰藉需求相比城镇更加突出。城镇有精神慰藉需求的失能老人为 561.39 万人，占其失能老人总数的 24.40%；农村有精神慰藉需求的失能老人达 1951.37 万人，占其失能老人总数的 47.91%。从绝对数量上看，有精神慰藉需求的农村失能老人是城镇的 3.48 倍，在相对比例上也比城镇多 23.51 个百分点，是城镇的 2 倍。农村失能老人的精神慰藉需求规模更为庞大，存在的结构矛盾也更为突出。

2. 城乡不同特征失能老人的精神慰藉需求水平体现出一定差异。有各主要特征维度，农村的需求水平几乎都高于城镇，但在内部分布上呈现差异，有些出现相反的趋向。城乡男性、无配偶、独居的失能老人，其精神慰藉需求水平倾向于更高一些；城镇高龄组、农村低龄组显示了更高的精神慰藉需求水平；自评健康状况与需求水平，在城乡间呈相反作用方向，城镇失能老人健康状况越好，需求水平越高，而农村失能老人健康状况越好，需求水平越低；自评经济状况亦然，城镇经济宽裕的失能老人有较高精神慰藉需求水平，而农村经济状况较差的有更高的精神慰藉需求；子女越孝顺，城镇失能老人的精神慰藉需求越高，而农村则相反。

3. 城乡失能老人的精神需求在自理能力等级上有明显差异。总体趋势是：随障碍程度加重，从轻微失能发展到重度失能时，城乡失能老人的精神慰藉需求逐步增大，到极重度失能阶段，城乡失能老人的精神慰藉需求水平则出现了不同幅度的下降。在每个自理能力等级中，农村失能老人的精神慰藉需求水平都明显高于城镇，城乡需求水平差距基本在 20%—30%。

4. 城乡失能老人精神慰藉需求受不同因素影响而呈现显著差异。（1）相比于城镇，农村失能老人的精神慰藉还受到性别、区域、子女孝顺程度等因素影响，女性、西部地区农村失能老人的精神慰藉需求十分突出，子女孝顺程度对农村失能老人精神需求的影响明显存在。（2）家庭在失能老人的精神慰藉中具有重要作用，尤其是配偶的存在对失能老人的精神慰藉需求有重要影响，家庭有其他照料负担也会导致精神慰藉需求的明显上升，显现了资源有限性及分配的不平衡，而核心家庭资源更容易向下倾斜的情况下，更显示出对失能老人精神慰藉的可能不足。（3）亲属和朋友资源是影响失能老人精神慰藉需求的重要因素，城镇失能老人在亲属资源上的差异、农村失能老人在朋友资源上的差异，对其精神慰藉需求有显著影响。

第 8 章　城乡失能老人长期照料需求
及影响因素的综合分析

　　前文第 5—7 章分别从生活照料、健康照料、社会支持和精神慰藉四个方面，对城乡失能老人长期照料需求类型作了较为系统的梳理，在不同自理能力等级维度上对需求类型、服务项目进行了详细描述和结构分析。在此基础上，本章首先将从城镇、农村两个维度完整展现失能老人长期照料需求的整体分布，并对照料需求进行城乡比较，从而进一步形成对失能老人长期照料需求结构和特点的整体性把握；其次，本章将使用多元分析手段，对城乡失能老人长期照料需求的影响因素，以及这些影响因素对于城镇、农村失能老人两大群体产生的作用机制之间可能存在的差异进行比较分析。

8.1　城乡失能老人长期照料需求总体比较

8.1.1　城镇失能老人长期照料需求总体情况

　　长期照料需求的四个类型并不互相排斥。在实际生活中，有些失能老人可能只有一种长期照料需求，有些则可能兼有两种需求，最多时可能同时有四种需求。因此，要计算"有长期照料需求的失能老人"规模，就不能直接把与各类型长期照料需求相对应的失能老人规模加总，而应当使用以四类长期照料需求为基础的各种需求组合分别对应的失能老人规模进行加总。追踪调查数据显示，2010 年我国城镇失能老人的长期照料需求水平为 67.26%，即有长期照料需求的城镇失能老人为 1547.50 万人。

8.1.1.1　有长期照料需求城镇失能老人的构成特征

　　将城镇失能老人按照长期照料需求的构成类型进行分类，可以分成

"单一需求"、"双重需求"、"三重需求"和"全面需求"共四类。如表 60 所示，在有长期照料需求的城镇失能老人中，有单一需求的规模最大，约 742 万人，占 47.94%；其次是有双重需求的，约 448 万人，占 28.94%；之后是有三重需求的，约 268 万人，占 17.33%；有全面需求的相对最少，约 90 万人，占 5.79%。

表 60　　　　有长期照料需求城镇失能老人按需求类型构成情况

（单位：万人，%）

需求类型	规模	比例
单一需求	741.91	47.94
双重需求	447.84	28.94
三重需求	268.15	17.33
全面需求	89.60	5.79

进一步看，以四类长期照料需求为基础，共生成 15 种需求组合。

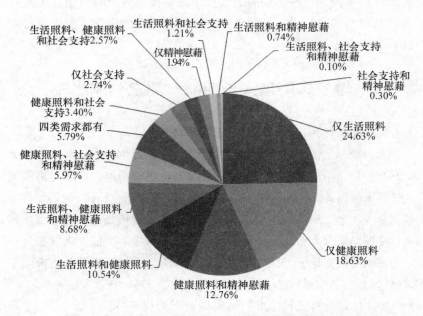

图 42　有长期照料需求城镇失能老人按需求组合构成情况

图 42 显示，在有长期照料需求的城镇失能老人中，仅有生活照料需求的占比最高，达到 24.63%，仅有健康照料需求的占比位居第二，达到 18.63%，第三位是兼有健康照料和精神慰藉两种需求的，达到了 12.76%。从累计数据看，有前三位需求组合的，在有长期照料需求的城镇失能老人中占 56.02%，有前五位需求组合的占比超过了 3/4。

8.1.1.2　城镇失能老人长期照料需求概况

按类型梳理城镇失能老人的长期照料需求，可以对各类型需求的具体规模和内部结构有清晰把握。按上文呈现的组合方式对这些分类型需求进行整合，也就体现了长期照料需求与需求者之间的有效匹配。可见，从分类型的角度研究长期照料需求，是实现这一有效匹配的基础。

为同时反映各类长期照料需求数量和结构两方面的信息，这里分别使用对四类长期照料有需求的失能老人数量及其占城乡失能老人两个群体的比重，即一个绝对规模、一个相对比例来代表长期照料需求的总体情况。

图 43 展示了城镇失能老人分类型照料需求的分布情况。可以看出，城镇有健康照料需求的失能老人规模最大，达到约 1058 万人，占城镇失能老人总数的 45.97%；其次是有生活照料需求、有精神慰藉需求的失能老人；有社会支持需求的失能老人数量相对最少，但近 342 万人的规模，同样需要加以高度关注。

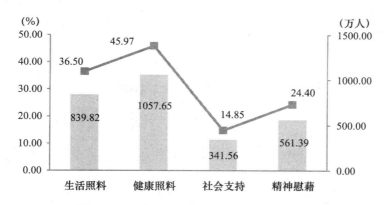

图 43　城镇失能老人各类型长期照料需求的分布结构

8.1.1.3　自理能力—需求类型的整体分布

随着自理能力逐渐变差，城镇失能老人的长期照料需求水平不断上升。图 44 显示，从轻微失能老人开始，长期照料需求水平突破 50%，轻度失能老人超过 70%，发展到中度失能、重度失能和极重度失能老人，长期照料需求水平都超过了 90%，特别是重度、极重度失能老人的长期照料需求水平都超过了 98%。

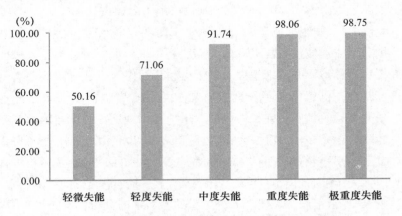

图 44 不同自理能力等级城镇失能老人的长期照料需求

分类型来看，这一趋势也基本成立。如表 61 所示，当自理能力等级从轻微失能向重度失能发展时，各类型长期照料的需求水平都在逐渐上升；当自理能力等级进一步发展到极重度失能时，对健康照料、社会支持和精神慰藉的需求水平或多或少地出现了回落，只有对生活照料的需求水平有进一步上升。

表 61 不同自理能力等级城镇失能老人各类型长期照料需求的分布结构

（单位：万人，%）

失能级别	生活照料		健康照料		社会支持		精神慰藉	
	规模	比例	规模	比例	规模	比例	规模	比例
轻微失能	133.59	15.02	337.95	37.99	83.55	9.39	179.69	20.20
轻度失能	361.24	37.07	488.74	50.16	186.79	19.17	266.56	27.35
中度失能	226.24	71.79	162.13	51.45	39.56	12.55	89.10	28.28
重度失能	46.43	97.07	33.49	70.02	17.92	37.47	13.66	28.57
极重度失能	72.33	98.03	35.36	47.92	13.74	18.63	12.38	16.78

　　不同自理能力等级的城镇失能老人，对各类型长期照料的需求水平不尽相同。从图 45 可以看出，在分布特征上，轻微失能和轻度失能老人较为相似，整体需求水平相对较低，健康照料需求比较突出；中度失能、重度失能和极重度失能老人的需求模式较为相似，整体需求水平相对较高，生活照料需求非常突出，健康照料需求位居第二但依然很高。

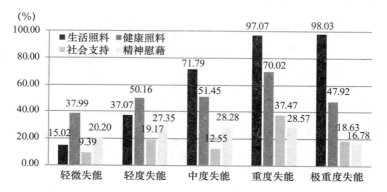

图 45　不同自理能力等级城镇失能老人分类型长期照料需求

8.1.1.4　需求类型—服务项目的整体分布

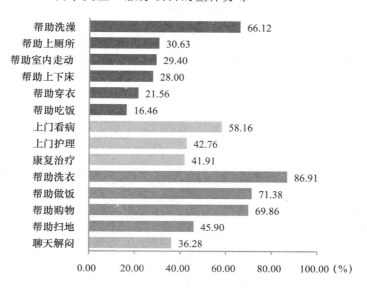

图 46　城镇失能老人长期照料服务项目需求

图 46 展现了有长期照料需求的城镇失能老人对各类服务项目的需求情况。对城镇失能老人来说，生活照料中的帮助洗澡服务、健康照料中的上门看病服务、社会支持中的帮助洗衣服务，都是同类型照料需求对应的各项服务中需求程度最高的。

8.1.2 农村失能老人长期照料需求总体情况

追踪调查数据显示，2010 年我国农村失能老人的长期照料需求水平为 87.66%，即有长期照料需求的农村失能老人为 3570.39 万人。

8.1.2.1 有长期照料需求农村失能老人的构成特征

如表 62 所示，在有长期照料需求的农村失能老人中，有三重需求的规模最大，约 1138 万人，占 31.88%；其次是有单一需求的，约 1098 万人，占 30.75%；之后是有双重需求的，约 823 万人，占 23.05%；有全面需求的相对最少，约 511 万人，占 14.32%。

表 62　　　　有长期照料需求农村失能老人按需求类型构成情况

（单位：万人，%）

需求类型	规模	占比
单一需求	1097.74	30.75
双重需求	823.04	23.05
三重需求	1138.28	31.88
全面需求	511.32	14.32

图 47 显示，在有长期照料需求的农村失能老人中，同时有健康照料、社会支持和精神慰藉三类需求的占比最高，达到 25.40%，仅有健康照料需求的位居第二，达到 24.96%，第三位是同时有四类需求的，达到了 14.32%。从累计数据看，有前三位需求组合的，在有长期照料需求的农村失能老人中占 64.68%，有前五位需求组合的占比超过了 80%。

8.1.2.2 农村失能老人长期照料需求概况

图 48 展示了农村失能老人分类型照料需求的分布情况。可以看出，农村有健康照料需求的失能老人规模最大，达到约 3337 万人，占农村

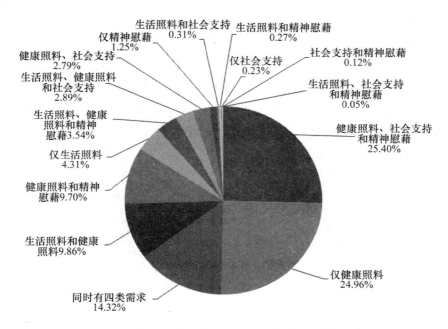

图 47　有长期照料需求农村失能老人按需求组合构成情况

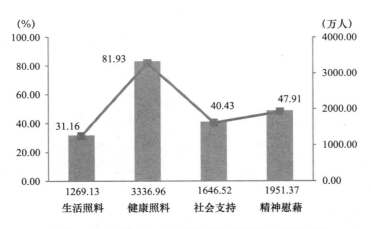

图 48　农村失能老人各类型长期照料需求的分布结构

失能老人总数的 81.93%；其次是有精神慰藉需求、社会支持需求的失
能老人，都超过了 1500 万人；有生活照料需求的失能老人数量相对较
少，也仍有约 1269 万人的庞大规模。农村失能老人的各类长期照料需

求规模都超过千万，特别是健康照料需求非常突出。

8.1.2.3 自理能力—需求类型的整体分布

随着自理能力逐渐变差，农村失能老人的长期照料需求水平不断上升。图49显示，从需求水平最低的轻微失能老人开始，农村失能老人的长期照料需求水平均超过了80%，中度失能、重度失能和极重度失能老人的长期照料需求水平都高达90%以上，尤其是重度、极重度失能老人，长期照料需求水平都达到了100%。

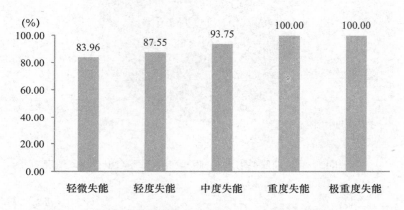

图49 不同自理能力等级农村失能老人的长期照料需求

再分类型看，这一趋势也基本成立。如表63所示，当自理能力等级从轻微失能向极重度失能发展时，仅极重度失能老人的精神慰藉需求出现了回落，各类型长期照料的需求水平都在逐渐上升。其中，变动幅度最大的是生活照料需求，轻微失能老人的需求水平只有12.75%，而极重度失能老人则高达98.68%；起点最高的是健康照料需求，轻微失能老人的需求水平已高达79.29%。

不同自理能力等级的农村失能老人，对各类型长期照料的需求水平不尽相同。从图50可以看出，在分布特征上，轻微失能、轻度失能和中度失能老人较为相似，除健康照料需求非常突出以外，其余三项长期照料需求水平整体较低；重度失能老人则和极重度失能老人较为相似，生活照料和健康照料需求都很突出，社会支持和精神慰藉需求相对较低。

表 63　不同自理能力等级农村失能老人各类型长期照料需求的分布结构

（单位：万人，%）

失能级别	生活照料		健康照料		社会服务		精神慰藉	
	规模	比例	规模	比例	规模	比例	规模	比例
轻微失能	186.25	12.75	1158.07	79.29	541.86	37.10	681.28	46.65
轻度失能	604.90	32.82	1507.81	81.82	752.30	40.82	886.11	48.08
中度失能	336.08	54.14	530.57	85.47	262.16	42.23	322.73	51.99
重度失能	41.01	87.92	43.70	93.69	23.97	51.40	27.21	58.34
极重度失能	100.89	98.68	96.81	94.69	66.22	64.77	34.03	33.28

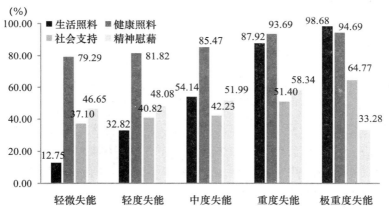

图 50　不同自理能力等级农村失能老人分类型长期照料需求

8.1.2.4　需求类型—服务项目的整体分布

图 51 展现了有长期照料需求的农村失能老人对各类服务项目的需求情况。对农村失能老人来说，生活照料中的帮助洗澡服务、健康照料中的上门看病服务、社会支持中的帮助洗衣服务，都是同类型照料需求对应的各项服务中需求程度最高的，此外，农村失能老人对聊天解闷的需求水平也较为突出，超过 50%。

8.1.3　失能老人长期照料需求总体情况的城乡比较

相对于城镇而言，农村失能老人的长期照料需求规模更为庞大，涵

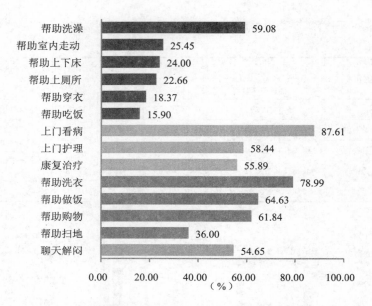

图 51　农村失能老人长期照料服务项目需求

盖人群更加广泛。受城镇化和人口流动影响，农村青壮年劳动力大量向城镇地区转移，农村人口结构加速老化，社会活力被大大削弱，失能老人可以获得的照料资源相应减少，农村失能老人长期照料问题面临的任务要比城镇艰巨很多。

8.1.3.1　长期照料需求水平的城乡比较

追踪调查数据显示，城镇和农村有长期照料需求的失能老人分别约为 1548 万人和 3570 万人，占失能老人的比例分别为 67.26% 和 87.66%（见图 52）。农村失能老人中有长期照料需求的规模更大，占农村失能老人的比重更高。

对不同自理能力等级的城乡失能老人来说，长期照料需求水平也存在特定的差异。轻微失能和轻度失能老人的长期照料需求相对较低，农村失能老人的长期照料需求水平明显高于城镇失能老人；中度失能、重度失能和极重度失能老人的长期照料需求水平都很高，并且城乡之间相差的水平非常小（见图 53）。

8.1.3.2　长期照料需求类型结构的城乡比较

总的来看，农村失能老人的长期照料需求高于城镇，但在不同类型

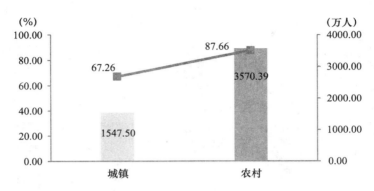

图 52　有长期照料需求失能老人的城乡比较

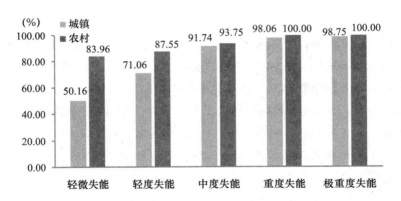

图 53　不同自理能力等级失能老人长期照料需求的城乡比较

的长期照料需求上，城乡需求水平之间的高低对比关系又有一定变化
（见图 54）。

除生活照料以外，农村失能老人对各类长期照料的需求水平都明显
高于城镇。其中，健康照料需求最为突出，达到 81.93%，高于城镇
35.96 个百分点（农村失能老人的健康照料需求非常突出，一方面可能
是受其健康状况相对较差的影响，另一方面则与农村医疗卫生服务资源
相对欠缺有很大关系）；社会支持需求上的城乡差异最大，农村失能老
人的需求水平达到城镇的 2.72 倍；精神慰藉需求上的城乡差异也比较
大，农村失能老人达到城镇的 1.96 倍；生活照料需求上的城乡差异最
小，农村甚至还低于城镇 5.34 个百分点。

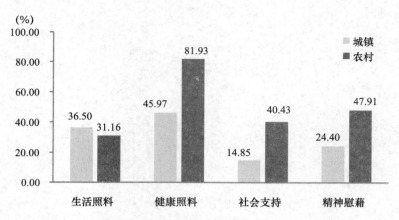

图 54　城乡失能老人不同类型长期照料需求的构成情况

对有长期照料需求的城乡失能老人来说，他们对各类型长期照料的需求模式有明显差异。从图 55 可以看出，有长期照料需求的农村失能老人中同时有健康照料、社会支持和精神慰藉这三重需求的比例最高，达到 25.40%，而城镇相应的比例只有 5.97%；有长期照料需求的城镇失能老人中仅有生活照料单一需求的比例最高，达到 24.63%，而农村相应的比例只有 4.31%。在其他一些长期照料类型组合的需求上，城镇、农村失能老人也都存在大大小小的差异。概括地讲，有长期照料需求的农村失能老人，其需求模式是以健康照料突出为特征，而城镇失能老人则是以生活照料和健康照料并重为特征。

8.1.3.3　长期照料需求的城乡—类型分布模式

按照相同的权重，将城乡失能老人的四类长期照料需求加总，这一需求集合可以看作城乡失能老人的长期照料总需求。城镇或农村失能老人在某一长期照料类型上的需求，即可以被看作是总需求中的一个部分。

通过图 56 中金字塔图的横向、纵向比较，可以看出：

1. 农村失能老人的长期照料需求总量明显高于城镇。纵坐标左侧的农村失能老人长期照料需求占到城乡失能老人长期照料总需求的 74.54%，是右侧城镇失能老人长期照料需求的 2.93 倍。

2. 农村失能老人的各类长期照料需求均明显高于城镇。农村失能老人的生活照料、健康照料、社会支持和精神慰藉需求都比城镇更高，

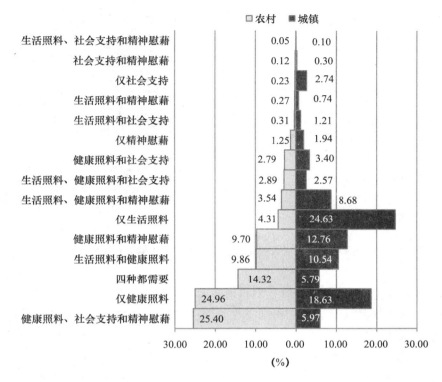

图 55　有长期照料需求的失能老人需求构成的城乡比较

需求量分别达到城镇的 1.51 倍、3.16 倍、4.82 倍和 3.48 倍。

3. 城乡失能老人健康照料的需求均明显高于其他三类长期照料需求。对城镇失能老人来说，健康照料的需求是生活照料的 1.26 倍，是社会支持的 3.10 倍，是精神慰藉的 1.88 倍；对农村失能老人来说，健康照料的需求是生活照料的 2.63 倍，是社会支持的 2.03 倍，是精神慰藉的 1.71 倍。

4. 城镇、农村失能老人的长期照料需求模式有一定差别。城乡失能老人长期照料需求的模式各有特点。城镇失能老人四类长期照料需求占其照料需求总量的比例按高低次序分别是健康照料（37.77%）、生活照料（29.99%）、精神慰藉（20.05%）和社会支持（12.20%）；农村相应的次序是健康照料（40.67%）、精神慰藉（23.79%）、社会支持（20.07%）和生活照料（15.47%）。

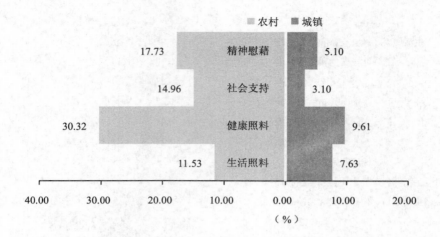

图56　失能老人长期照料需求类型构成的城乡比较

8.1.3.4　长期照料服务项目需求分布的城乡比较

对比城乡失能老人在不同类型长期照料对应的服务项目上的需求水平（见图57），总体特点是：城镇、农村失能老人对长期照料服务项目的需求模式较为相近，主要的差异体现在对各服务项目需求水平的高低上。城镇、农村失能老人在生活照料上的最大服务需求是帮助洗澡，在健康照料上的最大服务需求是上门看病，在社会支持上的最大服务需求是帮助洗衣。

1. 生活照料需求上，城乡失能老人对各项服务的需求模式基本一致，个别服务项目需求的高低顺序略有不同。分城乡看，帮助上厕所、帮助室内走动和帮助上下床这三项服务的需求大致在一个水平，总的来看，城镇有长期照料需求的失能老人对各项生活照料服务的需求都高于农村。

2. 健康照料需求上，城乡失能老人对各项服务的需求模式相似度很高。上门看病、上门护理和康复治疗需求逐渐减少，上门护理和康复治疗的需求水平基本相当。农村失能老人的上门看病、上门护理和康复治疗需求都比城镇更高。

3. 社会支持需求上，城乡失能老人对各项服务的需求模式也很相似。帮助洗衣、帮助做饭和帮助扫地的需求逐渐减少，但农村失能老人对各项社会支持的需求水平都低于城镇。

4. 精神慰藉需求上，农村失能老人对聊天解闷的需求明显更高，达到了城镇失能老人需求水平的 1.63 倍。

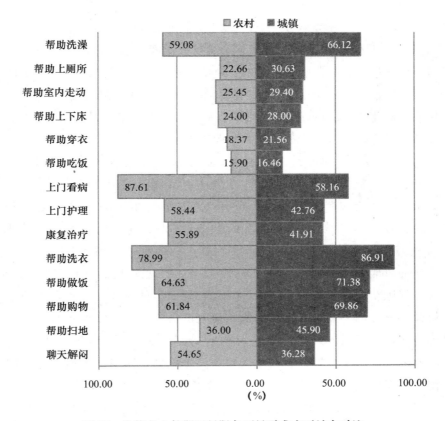

图 57　失能老人长期照料服务项目需求水平城乡对比

8.2　失能老人长期照料需求影响因素及城乡对比

前四章分别对城乡失能老人四个类型的长期照料需求进行了单独分析，探讨了特定类型长期照料需求的影响因素，并进行了城乡对比。为进一步从整体上把握城乡失能老人长期照料需求及其影响因素，本小节将把生活照料、健康照料、社会支持和精神慰藉需求合成为长期照料需求，集中分析其影响因素并作城乡对比。城乡失能老人如有生活照料、健康照料、社会支持和精神慰藉需求中任一类型长期照料需求，即视其有长期照料需求；若无其中任何一类型需求，即视其为无长期照料需求。

同样使用二分类 Logistic 回归模型分析失能老人长期照料需求的影响因素，纳入模型的 20 个自变量及其赋值不变。通过向后逐步回归法对自变量进行筛选，由于在统计上对失能老人有无长期照料需求的影响相对更弱，退休前职业、性别、子女孝顺程度、儿子数、受教育程度、民族、女儿数、居住方式等自变量先后被剔除，最终的回归模型保留了12 个对失能老人长期照料需求有显著影响的自变量。

如表 64 所示，年龄组、地域、城乡等 12 个自变量对失能老人是否有长期照料需求的影响在统计上显著。具体看，随着年龄增大，失能老人需要长期照料的可能性有所升高，但与 60—64 岁失能老人相比，只有 80 岁及以上失能老人需要长期照料的可能性显著更高，达到 1.47 倍；区域特征上的差异很显著，中部地区失能老人需要长期照料的可能性相对最低，东部地区稍高，最高的是西部地区失能老人；健康状况一般的失能老人，需要长期照料的可能性并不显著高于健康状况好的失能老人，而健康状况差的失能老人，需要生活照料的可能性比健康状况好的失能老人高出 1.33 倍；不同自理能力等级的失能老人，需要长期照料的可能性有显著差异，与轻微失能的老人相比，轻度失能、中重度失能老人需要长期照料的可能性分别为 1.48 倍和 5.57 倍；经济状况更好的失能老人，需要长期照料的可能性倾向于更高；相对于有配偶的失能老人来说，无配偶的失能老人更需要长期照料，需求可能性高出了 16%；家庭里有其他照料负担，使得失能老人需要长期照料的可能性增加了 58%；只有在本社区居住 61 年及以上的失能老人需要长期照料的可能性，显著高于在本社区居住 20 年及以下的失能老人 32%；社区相关照料服务的开展，使失能老人需要长期照料的可能性增加了 1.38 倍；缺乏朋友资源的失能老人，对长期照料的需求可能性倾向于更高。

表 64　失能老人长期照料需求影响因素二分类 Logistic 回归模型的参数估计

	参数估计	标准误	统计量	P 值	OR 值
年龄组（参照类 = 60—64 岁）	—	—	31.04	0.00*	
65—69 岁	0.01	0.14	0.01	0.94	1.01
70—74 岁	−0.13	0.13	1.11	0.29	0.87
75—79 岁	0.08	0.13	0.40	0.53	1.08
80 岁及以上	0.38	0.14	7.95	0.00*	1.47
地域（参照类 = 东部）	—	—	108.54	0.00*	
中部	−0.28	0.07	14.55	0.00*	0.75
西部	0.59	0.08	49.15	0.00*	1.81
城乡（参照类 = 农村）	−0.95	0.08	128.47	0.00*	0.39
健康状况（参照类 = 好）	—	—	115.34	0.00*	
一般	0.08	0.10	0.61	0.43	1.08
差	0.84	0.11	54.05	0.00*	2.33
自理能力等级（参照类 = 轻微）	—	—	178.25	0.00*	
轻度	0.39	0.07	33.35	0.00*	1.48
中重度	1.72	0.13	174.48	0.00*	5.57
经济状况（参照类 = 富裕）	—	—	11.08	0.00*	
困难	−0.39	0.12	10.97	0.00*	0.68
一般	−0.27	0.11	6.04	0.01*	0.76
婚姻状况（参照类 = 有配偶）	0.14	0.07	4.05	0.04*	1.16
照料负担（参照类 = 无）	0.46	0.10	21.31	0.00*	1.58
本社区居住时长（参照类 = 20 年及以下）	—	—	25.39	0.00*	
21—40 年	−0.16	0.10	2.68	0.10	0.85
41—60 年	−0.11	0.10	1.17	0.28	0.89
61 年及以上	0.27	0.11	5.79	0.02*	1.32
社区照料服务（参照类 = 无）	0.87	0.07	169.74	0.00*	2.38
亲属资源（参照类 = 四个及更多）	—	—	5.90	0.05	
无	−0.23	0.12	3.51	0.06	0.79
一至三个	−0.14	0.07	4.13	0.04*	0.87
朋友资源（参照类 = 四个及更多）	—	—	7.98	0.02*	
无	0.24	0.09	6.47	0.01*	1.27
一至三个	0.05	0.08	0.35	0.55	1.05
截距	0.46	0.20	5.12	0.02*	1.58

注：＊表示 P < 0.05。

　　长期照料需求是对生活照料、健康照料、社会支持和精神慰藉四类需求的综合反映。在城乡属性上，表现出农村失能老人需要长期照料的可能性显著高于城镇的特点（2.56倍），在上一节对失能老人长期照料需求总体情况进行的城乡比较中，也体现出了这一趋势。因此，概括地讲，农村失能老人比城镇失能老人有着更高的长期照料需求。

8.2.1　城镇失能老人长期照料需求的影响因素

　　选取城镇失能老人进行单独分析，使用二分类 Logistic 回归模型分析其长期照料需求的影响因素，纳入模型的各自变量及其赋值不变。通过向后逐步回归法对自变量进行筛选，最终的回归模型保留了 10 个对城镇失能老人长期照料需求有显著影响的自变量。

　　如表 65 所示，年龄组、性别、地域等 10 个自变量对城镇失能老人是否有长期照料需求的影响在统计上显著。年龄组对城镇失能老人需要长期照料的可能性有显著影响，但只有 80 岁及以上高龄失能老人的长期照料需求显著高于 60—64 岁失能老人；性别差异上，男性城镇失能老人需要长期照料的可能性比女性高 22%；相较于东部地区来说，中部地区城镇失能老人需要长期照料的可能性低 27%，西部地区则高 42%；健康状况上也有显著差异，但只有健康状况差的城镇失能老人需要长期照料的可能性显著更高；自理能力等级上的差异都很显著，中重度失能老人的长期照料需求，相比轻微失能老人高出了 7.81 倍；子女孝顺的城镇失能老人比子女一般孝顺的有更高的长期照料需求（分类看，仅在生活照料一项中有显著影响）；家庭有其他照料负担的城镇失能老人有更高长期照料需求；在本社区居住了 61 年及以上的城镇失能老人需要长期照料的可能性高于居住 20 年及以下的人群，这一方面的差异在统计上不显著；社区相关照料服务的开展，使城镇失能老人需要长期照料的可能性增加了 80%；朋友资源也有一定影响，但不同分类之间的差异在 $P < 0.05$ 的水平上不显著。

表 65　　　　**城镇失能老人长期照料需求影响因素二分类**
Logistic 回归模型的参数估计

	参数估计	标准误	统计量	P 值	OR 值
年龄组（参照类 = 60—64 岁）	—	—	23.80	0.00*	
65—69 岁	0.21	0.21	1.01	0.32	1.23
70—74 岁	0.03	0.19	0.02	0.89	1.03
75—79 岁	0.29	0.19	2.35	0.13	1.33
80 岁及以上	0.56	0.19	9.04	0.00*	1.76
性别（参照类 = 女性）	0.19	0.09	4.90	0.03*	1.22
地域（参照类 = 东部）			35.83	0.00*	
中部	−0.32	0.10	9.86	0.00*	0.73
西部	0.35	0.11	9.82	0.00*	1.42
健康状况（参照类 = 好）	—		84.42	0.00*	
一般	0.05	0.14	0.14	0.70	1.05
差	0.93	0.15	36.24	0.00*	2.54
自理能力等级（参照类 = 轻微）	—		144.14	0.00*	
轻度	0.59	0.09	42.65	0.00*	1.81
中重度	2.18	0.19	131.11	0.00*	8.81
子女孝顺程度（参照类 = 孝顺）	−0.30	0.12	6.11	0.01*	0.74
照料负担（参照类 = 无）	0.31	0.12	6.45	0.01*	1.37
本社区居住时长（参照类 = 20 年及以下）	—	—	8.49	0.04*	
21—40 年	−0.12	0.10	1.36	0.24	0.89
41—60 年	−0.25	0.12	4.32	0.04*	0.78
61 年及以上	0.18	0.16	1.37	0.24	1.20
社区照料服务（参照类 = 无）	0.59	0.09	42.29	0.00*	1.80
朋友资源（参照类 = 四个及更多）	—		7.26	0.03*	
无	0.17	0.12	2.07	0.15	1.19
一至三个	−0.10	0.11	0.94	0.33	0.90
截距	−0.75	0.25	9.20	0.00*	0.47

注：＊表示 P < 0.05。

8.2.2 农村失能老人长期照料需求的影响因素

再选取农村失能老人进行单独分析，同样使用二分类 Logistic 回归模型分析其长期照料需求的影响因素，纳入模型的各自变量不变及其赋值不变。通过向后逐步回归法对自变量进行筛选，最终的回归模型保留了 13 个对农村失能老人长期照料需求有显著影响的自变量。

如表 66 所示，年龄组、性别、民族等 13 个自变量对农村失能老人是否有长期照料需求的影响在统计上显著。年龄对农村失能老人的长期照料需求有显著影响，但只有 80 岁及以上高龄失能老人需要长期照料的可能性显著高于 60—64 岁组 49%；农村女性失能老人的长期照料需求更高，需要长期照料的可能性是男性的 1.44 倍；农村汉族失能老人需要长期照料的可能性比少数民族高 37%；地域分布上的差异也呈现出中部地区低、东部地区次高、西部地区最高的特点；健康状况和自理能力等级上的差异模式也与城镇失能老人基本一致，健康状况差、自理能力等级为失能的农村失能老人，相比之下的长期照料需求更突出；经济状况差异对农村失能老人的长期照料需求的影响很明显，经济状况越好，长期照料需求才能越高；子女不孝顺的农村失能老人有更高的长期照料需求（这在分类型需求的影响因素分析中亦有一致结论）；家庭有其他照料负担，农村失能老人需要长期照料的可能性更高；只有在本社区居住 61 年及以上的农村失能老人需要长期照料的可能性，显著高于在本社区居住 20 年及以下的失能老人；社区相关照料服务的开展对农村失能老人长期照料需求的影响很大，能使其需要长期照料的可能性增加 2.26 倍；缺乏亲属资源的农村失能老人，对长期照料的需求可能性倾向于更低；无朋友资源的农村失能老人在长期照料上有更高需求。

8.2.3 影响因素的城乡对比及主要发现

1. 影响城镇、农村失能老人长期照料需求的各类因素中，有一部分是相通的。这些共性因素包括城乡失能老人个体特征中的年龄、性别、地域、健康状况、自理能力等级，家庭特征中的照料负担，以及生活环境特征中的本社区居住时长、社区照料服务和朋友资源。

年龄对失能老人长期照料需求的影响显著地体现在 80 岁及以上高

表 66　　　　农村失能老人长期照料需求影响因素二分类
Logistic 回归模型的参数估计

	参数估计	标准误	统计量	P 值	OR 值
年龄组（参照类 = 60—64 岁）	—	—	19.45	0.00*	
65—69 岁	− 0.15	0.20	0.56	0.45	0.86
70—74 岁	− 0.23	0.18	1.62	0.20	0.79
75—79 岁	− 0.06	0.18	0.10	0.75	0.94
80 岁及以上	0.40	0.19	4.13	0.04*	1.49
性别（参照类 = 女性）	− 0.36	0.11	10.85	0.00*	0.70
民族（参照类 = 少数民族）	0.31	0.16	3.87	0.05*	1.37
地域（参照类 = 东部）	—		84.72	0.00*	
中部	− 0.24	0.11	4.74	0.03*	0.79
西部	1.09	0.15	53.78	0.00*	2.98
健康状况（参照类 = 好）	—	—	31.39	0.00*	
一般	− 0.01	0.16	0.00	0.96	0.99
差	0.60	0.17	12.24	0.00*	1.82
自理能力等级（参照类 = 轻微）			43.90	0.00*	
轻度	0.15	0.11	2.13	0.14	1.17
中重度	1.19	0.18	43.13	0.00*	3.29
经济状况（参照类 = 富裕）	—	—	8.67	0.01*	
困难	− 0.59	0.20	8.54	0.00*	0.55
一般	− 0.46	0.20	5.39	0.02*	0.63
子女孝顺程度（参照类 = 孝顺）	0.23	0.12	3.78	0.05*	1.26
照料负担（参照类 = 无）	0.58	0.16	13.00	0.00*	1.79
本社区居住时长（参照类 = 20 年及以下）	—	—	31.31	0.00*	
21—40 年	− 0.14	0.39	0.14	0.71	0.87
41—60 年	0.28	0.37	0.57	0.45	1.32
61 年及以上	0.71	0.37	3.76	0.05*	2.04
社区照料服务（参照类 = 无）	1.18	0.10	128.91	0.00*	3.26
亲属资源（参照类 = 四个及更多）	—	—	10.53	0.01*	
无	− 0.40	0.20	4.28	0.04*	0.67
一至三个	− 0.33	0.11	9.21	0.00*	0.72
朋友资源（参照类 = 四个及更多）	—	—	4.74	0.09	
无	0.30	0.14	4.47	0.03*	1.35
一至三个	0.24	0.14	3.10	0.08	1.27
截距	0.30	0.49	0.37	0.54	1.35

注：* 表示 P < 0.05。

龄组；性别上的差异城乡正好相反，城镇失能老人中男性的长期照料需求更多，农村则是女性更为突出；地域分布上的差异模式城乡基本一致，中部地区失能老人长期照料需求相对最低，东部地区较高，西部地区最高，但从城乡的差异程度看，西部地区农村失能老人的长期照料需求最为突出。

自理能力等级与健康状况的影响模式，城乡基本一致。自理能力等级越严重，失能老人的长期照料需求越突出，城乡差异程度上，城镇失能老人表现更为明显；健康状况越差，长期照料需求越高，健康状况差的失能老人对比健康状况好的失能老人体现出显著差异。

家庭其他照料负担的存在，使得城乡失能老人的长期照料需求都有不同程度增加；在本社区居住 61 年及以上的城乡失能老人，倾向于有相对更高的长期照料需求；社区提供相关照料服务，使得城乡失能老人的长期照料需求不同程度地有所增加，且农村地区的增幅更大；朋友资源相对丰富的城乡失能老人，倾向于有更高的长期照料需求。

2. 子女是否孝顺对城乡失能老人长期照料需求有显著影响，但作进一步分析发现，城镇失能老人只在生活照料需求上受到子女孝顺程度影响，而农村失能老人在四类需求上都受到子女孝顺程度影响。在生活照料需求上城乡呈现出一致模式，子女孝顺的失能老人需要生活照料的可能性更高；而在其他三类需求上，表现为子女不孝顺的农村失能老人需要长期照料的可能性更高（见表67）。

表 67　　子女孝顺程度对城乡失能老人各类照料需求的影响情况

需求项目	城乡	城镇	农村
生活照料	0.81	0.76	0.83
健康照料	1.25	—	1.47
社会支持	1.23	—	1.33
精神慰藉	1.24	—	1.27
总需求	—	0.74	1.26

注：以孝顺为参照项，孝顺参照值为1。

3. 对农村失能老人的长期照料需求来说，民族、经济状况和亲属资源这三个因素同样也产生着作用。汉族农村失能老人的长期照料需求更高，经济状况更好的农村失能老人相比有更高的长期照料需求，亲属资源欠缺使得农村失能老人的长期照料需求趋于相对更低。

　　总的来看：（1）农村失能老人的长期照料需求高于城镇，并且农村女性失能老人、城镇男性失能老人的需求更加突出。（2）高龄失能老人的长期照料需求更为突出，城镇失能老人长期照料需求随年龄增加呈现一定上升势头，但在农村这一特点并未体现。（3）失能老人的长期照料需求高低，与其健康状况和自理能力等级有着明显的正相关关系，而从这两个因素内部不同分类间的差异来看，城镇失能老人长期照料需求所受的影响程度更深。（4）失能老人的长期照料需求，受到子女孝顺程度的显著影响，子女是否孝顺对失能老人长期照料需求不同的影响模式背后，可能是由于子女在城乡失能老人长期照料上扮演的角色有差异，农村失能老人的长期照料本身可能更依赖其子女提供。（5）有限的家庭照料资源需要分配给更多的照料对象，失能老人能得到的长期照料随之减少，这就使得家庭有其他照料负担的失能老人有明显更高的长期照料需求。（6）社区相关照料服务的开展，对城乡失能老人长期照料需求有明显的提升作用，特别是大大激发了农村失能老人的长期照料需求。（7）对农村失能老人来说，经济状况对其长期照料需求的影响很显著，更好的经济状况，能显著提升其长期照料需求；同时，来自亲属的照料可能是农村失能老人长期照料的重要来源，当亲属资源不足时，农村失能老人的长期照料需求更可能被抑制（在这两方面，农村失能老人长期照料需求的影响因素有别于城镇，也为今后的政策干预提供了一定空间）。

8.3　本章小结

　　1. 农村失能老人的长期照料需求总量明显高于城镇。城镇和农村有长期照料需求的失能老人分别约为 1548 万人和 3570 万人，占城乡失能老人的比例分别为 67.26% 和 87.66%，农村失能老人中有长期照料需求的规模更大，占农村失能老人的比重更高。在长期照料需求总量中，农村失能老人长期照料需求占到城乡总需求的 74.55%，是城镇失能老人长期照料需求的 2.93 倍。

2. 不同自理能力等级的城乡失能老人长期照料需求水平存在差异。随自理能力逐渐变差，失能老人的长期照料需求水平不断上升，且农村需求水平在每一等级上均高于城镇；城乡差异上，对于轻微失能和轻度失能的农村失能老人，其长期照料需求水平明显高于城镇，而中重度失能老人的长期照料需求水平在城乡之间差异缩小，甚至基本相当。

3. 不同类型的长期照料需求在城乡分布上有明显差异。在需求规模上，农村各类长期照料需求均明显高于城镇。在需求水平上，除生活照料以外，农村失能老人对各类长期照料的需求水平都明显高于城镇。其中，健康照料需求最为突出，高于城镇 35.96 个百分点；社会支持、精神慰藉需求的城乡差异较大，分别是城镇的 2.72 倍、1.96 倍。在需求模式上，农村需求模式以健康照料突出为特征，而城镇失能老人则是以生活照料和健康照料并重为特征。

4. 不同类型的长期照料需求在照料需求总量的分布上有显著差异。健康照料的需求规模明显高于其他需求类型，分别是其他类型的 2—3 倍；在总需求中比例最高，排在城乡需求类型的第一位。不同的是，城镇失能老人长期照料需求按高低次序分别是健康照料、生活照料、精神慰藉和社会支持；农村相应的次序是健康照料、精神慰藉、社会支持和生活照料。生活照料需求对城镇失能老人更加突出，而健康照料需求对农村失能老人更加突出。

5. 城乡失能老人对长期照料服务项目有不同的需求水平。城镇、农村失能老人在生活照料上的最大服务需求是帮助洗澡，在健康照料上的最大服务需求是上门看病，在社会支持上的最大服务需求是帮助洗衣。生活照料需求上，除帮助洗澡和帮助上厕所外，农村失能老人对其余 4 项服务的需求都高于城镇；健康照料需求上，农村失能老人的上门看病需求更高，上门护理和康复治疗需求较城镇稍低；社会支持需求上，农村失能老人对帮助洗衣、帮助做饭、帮助购物、帮助扫地的各项需求水平都低于城镇；精神慰藉需求上，农村失能老人对聊天解闷的需求明显更高，接近城镇失能老人需求水平的两倍。

6. 城乡失能老人长期照料需求受到共性因素和个性因素的不同影响。（1）年龄、性别、区域、城乡是重要的需求影响因素，其中，80

岁以上高龄组、城镇男性、农村女性、西部地区（特别是西部农村）的失能老人，长期照料需求更为突出。（2）自理能力等级是影响长期照料需求的重要因素，自理能力越差则长期照料需求越突出，并在每一等级上都具有显著差异。（3）照料服务的可及性是影响照料需求的重要因素。家庭能否提供足够的照料，直接影响失能老人特别是农村失能老人对各类照料的需求程度，社区照料服务对失能老人的长期照料起到一定提升作用，农村社区的健康照料服务有必要大幅加强。（4）农村失能老人的长期照料需求还更多地受到民族、经济状况和亲属资源的影响。汉族农村失能老人需求更高，经济状况与照料需求有显著正相关关系，亲属资源欠缺的失能老人需求相对更低。（5）农村的社会生活更为传统，失能老人对家庭养老方式的依赖更为明显，农村失能老人对各类型长期照料的需求都受到子女孝顺程度的显著影响，子女不孝顺的失能老人需要长期照料的可能性会显著提高（仅生活照料需求除外）。

第9章 城乡失能老人长期照料需求满足及影响因素分析

长期照料服务的利用，一定程度上反映了失能老人长期照料需求的满足程度。为深入研究城乡失能老人长期照料需求，本章尝试对需求满足情况，即长期照料服务利用及影响因素，进行进一步的分析。

本研究利用的 2010 年全国城乡老年人口状况追踪调查数据，同时还涉及了失能老人所在社区提供相关照料服务的情况，包括失能老人所在社区是否有某种照料服务、失能老人是否使用过该服务，以及失能老人自评是否需要该服务。通过分析这些数据，可以更好地揭示出城乡长期照料服务的需求、失能老人的长期照料的供给和长期照料服务的利用三个环节之间的相互联系，进一步使用多元分析方法分析影响城乡失能老人长期照料服务利用各因素的作用模式，从而为有针对性地改善失能老人长期照料服务供给和利用水平的相关政策措施提供思路。①

9.1 长期照料服务供给与利用的现状

9.1.1 服务供给总量上严重不足

如表 68 所示，失能老人所在社区相关照料服务的供给与失能老人的长期照料需求之间尚存在较大差距，所有服务项目的供给水平均低于需求水平。除上门看病服务的供给水平相对较高（城乡合计达到 49.49%）以外，失能老人所在社区能够提供的其他照料服务都在 20%

---

① 为保持数据口径相同，便于进行城乡之间的比较分析，故只选取了城镇、农村失能老人共同具有的 5 类照料服务的相关数据。

左右及以下，总量上处于一个比较低的服务供给水平。

表68　　　　　　城乡失能老人长期照料服务供给—需求情况　　　（单位：%）

服务类型	需求（D）	供给（S）	供需差异（S−D）
上门护理	43.12	19.86	−23.26
上门看病	63.20	49.49	−13.71
康复治疗	41.48	16.95	−24.53
上门做家务	31.00	20.95	−10.06
聊天解闷	39.42	14.60	−24.82

　　为进一步反映失能老人长期照料需求与社区相关服务供给之间的关系，可将供给水平（S）减去需求水平（D），从而计算得到供需差异水平。供需差异水平的数值为正值，说明供大于需；差值为负值，说明供给不足。① 从表68中不同照料服务类型的供需差异可以看出，供需差异为负，说明所在社区所能提供的照料服务明显低于失能老人的长期照料需求。差值的绝对值越大，说明供给缺口越大，供需矛盾越突出。总的来看，长期照料服务的供需不平衡的问题比较严重，精神慰藉、健康照料方面的供需差异都很大。聊天解闷、康复治疗、上门护理三项服务的供需差异分别高达 24.82 个、24.53 个和 23.26 个百分点。缓解长期照料服务供需矛盾的关键，是要以失能老人的实际需求为导向，精确匹配，个性化组合，将恰当的服务有效地输送给有需求的失能老人。

9.1.2　服务利用总体上效率低下

　　失能老人对长期照料服务项目利用情况，反映了需求的实际满足水平。追踪调查发现，城乡失能老人对照料服务的利用水平普遍较低，所有项目的利用水平均远远低于供给水平。如表69所示，除上门看病服务的利用率相对较高之外，其他各项照料服务的利用率都未超过4%。

---

　　① 需要注意的是，社区的照料服务供给并不只是针对失能老人这一特殊群体，当供给不足时，供需差异可能被低估，当供给过剩时，供需差异可能被高估。

表 69　　　　　　　城乡失能老人长期照料服务供给—利用情况　　　（单位:%）

服务类型	利用（U）	供给（S）	供用差异（S－U）
上门护理	3.29	19.86	16.57
上门看病	22.44	49.49	27.05
康复治疗	2.06	16.95	14.90
上门做家务	2.57	20.95	18.37
聊天解闷	3.63	14.60	10.97

　　为进一步反映失能老人长期照料利用与社区服务供给之间的关系，可将供给水平（S）减去利用水平（U），从而计算得到供用差异水平。供用差异水平的数值越大，说明服务的利用率越低，服务供给存在的结构性过剩越突出。从表 69 中不同照料服务类型的供用差异可以看出，失能老人的长期照料利用水平明显低于社区的相关服务供给，服务利用与服务供给之间的差值都超过了 10%，尤其是上门看病的供用差异高达 27.05 个百分点。在社区长期照料相关服务的供给上，存在的这类结构性过剩问题，很可能是由于服务项目不契合失能老人的实际需求，也可能是由于相关服务的成本过高，导致实际的服务利用水平整体偏低。

9.2　长期照料服务供给与利用的城乡差异

9.2.1　供给水平的城乡差异

　　城乡二元社会结构是目前我国一项基本国情，城镇和农村发展水平上的固有差异，在很大程度上影响着长期照料服务的发展。与城镇地区相比，农村的社会养老服务体系建设相对滞后，社区层面的照料服务资源相对贫乏，失能老人所在社区的长期照料服务供给在城乡之间存在明显差异。

　　如表 70 所示，城镇失能老人所在社区的照料服务供给水平总体较高。除聊天解闷的供给率稍低之外，其余 4 项照料服务的供给水平都在 40% 左右。从城镇社区照料服务供给与失能老人服务需求的差值（S1－D1）来看，除聊天解闷外，各项照料服务的供需差值都是正值，供大于求的现象明显存在，尤其是上门做家务的供给水平，超出失能老人需求水平 31.09 个百分点。

表 70 　　　　　**失能老人长期照料服务供给—需求情况的城乡比较**　　（单位:%）

服务类型	城镇			农村			城乡供给差 （S1 - S2）
	需求 （D1）	供给 （S1）	供需差异 （S1 - D1）	需求 （D2）	供给 （S2）	供需差异 （S2 - D2）	
上门护理	28.76	39.11	10.34	51.22	8.99	- 42.24	30.12
上门看病	39.12	46.11	6.99	76.79	51.40	- 25.39	- 5.29
康复治疗	28.19	34.31	6.12	48.99	7.15	- 41.84	27.16
上门做家务	14.33	45.42	31.09	40.43	7.12	- 33.30	38.29
聊天解闷	24.40	22.02	- 2.38	47.91	10.41	- 37.50	11.62

与此形成明显对比的是，农村社区则存在需求普遍高于城镇，但供给普遍低于城镇的现象，一高一低的供需落差，进一步加剧了农村照料服务供给不足的矛盾。从数据看，农村失能老人各项照料服务的供需差异均为负值，说明供给低于需求。供给不足程度比较严重，各项目供需差值基本都在 30% 以上，其中上门护理、康复治疗的供需差异甚至超过了 40 个百分点，供需矛盾十分突出。

进一步分析城乡供给方面的差异，可以发现，城乡社区在照料服务的供给上存在明显的不均衡问题。除上门看病外，城镇的供给水平远远高于农村，[①] 其余 4 项照料服务上的城乡供给差最低有 11.62 个百分点，最高达到 38.29 个百分点。特别是在上门做家务这一项存在较大差异，城镇是相对供给过剩最高的一项，农村是处于差异较大的中间位次，这是城乡之间供给差异最大的一项（达到 38.29），进一步凸显了在资源配置方面的城乡差异以及农村的劣势。

9.2.2　利用水平的城乡差异

如表 71 所示，长期照料服务利用率偏低的问题在城乡地区同时存

---

① 提供这一服务的初衷很可能是为了解决农村人口居住相对分散，但医疗卫生服务资源又相对不足的问题。

在，除上门看病外，城乡失能老人对各项照料服务的利用水平基本上为
2%—3%的水平。具体来看，城乡失能老人对上门看病服务的利用水平
都是相对最高的。

表 71　　　　失能老人长期照料服务供给—利用情况的城乡比较　　（单位:%）

服务类型	城镇			农村			城乡利用差 （U1 − U2）
	利用 （U1）	供给 （S1）	供用差异 （S1 − U1）	利用 （U2）	供给 （S2）	供用差异 （S2 − U2）	
上门护理	2.29	39.11	36.82	3.86	8.99	5.12	− 1.58
上门看病	7.23	46.11	38.88	31.03	51.40	20.37	− 23.81
康复治疗	2.84	34.31	31.47	1.61	7.15	5.54	1.23
上门做家务	3.69	45.42	41.73	1.94	7.12	5.18	1.75
聊天解闷	2.31	22.02	19.71	4.38	10.41	6.03	− 2.07

　　分析农村的服务利用率偏低的原因，可能是受到照料服务发展相对
滞后、失能老人经济状况较差且购买力弱，以及购买服务的意识尚待培
育等因素影响；而城镇在服务供给比较多的情况下，服务利用率同样偏
低，或多或少也与这些因素有联系，还有可能就是因为社区供给的照料
服务尚不能很好地满足失能老人的实际需求。

　　对比城乡长期照料服务供给与利用的差值，即供用差异，可以看出
城镇照料服务供给的结构性过剩更为突出，照料服务资源的利用效率亟
待提高。在各项长期照料服务上，城镇的供用差异均明显高于农村。由
于城镇和农村失能老人对各项照料服务的利用水平都不高，供用差异主
要来自城乡社区照料服务供给水平上的差异。服务供给对服务利用的影
响，不仅仅表现在供给规模上，更体现在供给的内部结构上。当供大于
用时，就有必要对供给规模，特别是供给内部结构的合理性进行深入
探讨。

　　从服务利用的城乡差异看，总体上由于实际的服务利用水平都较
低，城乡失能老人在照料服务利用上的差异并不是很大。但农村对上门
看病的单项利用率（31.03%）远远高于城镇（7.23%）。其余项目上，
城乡各有高低差异，农村在聊天解闷、上门护理项目上略高于城镇；城

镇则在康复治疗、上门做家务项目上，利用水平高于农村①。但城乡利用差相对较小，绝对值都在 2 个百分点左右。

9.3　城乡失能老人长期照料服务利用的影响因素分析

为分析城乡失能老人长期照料服务利用的影响因素，以安德森卫生服务利用模型作为分析思路，将长期照料服务的利用情况作为因变量，纳入前倾因素、促成因素、需求因素三方面影响因素作为自变量。统计分析方法依旧采用二分类 Logistic 回归模型，自变量及其具体赋值详情如表 72 所示。

表 72　　　　　　　　二分类 Logistic 回归自变量及其赋值

因素种类	变量	赋值
前倾因素	年龄组	60—64 岁 = 1，65—69 岁 = 2，70—74 岁 = 3，75—79 岁 = 4，80 岁及以上 = 5（将 "60—64 岁" 设置为参照类）
	性别	男性 = 1，女性 = 2（默认 "女性" 为参照类）
	民族	汉族 = 1，少数民族 = 2（默认 "少数民族" 为参照类）
	城乡	城镇 = 1，农村 = 2（默认 "农村" 为参照类）
	地域	东部 = 1，中部 = 2，西部 = 3（将 "东部" 设置为参照类）
	婚姻状况	有配偶 = 1，无配偶 = 2（将 "有配偶" 设置为参照类）
	居住方式	非独居 = 1，独居 = 2（将 "非独居" 设置为参照类）
	受教育程度	不识字 = 1，小学及私塾 = 2，初中 = 3，高中及以上 = 4（默认 "高中及以上" 为参照类）
	退休前职业	务农 = 1，机关事业单位 = 2，国有企业 = 3，其他类型企业 = 4，其他 = 5（将 "务农" 设置为参照类）

---

①　虽然城镇失能老人对上门做家务服务的利用率高于农村，但由于城镇问卷中对该问题回答的数据中有较多异常缺失值，从 2006 年、2000 年的数据真实分析看，城镇的实际利用水平应该更高一些。从现实中看，城镇对上门做家务的服务利用也的确比农村要高很多。所以，数据分析结论的方向是一致的。

因素种类	变量	赋值
促成因素	经济状况	困难 = 1，一般 = 2，富裕 = 3（将"困难"设置为参照类）
	儿子数	无 = 1，一个 = 2，两个及更多 = 3（默认"两个及更多"为参照类）
	女儿数	无 = 1，一个 = 2，两个及更多 = 3（默认"两个及更多"为参照类）
	子女孝顺程度	孝顺 = 1，不孝顺 = 2（默认"不孝顺"为参照类）
	照料负担	有 = 1，无 = 2（默认"无"为参照类）
	本社区居住时长	20 年及以下 = 1，21—40 年 = 2，41—60 年 = 3，60 年以上 = 4（将"20 年及以下"设置为参照类）
	社区照料服务	有 = 1，无 = 2（将"有"设置为参照类）
	亲属资源	无 = 1，一至三个 = 2，四个及更多 = 3（默认"四个及更多"为参照类）
	朋友资源	无 = 1，一至三个 = 2，四个及更多 = 3（默认"四个及更多"为参照类）
需求因素	健康状况	好 = 1，一般 = 2，差 = 3（将"好"设置为参照类）
	自理能力等级	轻微失能 = 1，轻度失能 = 2，中重度失能 = 3（将"轻微"设置为参照类）

将以上 20 个自变量纳入二分类 Logistic 回归模型，通过基于最大偏似然估计的向后逐步回归法，对自变量进行筛选。由于在统计上对失能老人是否使用过长期照料服务的影响相对更弱（$P > 0.1$），有 15 个自变量先后被剔除。最终的回归模型只保留了城乡、经济状况、社区照料服务、健康状况、自理能力等级 5 个对失能老人是否使用过长期照料服务有显著影响的自变量，其中前倾因素只保留了城乡，促成因素保留了经济状况和社区照料服务，需求因素保留了健康状况和自理能力等级。

如表 73 所示，影响城乡失能老人长期照料服务利用的因素数量很少。社区是否提供相关照料服务，可以说是失能老人能否利用长期照料服务的先决条件。经济状况困难的失能老人，利用长期照料服务的可能性最低，经济状况一般的次之，经济状况富裕的失能老人利用可能性是最高的；再与健康状况越差、自理能力越低的失能老人利用长期照料服务的可能性越高联系起来看，可以得出的大致推论是：有长期照料服务需求的失能老人，健康状况和自理能力都相对更差，但必须有更好的经济状况作为保障。

表 73　　　　失能老人长期照料服务利用影响因素二分类
Logistic 回归模型的参数估计

因素种类	项目	参数估计	标准误	统计量	P 值	OR 值
前倾因素	城乡（参照类＝农村）	−1.72	0.07	577.23	0.00*	0.18
促成因素	经济状况（参照类＝困难）	—	—	5.85	0.05*	
	一般	0.16	0.08	4.22	0.04*	1.17
	富裕	0.25	0.12	3.90	0.05*	1.28
	社区照料服务（参照类＝有）	−4.72	0.20	544.40	0.00*	0.01
需求因素	健康状况（参照类＝好）	—	—	8.86	0.01*	
	一般	0.33	0.13	6.37	0.01*	1.40
	差	0.41	0.14	8.85	0.00*	1.51
	自理能力等级（参照类＝轻微）	—	—	29.66	0.00*	
	轻度	0.29	0.08	13.43	0.00*	1.33
	中重度	0.55	0.10	27.66	0.00*	1.73
	截距	−0.27	0.14	3.67	0.06	0.76

注：* 表示 P < 0.05。

从表中可以看出，城乡在服务利用方面存在显著差异，城镇失能老人利用长期照料服务可能性要显著低于农村失能老人（这与模型因变量包含的具体信息有很大关系，由于缺少生活照料服务相关的数据，上门看病服务上农村与城镇存在固有差异，以及在上门做家务这一项服务上城镇出现了大量的缺失值，使得长期照料服务利用上的城乡差距有很大可能被放大了，但并不影响城乡差异的方向）。

9.3.1 城镇失能老人长期照料服务利用的影响因素

将除城乡以外的 19 个自变量纳入二分类 Logistic 回归模型，通过向后逐步回归法对自变量进行筛选，最终的回归模型只保留了民族、婚姻状况、居住方式、子女孝顺程度、本社区居住时长、经济状况、社区照料服务、朋友资源和自理能力等级 9 个对城镇失能老人是否使用过长期照料服务有显著影响（P < 0.1）的自变量。其中，前倾因素包括民族、婚姻状况和居住方式，促成因素包括经济状况、子女孝顺程度、本社区居住时长、社区照料服务和朋友资源，需求因素只保留了自理能力等级。

如表 74 所示，单独分析城镇失能老人长期照料服务利用的影响因素，可以看出与全体失能老人的相应影响因素有一定差异。配偶是长期照料的重要提供者，无配偶的城镇失能老人有更高的利用服务的可能性，是有配偶的 1.38 倍；但独居的城镇失能老人利用服务的可能性相对更低，独居老人更为弱势，缺少家庭其他成员的各类支持；在子女孝顺的情况下，能为老年父母提供一定的长期照料，使得这部分城镇失能老人利用长期照料服务的可能性降低了 23%（但在 P < 0.05 的水平上并不显著）；在本社区居住超过 61 年的城镇失能老人中有近半数是 80 岁及以上高龄群体，这部分社区中的老住户，对本社区更为熟悉，依赖程度往往更高，利用服务的可能性也倾向于更高，比 20 年及以下新住户高 73%；经济状况上，富裕的城镇失能老人表现出显著更高的服务利用可能性，比经济困难的城镇失能老人高 63%；自理能力等级仍是影响城镇失能老人利用长期照料服务的重要因素，轻度失能、中重度失能两个等级的城镇失能老人，服务利用可能性分别比轻微失能的老人高出 42% 和 55%。此外，汉族城镇失能老人利用长期照料服务的可能性高于少数民族，社区照料服务的显著作用依然存在，同时朋友资源的影响有所显现（但在 P < 0.05 的水平上并不显著）。

表 74　　　　　**城镇失能老人长期照料服务利用影响因素二分类**
Logistic 回归模型的参数估计

因素种类	项目	参数估计	标准误	统计量	P 值	OR 值
前倾因素	民族（参照类 = 少数民族）	0.59	0.31	3.53	0.06	1.80
	婚姻状况（参照类 = 有配偶）	0.32	0.15	4.55	0.03 *	1.38
	居住方式（参照类 = 非独居）	-0.35	0.17	4.53	0.03 *	0.70
促成因素	经济状况（参照类 = 困难）	—	—	9.23	0.01 *	
	一般	0.06	0.13	0.21	0.65	1.06
	富裕	0.49	0.17	8.03	0.00 *	1.63
	子女孝顺程度（参照类 = 不孝顺）	-0.26	0.15	3.00	0.08	0.77
	社区居住时长（参照类 = 20 年及以下）	—	—	10.82	0.01 *	
	21—40 年	0.02	0.13	0.02	0.89	1.02
	41—60 年	0.02	0.15	0.02	0.88	1.02
	61 年及以上	0.55	0.18	9.25	0.00 *	1.73
	社区照料服务（参照类 = 有）	-2.30	0.21	121.90	0.00 *	0.10
	朋友资源（参照类 = 四个及更多）	—	—	4.81	0.09	
	无	-0.06	0.14	0.17	0.68	0.94
	一至三个	-0.27	0.13	3.98	0.05 *	0.77
需求因素	自理能力等级（参照类 = 轻微）	—	—	11.14	0.00 *	
	轻度	0.35	0.12	8.15	0.00 *	1.42
	中重度	0.44	0.15	8.22	0.00 *	1.55
	截距	-2.03	0.37	30.87	0.00 *	0.13

注：* 表示 P < 0.05。

9.3.2　农村失能老人长期照料服务利用的影响因素

将除城乡和退休前职业以外的 18 个自变量纳入二分类 Logistic 回归模型，通过向后逐步回归法对自变量进行筛选，最终的回归模型只保留了儿子数、经济状况、社区照料服务、朋友资源、健康状况和自理能力等级等 6 个对农村失能老人是否使用过长期照料服务有显著影响（P < 0.1）的自变量。其中，无前倾因素，促成因素包括经济状况、儿子数、社区照料服务和朋友资源，需求因素包括健康状况和自理能力等级。

如表 75 所示，与城镇相比，影响农村失能老人使用长期照料服务可能性的因素相对简单。儿子数是特有的一个影响因素，与有两个及以上儿子的农村失能老人相比，没有儿子的农村失能老人，利用长期照料服务的可能性低 40%，表明在农村生活中，儿子对老年人生活的影响非常重要；经济状况好坏也影响着农村失能老人利用长期照料服务可能性，与经济困难的相比，经济状况较好的农村失能老人有相对更高的服务利用可能性；朋友资源对农村失能老人利用长期照料服务的影响方向与城镇相反，没有朋友资源的农村失能老人利用服务的可能性相对最高，这可能是与城乡不同的生活方式和长期照料服务供给模式相联系的；对农村失能老人来说，健康状况对利用服务可能性有显著影响，与健康状况好的相比，健康状况差的农村失能老人的服务利用可能性要高 54%；自理能力等级同样是影响农村失能老人利用长期照料服务的重要因素，轻度失能、中重度失能等级的农村失能老人，服务利用可能性比轻微失能老人分别高 31% 和 104%，在失能这一等级上的城乡差距较大（城镇为 52%，城乡差距超过 50%）。

表 75　　　　农村失能老人长期照料服务利用影响因素二分类
Logistic 回归模型的参数估计

因素种类	项目	参数估计	标准误	统计量	P 值	OR 值
促成因素	经济状况（参照类 = 困难）	—	—	6.32	0.04 *	
	一般	0.23	0.10	5.02	0.02 *	1.25
	富裕	−0.06	0.18	0.13	0.72	0.94
	儿子数（参照类 = 两个及更多）	—	—	7.12	0.03 *	
	无	−0.50	0.19	6.84	0.01 *	0.60
	一个	0.01	0.11	0.01	0.93	1.01
	社区照料服务（参照类 = 有）	−21.72	956.28	0.00	0.98	0.00
	朋友资源（参照类 = 四个及更多）	—	—	7.06	0.03 *	
	无	0.34	0.13	7.06	0.01 *	1.41
	一至三个	0.21	0.13	2.95	0.09	1.24

因素种类	项目	参数估计	标准误	统计量	P 值	OR 值
需求因素	健康状况（参照类 = 好）	—	—	5.95	0.05*	
	一般	0.31	0.17	3.20	0.07	1.36
	差	0.43	0.18	5.82	0.02*	1.54
	自理能力等级（参照类 = 轻微）	—	—	24.18	0.00*	
	轻度	0.27	0.10	6.96	0.01*	1.31
	中重度	0.71	0.15	23.71	0.00*	2.04
	截距	-0.43	0.20	4.49	0.03	0.65

注：* 表示 P < 0.05。

9.4 城乡服务供给与利用差异的深层原因分析

9.4.1 经济收入水平分析

是否拥有充足的经济保障，是影响失能老人服务利用的重要因素。如果养老准备不足、收入支持体系不力，在家庭照料不足的情况下，失能老人就很有可能面临照料的困境。而由于城乡社会分割，导致老年人的收入状况在城乡之间存在巨大差异，城镇老年人收入保障总体上优于农村老人。经济状况的差异，可能直接影响需求的强弱和服务利用水平的高低，从而使城乡失能老人的长期照料需求出现差异。

9.4.1.1 城镇社会养老保险保证了老年人较高收入水平

根据人口普查资料，按照生活来源把老年人的收入分为五个类别，即劳动收入、退休金收入、公共转移、家庭转移和其他。其中，退休金收入即从原单位或社会经办机构领取的养老金，是老年人生活的制度性安排，其保障水平如何是衡量老年人收入状况的重要因素。城乡养老保险制度的双轨制安排造成了两个群体收入的巨大差异，城镇老年人收入水平明显高于农村老人，从而可以保证得到更好的照料服务。

2010 年，城镇老年人收入的主要来源是养老金收入，占总收入的 82.2%，这种制度性安排较好地保障了城镇老年人稳定的收入来源和收入水平；而农村的主要收入来源是老年人自己的劳动收入（43.32%），退休金/新农保等只占总收入的 18% 左右，可见农村养老金收入可以说是微乎其微。这部分农村老年人一旦进入高龄或失能状态，不能继续劳动，则不可避免地转变为以家庭成员为主要生活依靠，这样既增加了子女经济压力又不能保证充足的照料服务（见表 76）。

表 76　　2010 年我国分城乡、分性别老年人平均总收入及来源分析①

（单位：元/月）

	平均总收入	劳动收入	退休金	公共转移	家庭转移	其他
城市	1669.21	52.06	1372.10	44.02	78.18	122.84
农村	654.84	283.71	117.79	82.22	75.33	95.78
男	1398.11	243.63	891.47	70.05	73.94	119.02
女	914.91	85.29	595.29	55.47	79.80	99.06

9.4.1.2　城镇老年人有更多的结余资金可供用于照料服务

老年人的主要支出一般分为日常生活、文化娱乐、家庭转移、人际交往和医药费五个方面。支出额度的高低、结余资金的比例以及基本生活开支占总支出的比例，都可以从一定程度上反映城乡老年人的生活质量和生活水平。

2010 年城乡老年人口状况追踪调查显示，城镇老年人平均年支出为 15819 元，其中个人承担的医疗费 1565 元。农村老年人平均年支出为 4759 元，其中个人承担的医疗费 378 元。2010 年城乡老人生活状况调查资料显示，从城乡老人经济支出情况看，城镇老人用于日常生活和医药费的支出占总支出的 67.15%，农村则占到 71.58%，更多地用在必要的生活开支上，显示了更差的生活状态。从收支结余看，城镇老人剩余 329.24 元/月，而农村老人仅剩余 207.41 元/月。虽然城乡老年人收入都非常低，但城镇老年人有更多的结余作为可支配收入留用，以便

---

①　劳动收入：城市问卷包括参加工作的收入，农村问卷包括打工、农林牧副渔收入。退休金：包括城镇职工基本养老保险金、机关事业单位离退休金、居民或农民社会养老保险金、城乡无社会保障老年居民养老金，村干部养老补助金、村（居）民养老保险金。公共转移：指所有从各级政府领取的各类补贴。家庭转移：包括子女和孙子女给的钱，但不包括亲戚给的钱。

在需要时可以购买长期照料服务（见表 77）。

表 77　　　　　**2010 年我国分城乡、分性别老年人平均支出结构**①　（单位：元/月）

	平均总支出	日常生活	文化娱乐	家庭转移	人际交往	医药费
城市	1339.97	721.13	37.03	151.21	76.69	178.65
农村	447.43	236.45	2.81	21.36	23.95	83.82
男	942.46	495.28	20.72	104.96	57.51	133.53
女	846.72	464.00	19.26	67.03	42.93	129.30

9.4.1.3　城镇老年人医疗保障水平比农村更高

虽然社会医疗保险的覆盖率有了很大提高，但不同医保制度的保障水平仍然存在显著差异。以参保人员的住院费用为例，几种保险制度的保障力度从高到低分别为：城镇职工基本医疗保险、城镇居民基本医疗保险、新型农村合作医疗。虽然新农合取得了很大进展，但比较而言，农村居民仍然是保障力度最弱的一个群体。表 78 显示了参保人员住院费用报销情况，从中可以看出，2008 年享受新型农村合作医疗的住院患者中，虽然八成多的人得到了报销，但是报销比例不到 30%，次均报销费用也最低，家庭自付负担最重。可见由于享受不同的医疗保险，城镇内部及城乡居民的医疗费用负担差异很大。

表 78　　　　　　**2008 年参保人口住院费用报销情况比较**　　（单位:%，元）

保险类型	获报销病人	报销费用比	次均报销费用	自付费用占家庭人均年收入
城镇职工基本医疗保险	94.8	63.2	6988	31.8
城镇居民基本医疗保险	79.2	49.3	3425	38.2
新型农村合作医疗	80.2	26.6	909	56.0

---

　　①　日常生活：以同吃同住的家庭成员总花费，除以家庭规模计算。文化娱乐：包括书报/娱乐费用及旅游开支。家庭转移：包括给子女和孙子女的钱。人际交往：包括给亲戚的钱和其他人情往来。医药费：包括问卷中的医药费和住院费，实际是总医疗费用。

由于分属不同的医疗保险制度，城乡老年人的医疗费用支出在结构上有显著的差异。2010 年调查询问了 2009 年老年人的医疗费用情况。在城市老年人的总医疗费用中，有 56.57% 来自医疗保险，37.20% 来自子女和亲属。在农村，前一个比例仅为 30.02%，后一个比例达 61.70%。可见，农村医疗费用支出，在老年人家庭（包括其子女）的占比很高，给家庭经济状况带来了很大压力。这种情况下，不利于失能老人对长期照料服务的使用。

9.4.2　卫生服务可及性分析

卫生服务可及性是影响健康照料服务需求及利用的重要因素。一般来说，可及性越差，则长期照料服务的需求越高，而服务利用的可能性则偏低。从我国基本情况来看，这也在一定程度上说明了农村健康照料需求更高的原因。

9.4.2.1　城镇基本医疗卫生服务投入远远优于农村

国家对医疗卫生费用的投入集中在城市。城镇医疗卫生费用支出安排，不管在总体水平上还是人均水平上，都有明显优势。总体上看，医疗卫生费用支出大幅增加是城乡一致的趋势，但城市增幅比农村要高出很多。与 2000 年相比，2008 年城市医疗卫生服务总支出的增幅达到 328.89%，达到 11255.02 亿元；而农村增幅却要低得多，只增长了 67.16% 达到 3280.38 亿元。人均医疗卫生费用支出的数据，可以看出城乡差距继续扩大的趋势。2008 年城市人均医疗卫生费用已达 1862.3 元，而农村仅为 454.8 元，与 2000 年相比，城乡绝对数之间的相对比从 3.79 倍扩大到 4.1 倍。从城乡医疗卫生费用支付的比重看，也有越来越向城镇集中的趋势。2000—2008 年，城镇比例从 57.21% 增加到了 77.43%，而农村的支付比例 2008 年才刚刚达到 22.57%。

城镇医疗卫生资源也有明显优势。2009 年，城市社区拥有的医院床位数占比达到 81.38%，是农村的 4.37 倍；卫生技术人员数量是农村的 5.83 倍。农村人口虽然将近一半，但其占有的医疗卫生资源却极为有限。①

---

① 中华人民共和国卫生部：《中国卫生统计年鉴 2010》，中国协和医科大学出版社 2010 年版，第 3—10 页。

2010 年城乡老年人生活状况调查数据显示，城乡医疗机构覆盖范围上，城市地区要比农村地区高。城市老年人居住小区周围有医院的占 86.47%，没有的仅占 13.53%；而农村老年人居住周围有诊所的为 62.04%，没有诊所的高达 37.96%，农村地区医疗机构的覆盖率比城市低 24.43 个百分点。这一组数据充分说明了我国卫生医疗资源的发展上结构不均衡的矛盾，显示了农村地区医疗卫生资源的较差状况。这也从另一个角度佐证了为什么农村对上门看病的需求更高。

9.4.2.2　城镇老年人医疗服务可及性比农村有明显优势

距离可及性对于卫生服务的利用具有重要作用。2003 年、2008 年，离最近医疗点的距离在 1 公里之内的住户比例从 67.2% 下降到 65.6%。相应地，离最近医疗点的距离在 5 公里以上的住户比例从 3.5% 上升到 4.5%。由此可见，我国人口就医的空间可及性逐渐下降，而城乡差异则在发展中不断拉大（见表 79）。

表 79　　　　　2003 年、2008 年住户与最近医疗机构的距离①　　　（单位:%）

距离	2003 年			2008 年		
	合计	城镇	乡村	合计	城镇	乡村
1km	67.2	81.8	61.1	65.6	83.5	58.0
1—2km	15.9	10.4	18.2	15.5	10.0	17.9
2—3km	7.7	4.2	9.2	8.4	4.3	10.1
3—4km	3.7	2.4	4.2	3.9	1.3	5.0
4—5km	2.0	0.7	2.5	2.0	0.5	2.6
5km +	3.5	0.5	4.8	4.5	0.5	6.3

城乡卫生服务可及性另一指标上也有具体体现。在"以容易获得的最快方式去最近的医疗点的时间"方面，1998 年，城镇有 72.4% 的人可以在 10 分钟左右到达最近医疗点，农村则是 67.4%；2008 年，城镇比例为 80.2%，而农村则为 65.6%。从历史跨度上看，城乡差异进

---

①　国家卫生和计划生育委员会:《中国卫生和计划生育统计年鉴 2013》，中国协和医科大学出版社 2013 年版，第 178—179 页。

一步扩大了，农村处于更加劣势的地位。

9.4.3 基础设施环境分析

失能老人所在社区的基础设施及环境体系的配套完善程度，对其生活带来全方位的影响，设施不足及配套不够可能会带来需求的增多，同时影响着服务利用水平，特别是对社会服务方面的需求。

9.4.3.1 城镇市政公共设施投资规模更大

从全国市政公共设施投资方向看，主要集中在城市和县城。2013年城市市政公用设施固定资产完成投资 16349.8 亿元，比上年增长 6.89%，占同期全社会固定资产投资总额的 3.66%；县城市政公用设施固定资产完成投资 3833.7 亿元，比上年增长 10.6%。而同期，全国村镇的市政公用设施建设投资仅有 3656 亿元，只占到城市和县城公共设施投资总额的 18%，[①] 可见农村的基础公共设施投入不足，是非常严重的一个问题，极大影响着老年人的生活方式、生活环境、交通出行、服务递送等许多领域。

调查数据显示，2010 年我国城市老年人居住地周围有公园的占 47.92%，农村地区仅为 27.19%，城市老年人居住地周围有公园等活动场所的比例高于农村地区。所调查到的市、县平均公园数量分别为 13.68 个和 3.81 个，城乡公共活动设施的差距仍然非常明显。城市老年人住宅周围有集市的占 68.87%，基本可以满足日常购物要求；农村地区周围有集市的仅占 26.47%，给农村老年人购买家用商品带来不便。储蓄网点分布也是城市高于农村地区，有 78.46% 的城市老年人住所周围有银行等金融机构，而农村地区仅有 16.57% 的老年人居住地周围有银行或储蓄所，给农村老年人生活带来了一定的影响。这可能在一定程度上影响农村失能老人对社会服务的需求程度。

9.4.3.2 城镇文化活动设施和文化服务更加到位

从文化事业经费投入看，2010 年全国文化事业经费投入 323.06 亿元，其中农村投入 116.41 亿元，城市投入 206.65 亿元，城市是农村近

---

① 中华人民共和国住房和城乡建设部：《中国城市建设统计年鉴 2013》，中国统计出版社 2013 年版，第 140—141 页。

2 倍。从图书阅读方面看，2010 年全国主要服务农村的 1532 家图书馆总藏书量 10819.4 万册，仅占全国总藏书量的 17.5%；而新购图书总量 400.3 万册，只占全国购书总量的 13.5%。图书馆公用住房建筑面积 214.8 万平方米，仅占全国的 23.9%。

从城乡老年文化活动设施看，2010 年我国城市老年人自报家附近有老年活动室的比例高达 74.93%，而农村仅有 35.87%；城市老年人自报家附近有老年大学和运动场地的比例分别为 48.01% 和 71.10%，而农村则仅为 16.61% 和 33.33%。城镇的老年文化活动设施远远高于农村，城镇老年人能够享受到更好的公共文化服务。从发展趋势来看，城市社区老年人活动设施建设的提高程度也明显大于农村，与 2000 年相比，农村老年人自报家附近有老年活动室、老年大学和运动场地的比例仅上升了 9.98 个、3.72 个和 11.71 个百分点，而城市则分别上升了 20.1 个、18.55 个和 25.13 个百分点，十年间城乡差距进一步加大，农村老年人的活动设施建设仍然需要进一步的投入与加强。这些都会对城乡失能老人精神慰藉方面的需求产生影响并形成差异（见表 80）。

表 80　2000 年、2006 年、2010 年城乡老年人自报附近文化活动设施情况

（单位：%）

年度	老年活动室		老年大学/大学		运动场地	
	城镇	农村	城镇	农村	城镇	农村
2000 年	54.83	25.89	29.46	12.89	45.97	21.62
2006 年	70.92	27.70	43.86	12.09	67.00	33.20
2010 年	74.93	35.87	48.01	16.61	71.10	33.33

9.4.4　文化传统因素分析

在中国几千年的历史长河中，家庭养老一直处于主导地位。配偶、子女等家庭成员仍是老年人照料的最重要资源。相对于城镇而言，农村由于更多延续了农业社会的生活方式，虽然也出现明显的家庭小型化趋势，但至今仍具有强大生命力，所以对城乡失能老人的照料需求及服务利用带来一定的影响。

居住安排是影响老年人能否获取家庭成员照料服务的重要因素。2010 年我国城市老年人独立居住的比例占 54.46%（其中独居户占 14.56%，夫妻户占 39.90%），与其他家庭成员一起居住的占 45.54%；农村老年人独立居住的占 47.25%（其中独居户占 16.26%，夫妻户占 30.99%），与其他家庭成员一起居住的占 52.75%。从居住安排看，农村中与其他家庭成员共同居住的老年人比例明显高于城市，农村老年人更容易获得来自家庭成员的生活照料服务。而城镇老年人与家庭成员共同居住比例较低，生活中的基本照料不像农村老年人那样，可以及时从子女处得到，所以会在一定程度上增加城镇老年人利用生活照料服务的可能性（见表 81）。

表 81　　　　　　　城乡老年人居住安排的城乡比较　　　　（单位：%）

	城镇			农村		
	2000 年	2006 年	2010 年	2000 年	2006 年	2010 年
仅与配偶同住	7.4	8.3	14.56	8.2	9.3	16.26
仅与子女同住	34.7	41.4	39.90	29.7	29.0	30.99
三代同住	14.9	14.5	9.27	16.7	18.1	11.95
其他	34.4	27.4	14.80	41.3	39.0	14.43
独居	8.6	8.3	21.47	4.1	4.6	26.36

数据来源：2000 年、2006 年、2010 年全国城乡老年人口状况追踪调查。

孝文化作为中国传统文化中最基本的道德规范，是养老文化的核心。养儿防老是农村老年人根深蒂固的养老思想和心理，认为为父母提供生活照料和尽孝道，是子女应尽的义务。这些在农村熟人社会中形成的"面子"因素和村规民约，会形成强大的舆论压力，成为影响农村老年人和子女行为的重要因素。所以农村老年人更倾向于在家养老和接受子女的生活照顾，尽管农村子女孝顺程度并不很高，也不愿意因使用照料服务而导致别人说自己的子女不孝顺或不尽赡养义务。这在一定程度上会抑制农村失能老人对服务利用的可能性，特别是一般性的生活照料。

9.5　本章小结

1. 长期照料服务总量供给不足，城乡差异显著。总体上看，长期照料服务的供需矛盾比较突出。失能老人所在社区照料服务的供给与需求之间差异很大，除上门看病外，其他照料服务的提供水平基本在20%以下。但分城乡看，供给状况出现显著差异。

城镇存在供给相对过剩现象。城镇失能老人所在社区的照料服务供给水平总体较高，除聊天解闷外，其他各项照料服务均出现相对的供大于求的现象，即相对的服务过剩。这种相对过剩的供需差值处于6—10个百分点，其中上门做家务的差值达到30%。

农村突出矛盾仍是供给不足。与城镇情况相反，农村存在需求较高但供给不足现象。从供需差值看，所有照料服务均出现供给不足且差值较大，几乎都在30—40个百分点甚至更高，反映出了供给不足的严重程度。城乡供给上的明显不均衡，再次说明了农村在资源配置上仍然处于劣势地位。

2. 长期照料服务的利用率普遍很低，需求满足水平较差。总体上看，服务利用水平普遍很低，需求满足程度严重不足。除上门看病达到20%左右（受农村村医上门看病影响而增高）以外，其他各项照料服务的利用率仅在2%—3%。供给与利用之间存在结构性过剩，供与用的差值较大，出现无效供给与利用低效的双重问题。这一情况反映了较低的需求满足水平。

分城乡看，城镇与农村的服务利用均为利用低效，但在具体服务项目上各有差异。城镇在上门做家务、康复治疗项目的服务利用率，高于农村；而农村在上门看病、上门护理和聊天解闷上，服务利用率高于城镇。城乡在上门看病项目上存在极为显著差异（农村利用率高于城镇近24个百分点），其余项目上各有高低且差异不大，一般保持在2个百分点左右。

3. 关键因素共同制约了长期照料服务的利用。经济状况与服务利用有明显的正相关关系。收入方面，城乡老年人的收入总体较低，一定程度上抑制了失能老人长期照料的有效需求，不利于长期照料服务的更多利用。从分城乡数据看，基本上都显示出了经济状况对服务利用的影响，且经济状况越好的越倾向于更多使用长期照料服务。城镇老人的经济状况总体上好于农村，有较高的利用长期照料服务的可能性。

健康状况、自理能力水平与服务利用有强相关关系。健康与自理情况，是影响因素中的需求因素（按安德森的分类）。总体上，健康状况越差、自理能力越差，则长期照料服务的需求越高，从而服务利用的可能性越高。这也体现了服务利用是对需求满足的基本判断。

农村长期照料服务利用还受到儿子数、朋友资源的显著影响。农村没有儿子的失能老人，利用长期照料服务的可能性更低（是有儿子的60%）。一般理解，没有儿子提供照顾的可能更需要服务，但考虑到没有儿子的失能老人经济收入来源较少、收入水平极低的状况，因经济收入而影响服务利用的可能更大。没有朋友资源的农村失能老人利用长期照料服务的可能性更高（是有朋友资源的 1.41 倍）。在农村，朋友资源多的老人可能得到更多邻里之间的帮扶和照看，一定程度上缓解了照料需求，而没有朋友资源的则更多依赖于使用正式的长期照料服务。

第 10 章　研究结论与政策建议

前文从失能老人长期照料需求类型、需求结构的城乡差异及影响因素、需求满足的现况及原因等方面，对城乡失能老人长期照料需求进行了比较分析。那么，从这些对需求结构的量化研究及差异分析中，我们得到了哪些结论，又有怎样的研究发现，如何与政府部门的制度建立和政策完善有效衔接，建立符合城乡实际的长期照料服务体系？这些都是本研究需要进一步回答的重要问题。本章将在上述研究的基础上，尝试回答以上研究问题，并对我国建立完善失能老人长期照料服务体系提出政策建议。

10.1　研究发现

10.1.1　长期照料需求类型在城乡分布上存在显著差异

1. 在需求规模上，农村长期照料需求超出预期，规模远远大于城镇。有长期照料需求的农村失能老人数量是城镇的 2.31 倍（3570 万人，1548 万人），农村长期照料需求占城乡总需求的 74.55%，是城镇长期照料需求的 2.93 倍。农村有长期照料需求的失能老人，占农村失能老人总数的 87.66%；城镇有长期照料需求的失能老人，占城镇失能老人总数的 67.26%，农村的需求水平高出城镇 20.4 个百分点。

2. 在需求层次上，城乡呈现出随自理能力变差而照料需求升高的一致趋势，但农村在每一自理能力等级上的需求水平均高于城镇。在轻微失能和轻度失能等级上城乡差异显著，农村明显高于城镇，而在中重度失能等级上城乡差异逐渐缩小并趋于接近。这反映出高等级长期照料需求对照料服务项目的趋同性。

3. 在需求类型上，农村各类长期照料需求均明显高于城镇并受到不同因素影响。生活照料需求上，农村是城镇的 1.51 倍，主要受到年龄、健康状况、自理能力、照料负担和社区居住时长的影响；健康照料需求方面，农村是城镇的 3.61 倍，主要受到性别、地域、健康状况和自理能力影响；社会支持需求方面，农村是城镇的 4.82 倍，主要受地域和健康因素影响最大；精神慰藉需求方面，农村是城镇的 3.48 倍，受婚姻状况、照料负担、社区居住时长的影响最大。各照料类型的需求水平上，除生活照料以外，农村失能老人对各类长期照料的需求水平都明显高于城镇。其中，健康照料需求最为突出，高于城镇 35.96 个百分点。

4. 在需求模式上，城乡失能老人长期照料需求的模式不同，农村需求模式以健康照料突出为特征，而城镇则是以生活照料和健康照料并重为特征。城镇长期照料需求按高低次序，分别是健康照料（37.77%）、生活照料（29.99%）、精神慰藉（20.05%）和社会支持（12.20%）；农村相应的次序是健康照料（40.67%）、精神慰藉（23.79%）、社会支持（20.07%）和生活照料（15.47%）。这为我们提供了城乡发展照料服务的重点方向。

5. 在需求项目上，城乡失能老人有不同的需求水平。城镇、农村失能老人在生活照料上的最大服务需求是帮助洗澡，在健康照料上的最大服务需求是上门看病，在社会支持上的最大服务需求是帮助洗衣。农村失能老人在帮助室内走动、帮助上下床、帮助穿衣、帮助吃饭、上门看病、聊天解闷 6 个项目上，需求水平高于城镇；而在生活照料中的帮助洗澡、帮助上厕所，健康照料中的上门护理、康复治疗，以及社会支持中的帮助洗衣、帮助做饭、帮助购物、帮助扫地 8 项上，城镇的需求水平高于农村。这既体现了农村基本卫生服务资源严重缺乏下，农民对上门看病的突出需求，也反映了城镇居民经济状况较好的情况下其社会支持需求得到较多释放的现状，为城镇与农村发展长期照料服务的重点内容提供了参考。

10.1.2　长期照料需求具有复合型、动态性、个体化的特点

城乡失能老人的长期照料需求不是单一的、不变的，而是在不断发展变化的，它受到个体特征、经济社会特征、家庭特征和生活环境特征的多方影响。随着自理能力逐渐变差，长期照料需求倾向于向更高等级发展，而失能老人的基本日常生活能力的核心功能将逐步失去；失能老人家庭成员的情况变化，可能会带来长期照料需求的增加；失能老人得到较好的康复治疗后，可能会降低对长期照料的需要；并且，每位失能老人的需求可能是多样的，是不同类型需求的不同组合（共列出了 15 种组合模式）。因此，可以得出一个基本判断，即失能老人的长期照料需求是复合的、动态的和具有个性化的特点。

需求的个性化，就需要我们以需求为导向，开发个案化的服务产品，为不同的失能老人提供个案服务包，以有针对性地满足长期照料需求。

需求的复合型，要求我们为失能老人提供的照料服务必须是一个服务体系，是集生活照料、健康照料、社会支持和精神慰藉等多种需求为一体的综合服务，是生活照料与医疗护理、社会服务的一个整体组合。

需求的动态性，要求我们要发展有效的评估体系和评估标准，根据失能老人长期照料需求的变化，提供从家庭到医院的一系列连续性的长期照料服务，包括这中间的社区医疗站、日间照料、日托所、护理所、康复中心、姑息服务等。

基于以上分析，汲取福利多元主义的理论营养，长期照料需求的有效满足必须来源于多元化的服务主体，这样才能足够地保障根据需求匹配充足、可及、对等的照料服务，所以充分发挥政府、家庭、社区、机构和社会组织等多方主体作用，成为必然选择。

10.1.3　自理能力水平评估是长期照料需求测量的重要环节

研究发现，自理能力等级是影响长期照料需求和服务的关键性共性因素。

1. 自理能力水平是影响需求层次的关键性因素。本研究将自理能力等级分为轻微失能、轻度失能和中重度失能（含中度、重度、极重

度）三大层级。自理能力越差，则长期照料需求越高，二者呈现城乡一致的强相关、正相关关系。自理能力等级为中重度失能、轻度失能的老人，其长期照料需求分别是轻微失能老人的 5.57 倍、1.48 倍。这方面城乡差异主要体现在：农村失能老人的长期照料需求总量更为庞大，在各需求等级中的占比相对更高，而城镇失能老人长期照料需求内部的结构性压力则相对较高，城镇中重度失能老人需要长期照料的可能性是轻微失能老人的 8.81 倍，而农村仅为 3.29 倍。具体到不同需求等级内部，在需求项目上则存在一定差异。

2. 自理能力等级也直接影响着需求类型的差异。处在中重度失能等级的城乡老人，其生活照料、健康照料和精神慰藉需求，分别是轻微失能等级的 11.41 倍、1.46 倍、1.11 倍；与自理能力等级相对应的健康状况，也对长期照料需求产生重要影响，健康状况差的失能老人的生活照料、健康照料、社会支持和精神慰藉需求，分别是健康状况好的失能老人的 4.26 倍、1.34 倍、1.63 倍和 1.14 倍，比健康状况好的失能老人在各方面的照料需求都要更高些。

3. 从长期照料需求满足/服务利用的情况看，自理能力等级仍然是为数不多的显著性影响因素。自理能力水平越差，则越倾向于更多地使用长期照料服务。具体来说，中重度失能老人需要以照料护理为主的服务；轻度失能老人由于仍具备一定自理能力，需要介助、辅助类的照料服务；轻微失能老人则由于功能受损程度最轻，只需要提供社会支持服务就可以帮助他们保持相对独立的生活能力。中重度失能、轻度失能的老人，其使用长期照料服务的可能分别比轻微失能老人高出 73% 和 33%。失能老人自理能力水平的等级分布，是以需求为导向发展有针对的长期照料服务的基础。

可见，自理能力等级是影响需求的重要关键因素，在需求的迫切程度和类型分布上都产生了显著影响，也是提供长期照料服务的重要参考和依据。可以认为，对失能老人自理能力水平进行全面评估，是建立长期照料服务体系的基础。

10.1.4 个体特征差异凸显失能老人中的一个极度弱势群体

受个体特征及经济社会的影响，城乡失能老人的长期照料需求在性别、民族、区域、婚姻状况、教育程度等方面存在明显差异，即使是在同等功能障碍程度下，也呈现出不同的需求水平。

从城乡角度看，农村失能老人规模更大、健康状况更差、教育程度更低、经济状况更差、无配偶及独居的比例更高、子女孝顺程度更低、社区可及的照料服务更少，所以农村失能老人相对于城镇而言，面临的困难更多、更为弱势，需要在政策上予以支持和帮助。

从性别角度看，女性失能老人是弱势群体。一方面，女性失能老人数量明显多于男性，比例为 116∶100，另一方面，女性失能老人各方面需求都相对更为突出，由于受生命周期历程影响，女性在教育程度、经济收入等方面相比男性存在明显差距，进一步增加了女性失能老人的困难。特别是农村女性失能老人，几乎所有方面都处于劣势，是所有群体中最脆弱的一部分。

从区域角度看，中西部农村失能老人需求较高。不同地域间经济社会发展水平的一定差异，带来了东部与中西部在失能老人长期照料需求上的明显不同。东部失能老人城乡比较为接近，中、西部城乡比逐渐拉大差距，中、西部特别是西部农村地区失能老人占比很高，他们的各类照料需求非常突出，需要在制定政策时特别给予关注。

从婚姻角度看，有无配偶是影响失能老人长期照料需求的重要因素。不论城乡配偶都是失能老人的重要照顾者（在城镇配偶是首要照顾者，在农村则作为第三位照顾者排在儿子、儿媳之后）。数据分析显示，无配偶失能老人的社会支持需求和精神慰藉需求，显著高于其他婚姻状况的老人（约为有配偶老人的 1.3 倍）。

综合前几章的分析，可以发现：具有农村、女性、高龄、无配偶、独居、空巢、中西部、低收入特征的失能老人，倾向于有更高的长期照料需求。其中，两种或两种以上特征叠加的失能老人，成为特别需要帮助的弱势中的弱势群体，如农村高龄女性、西部农村无配偶失能老人等。

10.1.5　家庭对城乡失能老人的长期照料有重要意义

在各类家庭特征的因素中，子女数量、子女孝顺程度、是否有照料负担等因素，对城乡失能老人长期照料需求有重要的影响。特别是在对农村失能老人的分析中发现，子女数量和孝顺程度既是影响农村失能老人需求的重要变量，也是影响需求满足（服务利用）的重要因素，这进一步说明了家庭对城乡失能老人长期照料的重要意义和家庭养老在中国的特殊地位。

数据显示，子女不孝顺，则失能老人需要长期照料的可能性越高；子女孝顺，则失能老人利用长期照料服务的可能性越低。这从两个方面说明，农村失能老人更多依赖家庭养老方式，长期照料需求往往能够从子女处得到满足，孝顺的子女可以使失能老人在家中得到更好的照料，从而一定程度上缓解了失能老人的长期照料需求，同时降低了失能老人对长期照料服务的利用。此外，农村失能老人长期照料服务还受到儿子数量的显著影响，这更加显示出习近平总书记在2015年春节团拜会上所说的"发扬光大中华民族传统家庭美德，促进家庭和睦，促进亲人相亲相爱，促进下一代健康成长，促进老年人老有所养"的重要意义。

家庭有无照料负担，是影响长期照料需求的重要因素，特别是显著地影响农村失能老人对各类照料的需求程度。家庭有照料负担的城乡失能老人，需要长期照料的可能性，是没有家庭照料负担的1.58倍。这一因素在城镇、农村都表现得非常显著。其中，城镇是1.37倍，农村是1.79倍，农村受到"家庭照料负担"这一因素的影响程度更深。可见，家庭照料资源是有限的，更多的照料负担会减少失能老人可以从家庭内部得到的照料资源，从而一定程度上抬高其长期照料需求。

此外，失能老人的家庭照料给子女带来沉重的照料负担，他们经常身心俱疲、心情沮丧且精神高度紧张，照料者的职业生涯和家庭生活也有可能受到不同程度的影响，所以对家庭照料者的支持是一个必须考虑的重要问题。

10.1.6 经济状况是影响长期照料需求满足的重要因素

经济状况在城乡失能老人长期照料服务利用影响因素中的作用具有显著性。经济状况越好，则服务利用的可能性越高，需求则越在更高程度上得到满足。城乡经济状况富裕的失能老人比经济状况困难的失能老人，使用长期照料服务的可能性要高出 28%，这一比例在城镇是 63%，在农村相对没有那么显著。但我国这一代老年人由于历史原因，收入不高、保障不足，总体上收入水平低于社会平均收入，直接影响了对长期照料服务的有效利用。特别是失能老人，如果自身养老准备不足、家庭支持力度不够，在家庭照料不能及时提供的情况下，就很有可能面临无人照料的困境。

当前，我国已经建立了养老保障、医疗保障制度，开启了从制度上解决老年人贫困、疾病风险的进程，但在应对老年人失能风险方面尚缺乏制度性安排。特别是对公民进入老年期面临失能风险时，需要各种长期照料服务的费用问题，没有形成制度性保障机制。加之我国老年人经济收入较低，虽然有庞大的长期照料的潜在需求，但不能形成有效的市场需求，长期照料服务体系也难以发展。

现在已有的一些制度设计中，为保证给最需要的群体提供基本保障，以瞄准机制为前提对保障对象规定了一些限制条件，这在一定程度上影响了照料服务需求的满足。比如，一些地区开展的居家养老服务补贴制度，规定只对低保家庭、低收入家庭的失能老人，80 岁以上、独居、重疾等老年人，由政府购买服务。这些政策以经济收入作为条件进行界定，导致只有贫困、高龄的失能老人才能享受到长期照料或居家养老服务，对经济状况普遍较差但不属于低保对象的规模更大的失能老人，还不能起到补贴费用、促进消费和需求满足的作用。

由此可见，服务使用与经济收入、支付能力有密切相关；采取有效措施提高老年人的保障水平和经济收入，是满足失能老人长期照料需求、提高长期照料服务利用的根本途径。

10.1.7　服务供给与利用水平决定长期照料需求的满足程度

1. 研究发现，城乡长期照料服务总量上供给不足，但城乡之间差异显著，存在城镇相对过剩与农村供给不足的双重矛盾。总体上看，长期照料服务的供需矛盾比较突出，失能老人所在社区照料服务的供给与需求之间差异很大，除上门看病外，其他照料服务的供给水平基本都在 20% 以下。分城乡看，城镇社区的照料服务供给水平总体较高，多数照料服务项目如上门护理、上门看病、康复治疗、上门做家务等均出现供大于求的现象,即相对的服务过剩。与城镇情况相反,农村的所有照料服务项目均出现供给不足且落差较大,几乎都在 30—40 个百分点甚至更高。城乡供给上的明显不均衡,再次说明了在城乡二元结构下的农村仍然处在资源配置的劣势。

2. 与此同时,城乡长期照料服务的利用率普遍很低,失能老人照料需求的满足水平较差。这一现象在城镇与农村普遍存在。除上门看病以外,其他各项照料服务的利用率仅在 2%—3%。在城镇较高供给水平的情况下,极低的利用率说明可能存在"供非所需"现象,所供给的服务未能有效匹配需求,从而导致无效供给与利用低效的双重问题。这进一步凸显了对城乡失能老人长期照料需求研究的重要性,并需要根据需求类型及服务项目的分布,进行有针对性的靶向供给,这样才能更好地满足失能老人的照料需求。在农村较低供给水平的情况下,极低的利用率则说明,充足的供给是服务利用的前提。在现阶段的中国农村,必须首先解决公共基础设施投入和基本公共服务均等化问题,让农村共享经济社会发展成果。当然,这一过程中同样需要注意服务供给的有效性和针对性,以需求为导向提供有意义的被需要的服务,这样才能提高服务的利用率,更好满足失能老人的长期照料需求。

3. 我国城乡失能老人对所居住社区有高度依赖,社区是否提供照料服务对长期照料需求及服务利用有显著影响。城乡失能老人所需要的长期照料服务,除家庭成员之外基本上都是从所在社区获取的。从国际上看,长期照料回归家庭和回归社区是普遍趋势,发展社区照料(community care)是完善的长期照料服务体系中的重要内容,社区照料可以提供适当水平的干预和支持,使人们能最大程度地独立和控制自己的生活。所以,我们要大力发展社区长期照料服务,充分发挥社区对居家养老和长期照料的支撑作用,为居家长期照料的失能老人提供更有效的支持。

10.2　政策思考

2013 年 7 月 1 日生效的《中华人民共和国老年人权益保障法》第

三十条明确规定:"国家逐步开展长期护理保障工作,保障老年人的护理需求。对生活长期不能自理、经济困难的老年人,地方各级人民政府应当根据其失能程度等情况给予护理补贴。"本研究表明,失能老人的照料需求不仅量大,而且十分迫切,因此,认真实施这一规定,加快开展长期护理保障工作的进程,已经是我们刻不容缓的使命。

我们亟须探索回应失能老人照料需求的政策。为此,首先需要明确设计政策的基本理念。

10.2.1　设计长期照料服务政策的基本理念

10.2.1.1　以需求为导向,构建城乡统筹的长期照料服务体系

长期照料是针对老年人的特殊需求而产生发展的,只有"以需求为导向",根据顾客群的需求去开发产品,并力求在服务过程中取得顾客满意度,才能满足失能老人的要求。只有把握住了长期照料服务的需求结构,才可能为有效供给提供依据和标准。已有研究发现,失能老人长期照料需求城乡差异显著,并且失能老人长期照料需求具有综合性、持续性、专业性等特点,其需求的服务类型往往是复合的、多样的、动态的、个性化的。

通过对城乡失能老人长期照料需求的研究发现,不同需求类型对应的服务类型和服务项目,在城乡之间的分布是不同的,在整个长期照料服务体系中所处的位置、作用也是不一样的。生活照料服务能帮助失能老人完成基本日常生活活动,健康照料服务对体弱多病的失能老人尤为重要,社会支持服务能帮助他们更好地融入社区生活环境,精神慰藉服务则体现了对失能老人的人文关怀。对于不同自理等级失能老人,不同类型服务能够产生的积极作用也理应有所不同。

我国过去一个时期,为了加快发展社会养老服务,采取以政府主导的"计划取向"强力推进。这在加大资源投入和体系建设初期,发挥了重要作用,但也带来了服务模式单一、供需不够匹配等问题。为此,我们提出要以人为核心、以需求为导向来发展长期照料服务,以更好地保障和改善失能老人的生活质量。

根据对需求类型的研究,就长期照料服务内容提出如下政策目标:构建以生活照料为基础,健康照料为重点,社会支持为拓展,精神慰藉

为提升的城乡并行协调发展、不同自理能力等级间有所区别的失能老人长期照料服务综合体系。在这个体系里，一要根据城乡长期照料服务需求的规模，匹配服务供给资源。二要突出健康照料服务。健康照料需求的规模居于首位，需求最为强烈，也是现有供给体系中的最薄弱部分，在长期照料服务中要特别加强健康照料服务的有效供给和能力建设。三要根据长期照料需求类型提供相对应的照料服务项目，这对于指导长期照料服务产品的设计、调配和供给等实操工作，都具有很强的针对性。这一分析结果包含的信息对长期照料服务提供者具有指导意义，能使其服务供给与失能老人实际需求更好地进行匹配。

10.2.1.2　坚持福利多元主义，明确并强调不同主体的责任与义务

福利多元主义主张社会福利来源的多元化，这方面既不能完全依赖市场，也不能完全依赖国家，福利应当是全社会的产物。它认为，社会福利可以由公共部门、营利组织、非营利组织、家庭和社区共同负担，而政府角色则转变为福利服务的规范者、福利服务的购买者、物品管理的仲裁者以及促进其他部门从事服务供给的角色。在构建失能老人长期照料服务体系中，我们需要汲取福利多元主义的思想营养，形成社会各方共同参与的多元供给体系。在构建失能老人的长期照料服务体系时，相关方的责任和义务需要得到明确的界定。

一是政府的责任。政府在长期照料服务体系中是最重要的角色，它承担着制定法规制度、搭建政策体系、质量监管、购买和提供服务、人才培养和信息系统建设等。目前，服务型政府的理念已经开始深入人心，实践中政府已经开始以政策倾斜和购买服务等形式在逐渐承担起这方面的责任。当前，最紧要的是积极推进长期照料的政策构建工作。

二是市场的功能。市场是长期照料服务的直接提供者，其主要职能是按照市场规律生产和递送服务产品，在市场中提供照料服务的包括护理院、日间照料中心、老年公寓、居家看护等机构和企业。

三是社区的责任。在我们所提倡的"居家养老为主、社区为依托、机构为补充"的养老模式中，社区居于中枢的地位，需要起到面向整个社区居民、整合资源、构建平台、管理服务的关键作用。

四是家庭的责任。家庭始终是长期照料的重要承担者。其责任主要

包括资金筹集和提供照料两个方面，配偶和子女有义务为家庭中的失能老人，提供经济供养、生活照料、精神慰藉和情感关爱，这是义不容辞的责任与义务。"没有无义务的权利，也没有无权利的义务。"① 当前需要特别强调子女的责任，强调子女对父母的财产继承权利和赡养义务的对应关系，子女不得以任何理由放弃履行赡养义务。② 在对失能父母的照料服务上，如果子女在日常照料上不能亲力亲为，也必须承担起照料费用及精神慰藉的义务。面对目前赡养、继承问题的纠纷日多，这一问题需要予以特别强调。

五是社会组织的责任。社会组织是长期照料服务体系的重要组成部分。它主要包括非政府组织、志愿服务组织、慈善组织、社会互助组织等形式，发挥着提供服务、资金筹集、舆论监督、沟通协调等功能，是弥补政府与市场不足的重要力量。

六是个人的责任。个人要承担自我养老的主体责任。这种责任最主要的体现是在养老资金或长期照料费用的积累上，甚至还包括对自身健康的资金投资、时间投入、精力分配等。我们强调政府、家庭、社区等方面的责任，但并不意味着个人可以过度依赖。个人应该树立青年积累、老年消费的理念，在年轻阶段通过劳动、储蓄、保险、金融等方式，为自己老年期的生活积极作出规划和准备。

10.2.1.3　整合挖掘资源，调动社会各方参与长期照料的积极性与潜能

20 世纪末，在思考政府治道改革的领域，关于政府如何进行公共事务的管理，出现了许多有价值的思想。一是人们熟知的治理思想。它强调治理的目标是政府与公民社会的合作，主张在整个治理过程中，政府与公民等多个利益主体都积极参与到公共政策的各个过程，合作协商，达成共识。俞可平首先把这一治理理论引入中国，之后，提出了"善治"理论，指出"善治的本质就在于它是政府与公民对公共生活的合作管理，是政治国家与公民社会的一种新型关系，是两

① 《马克思恩格斯选集》第 2 卷，人民出版社 1995 年版，第 610 页。
② 《中华人民共和国老年人权益保障法》第十五条规定，赡养人不得以放弃继承权或者其他理由，拒绝履行赡养义务。

者的最佳状态"①。二是美国社会政策专家内尔·吉尔伯特（Neil Gilbert）教授在 20 世纪 80 年代后期提出了"能促型国家"（the enabling state）的理论，这一理论突出了"能力"这一关键词，主张国家通过推动社会的能力建设，来完善社会保护，推动社会经济的发展。② 不难看出，能促型国家、善治理论中有一个共同的思想，即注意调动社会各主体的积极性来参与公共事务的管理，大家在与政府的合作中共同解决公共管理的问题。

在思考失能老人照料问题时，我们需要汲取上述思想营养，尽量挖掘容易被忽视的包括机构、个人在内的社会各主体的积极性和潜能，建构整合他们资源的照料服务体制机制，大家参与合作，共同解决长期照料的问题。

10.2.1.4　注重城乡统筹，加大资源向农村长期照料服务倾斜的力度

建立失能老人长期照料服务体系的重点和难点在农村，能否真正解决好农村失能老人的长期照料服务问题，是关乎整个照料服务体系建设成败的核心问题。本研究表明，农村失能老人群体的规模之大，其长期照料需求之强烈不仅远远大于城镇，也远远超出预期。例如，城乡失能老人健康照料需求，农村是城市的 3.5 倍。很明显，这是我国城乡二元社会长期作用积累的结果，也是一种历史欠账。这再次提醒我们，必须下大力气缩小这一差别，对农村失能老人的长期照料问题予以特别的关注。

为此，在构建城乡失能老人长期照料服务政策的时候，需要在价值引导上特别注意城乡统筹，把农村失能老人长期照料服务纳入整个失能老人长期照料服务的全局之中进行通盘筹划、综合考虑，以城乡一体化发展为最终目标，统筹城乡相关资源，最终打破城乡界限，优化资源配置，实现共同繁荣。要根据城镇和农村地区经济社会的不同特点和失能老人需求结构差异，确定发展的优先次序和重点任务。既要发挥城镇在

---

①　俞可平：《治理与善治》，社会科学文献出版社 2009 年版，第 9 页。

②　Neil Gilbert, Barbara Gilbert, *The Enabling State: Modern Welfare Capitalism in America*, New York: Oxford University Press, 1989, pp. 171 - 173.

资源聚集和使用的规模效应、效率作用，又要挖掘农村乡土资源的独特优势；既要推动城镇长期照料服务的率先发展和示范作用，又要格外重视把公共资源配置的重点放在农村。

鉴于农村基础设施相对落后、公共服务资源相对短缺的现状，当前的首要问题是加大资源向农村失能老人长期照料服务倾斜的力度，在长期照料服务资源的布局和配置上，突出回应农村的现实需求。

10.2.1.5 从实际出发，分步实现长期护理保障体系的构建

近来，不少人士呼吁尽快构建我国的长期护理保险制度，用以支撑长期照料服务的巨额费用。对此，作者的看法是依国情实际，分步骤实施。为回应失能老年人的照料需求，我们需要建构针对他们的"长期护理保障体系"。在政策设计上，主张分两步走。第一步，大力发展长期照料服务阶段，这属于建构长期护理保障制度的探索阶段；第二步，推出长期护理保障制度阶段。之所以要分两步走，是因为只有积累了长期照料服务的经验，在设计长期护理保险及保障制度时，才能做到制度风险的最小化，但尝试工作本身，也应视为长期护理保障制度的一部分。

国外长期护理保障制度有社会长期护理保险、长期护理救助、长期护理福利，以及这三种模式之外的商业长期护理保险。① 其中，社会长期护理保险是长期护理保障的一种重要模式。长期护理保险制度十分复杂，牵扯到的利益方较多，一般国家从酝酿到出台，都经历了一个较为漫长的时间，例如，日本经历了 10 年，韩国经历了 8 年（见表 82）。产生这种结果的原因是多方面的，主要是因为，推出这样的社会保险制度在可能给当期劳动力人口带来负担的不确定性，以及给制度受益人带来的福利稳定性的可靠程度方面，需要考虑复杂的因素，而且，这些因素在不同国家的差别也很大，因而不可能直接照搬别国经验，必须自己细心研判。但是，即使面对这样的挑战，在老龄化等社会问题的压力之下，这些国家还是无可奈何地开启了这一艰巨工作的尝试。今天，他们的经验足可成为我国开展这方面工作的珍贵教材。

---

① 谭睿：《国外长期护理保障制度的实践及启示》，《社会福利》（理论版）2014 年第 7 期。

表82　　　　　　　　　　日韩出台长期照料保险历程

	日本	韩国
准备年份 当年老龄化率（65＋）	1990 年 9.1%	2000 年 7.2%
推出年份 当年老龄化率（65＋）	2000 年 17.2%	2008 年 10.3%
经历时间（年）	10	8

资料来源：日本介护工作研究所组织编写、住居广士主编：《日本介护保险》，张天民、刘序坤、吉见弘译，中国劳动社会保障出版社 2009 年版，第 1 页；鲜于憨：《韩国人口趋势及老龄化对策》，载王伟主编：《中日韩人口老龄化与老年人问题》，中国社会科学出版社 2014 年版。

　　我国现实的社会需求压力需要我们加快构建符合中国实际情况的长期护理保障制度的步伐。我国当前的老龄化率（65＋）2013 年已经达到 9.7% ，① 这个数字相当于 1990 年日本着手准备建立长期护理保险制度的水平，比韩国着手准备的 2000 年还要高出 2 个多百分点。老龄化程度迅速加快加深的社会现实已经让我们在建构长期照料保险制度上不能再踟蹰迟疑。我国老龄化社会已经产生和积累的服务需求压力，已经等不及我们按照西方国家的那种思路去慢慢积累资金，我们必须立即启动相关工作。当然，这一工作的难度是可想而知的。在我国基本实行现收现付保障方式的框架下，在开展长期护理保险精算工作时，需要对老年人健康状态、失能状况的发生率、失能的程度及对应的照料成本及其动态演化趋势等多种因素有尽量精准的把握，不仅如此，我国作为一个巨型国家，地区差别很大，就更增加了设计的难度，增加了相关研究工作的挑战力度。因此，本研究主张，以积极稳妥的原则分步实现长期护理保障体系的构建。当前阶段，应着眼需求，着力发展好城乡失能老人长期照料服务体系。

　　在以上基本理念的指导下，下面将分城乡地提出关于失能老人长期

---

　　① 国家信息中心首席经济师范剑平：2030 年中国 65 岁以上人口占比将超过 20% ，2014 年 12 月 24 日 16：41，新浪财经，http：//finance. sina. com. cn/hy/20141224/1641211556 23. shtml。

照料服务的政策思考。

10.2.2 城镇失能老人长期照料服务的政策思考

10.2.2.1 居家照料：长期照料由传统型转向社会型

从国际上看，长期照料回归家庭和回归社区是普遍趋势，即便是发达国家其机构院舍照料比例一般也不会超过5%。我国提倡"居家为基础、社区为依托、机构为支撑"的养老模式，是对老人需求、传统因素、资源约束、世界趋势等多种因素综合考虑的结果，具有极大的合理性。所以，除了需要密集照料服务的一部分中重度失能老人入住养老机构之外，大部分失能老人都是在家庭和社区实现长期照料的。[①] 这里，居家养老不同于传统的家庭养老，它是指老人居家而接受社会化的养老服务，是社会型养老模式的组成部分，也是"就地老化"（aging in place）的中国化模式。在这一模式中，政府和社会力量依托社区，为居家的老年人提供生活照料、家政服务、康复护理和精神慰藉等方面的服务，是养老模式由传统型向社会型转变的表现。当前，我们需要努力推进照料模式由传统型向社会型的转变，大力发展成本低、效率高、易接受的居家照料模式，使其成为我国老年人长期照料的主要方式。

10.2.2.2 居家式长期照料的模式已经在发育

毋庸赘言，除重度、极重度失能老人适宜由机构集中照料外，大多数中轻度失能老人的长期照料服务是通过居家照料方式解决的。当前，我国城镇已经出现了大量居家长期照料的实践，发育了若干模式可供总结：

南京鼓楼区模式：鼓楼区是在鼓楼老龄工作委员会的领导下，由老龄委办公室负责实施并协调；各社区居委会，以及社会组织——"心贴心老年人服务中心"下属的托老所提供服务；街道及社区干部、老年人协会和"心贴心老年人服务中心"负责监督。这一模式中，参与福利递送的主体是多元的，社区则是整合资源、组织服务的重要平台。范炜峰等人在研究鼓楼模式后有过极为简洁的概括，认为解决了如下重要问题：

---

① 据民政部统计公报，截至2015年底，全国共有各类养老床位672.7万张，先不说这些床位中用于护理的床位有限，即使全部床位用来提供给失能老人，也仅能解决不足六成的中重度失能老人的需求，仍有几千万失能老人需要在家庭和社区中接受照顾。

（1）购买主体：鼓楼区政府每年从年度财政预算中拿出一定经费，购买居家养老服务；（2）服务主体：服务由非营利机构提供，即鼓楼区心贴心老年人服务中心；（3）服务队伍：社区下岗、失业、困难人员，经过专业机构培训后上门服务；（4）服务对象：本区内的高龄、独居、困难老人（包括残疾人）；（5）服务内容：每月 20 小时的家政服务，包括生活照料、日常护理或者特殊护理、医疗康复、精神慰藉等；（6）服务方式：上门免费服务、探访、安装"安康通"和求助门铃。①

兰州城关区模式：养老服务信息平台。以网络通信平台和服务系统为支撑，通过热线电话、指挥平台、加盟企业，采用政府引导、市场运作、企业加盟、社会参与的方式，满足了老人无须入住养老院，便可在家享受到专业化和标准化的养老服务的愿望。（1）服务对象：全体老年人，根据老年人经济状况、家庭状况、身体状况以及服务需求的不同，将服务对象划分为 A、B、C 三类，分别给予不同的政策优惠和补贴。（2）服务内容：根据老年人日常生活需求，主要提供七类 170 项服务，包括生活照料、医疗保健、家政便民、日常陪护、心理慰藉、法律咨询、娱乐学习等。（3）服务方式：市场化运作，由加盟企业（在系统中注册并经过资格认证），为需要帮助的老年人提供服务，月底由财政统一结算。（4）运作方式：下设呼叫指挥中心、加盟企业管理中心和接待中心三个工作部门。呼叫指挥中心负责接收老年人的服务需求，将需求指令下达到加盟企业管理中心；加盟企业管理中心负责老年人居家养老服务需求的承接和对加盟企业的管理；接待中心负责服务信息收集，帮助老年人解决问题。

苏州姑苏区模式：虚拟养老院。以区域内的会员制老人为组织形式，依靠信息技术建设为老服务数据库，制订规模化的养老服务计划，通过专业化、规范化、标准化的闭环运作的养老服务系统，实现居家养老需求的有效满足。（1）数据采集：入户调查老人需求，并根据会员老人服务需求信息采集情况，结合自身的服务能力和服务新产品，制定有计划的服务安排，纳入信息系统形成服务数据库。（2）服务计划：根

① 范炜峰、祁静、薛明蓉、郑庆、甘筱敏：《政府购买公民社会组织居家养老服务研究——以南京市鼓楼区为例》，《科学决策》2010 年第 4 期。

据服务数据库中的老人服务计划，由专职服务队伍上门提供服务，服务内容包括家政便民、康复保健、物业维修、人文关怀、娱乐学习、应急救助 6 类 53 项。（3）质量监控：对所有服务项目的标准进行细化和规范，并将其标准化、流程化，依据信息系统进行在线服务监督，实现服务的即时和质量的可控。（4）运营方式：以"初期体验、产生依赖、形成需求、市场运作、产业发展"为建设理念，以"基础服务"+"增值服务"的双轨模式，通过升级服务产品和拓展连锁网点，提供低偿有偿服务实现可持续运营发展。

北京青松护理模式：① 以老年人居家专业护理服务为战略核心，通过全职护士为失能、半失能的老年人提供非时段的专业护理。即某一个护士每天会按时拜访若干老人，提供包括康复咨询、疾病检查乃至对保姆的专业指导。（1）服务人员：全职护士。不同于一般性的家政及保姆式服务，这一模式的工作人员是有专业背景的人士，一般是有全日制医学护理教育背景，并有一定临床护理经验的服务人员。（2）服务内容：以康复护理为主要内容的专业服务，青松特别强调"康复性护理"的理念，② 即通过专业护理延缓老人因慢性病引起的身体恶化和功能衰退，维持身体功能以帮助老人与疾病和平共处。（3）服务品质：以大多数家庭可以承受的价格，以持续的和高质量的上门服务，让老年人高质量地享受生活服务。（4）护理者支持：为所有护理人员提供心理辅导和心理干预，舒解日益积累的消极情绪，对护理人员做好心理支持。

总体上，可以对居家式长期照料作如下概括：（1）在照料模式上，一般形式是老年人居住在家中，接受来自社区的社会化的服务，可以是上门服务，也可以是日间照护、喘息照护；（2）在照料内容上，根据失能老人长期照料需求类型分为生活照料服务、健康照料服务、社会支持服务以及精神慰藉服务，既包括专业人员提供的专业性服务，也包括非专业人员提供的协助照料服务；（3）在照料队伍上，服务的供给者包括社会/社区的专门组织（机构）中的专业人员和从业人员，以及社

---

① 青松老年看护服务（北京）有限公司，成立于 2004 年，是中国第一家全方位了解和研究老年人需求、专门服务于银发人群的公司。

② 与这一理念相对的是常见的"替代性护理"，这种方式就是请护工来替代老人完成行动，这样的护理更简单，缺点是容易让老人因为长期缺乏运动而失去功能。

区的就业困难者、少量志愿者等；（4）在照料费用上，资金来源于单位、社会和个人等多种渠道，其中，政府通过购买服务等形式，负担各种长期护理服务所产生的一定的费用（包括对困难老人的照料补贴），成为失能老人长期照料资金来源的重要组成部分；（5）在运作方式上，城镇失能老人的居家式长期照料服务，注重发挥市场主体和市场机制的作用，通过信息化平台、专业化服务、标准化规范的方式，来保证对失能老人长期照料需求的满足。

10.2.2.3 为构建长期照料保险制度进行准备

前文述及，我们需要积极为构建长期照料保险制度做准备。这种准备远远不是仅仅依赖案头工作就可以胜任的，需要的是实践经验的积累和提升。当前城镇长期照料服务实践恰可以从五方面为此做出贡献。

第一，服务人员的培养。无论是专业服务人员还是非专业服务人员，我们都极度短缺。这种短缺不只是总体数量的短缺、技能的短缺，还包括结构性短缺，如健康服务、心理服务技能的短缺。需求带动发展。城镇居家养老照料的实践，将会促进服务人员培养和服务队伍的发展。

第二，管理经验的积累。长期照料保险制度中的管理、督导、评估，是传统家庭照料功能外化的新领域，在我们是一件全新的工作。这些工作都有一定专业知识的要求，其人员的养成、工作机制的构建，都需要通过实践的摸索，逐渐积累经验，进而上升到工作模式。

第三，对照料需求的认知。长期照料保险制度建立的前提是对照料需求的宏观把握。长期照料需求的等级决定失能老人对服务需要的迫切程度，长期照料需求的类型决定失能老人对服务内容的选择方向。在这方面，本研究做出了努力，不过，这只是极为初步的；对于构建长期照料保险制度的需要而言，基于照料实践中对需求的认知，以及相关信息的系统采集是绝对必要的。

第四，照料服务成本多元筹资模式的探索。目前，实践中的照料补贴是针对困难老人的，这是一种政府财政补贴的模式。而面向普通老年人的长期照料服务，其费用构成是多元的，包括政府、保险、社会、个人等，保险支付只是其中的一部分。因此，如何将目前的只针对困难老人的照料补贴，转向面向一般老人的多元付费模式，各方比例多少最为合理可行，还需要在实践中探索。

第五，对家庭照料者的支持和优惠政策。这包括税收、购房方面的优惠和直接的照料补贴。这是支持家庭养老、强化家庭养老功能的必要举措。

这样，我们就得出了居家为本的长期照料的发展导向，这就是以建构长期照料保险制度为目标，在对失能老人长期照料服务的实践中，积极探索在人员养成、管理体制、需求信息的采集、服务费用构成，以及向照顾失能老人家庭成员给予优惠政策等方面的经验，以期早日推出我国的城镇居民长期照料保险制度，并为农村相应的制度做出示范。

10.2.2.4　大力推动社区照料的功能创新和服务拓展

社区是对居家长期照料的有力支持和补充。

在社区照料功能创新上，下面几个方面的工作需要予以特别的关注：加大对社区照料所需要的养老服务基础设施等方面的投入；将老年人社区照护体系建设作为社区建设中的重要内容，密切协调所涉及的诸如民政、财政、卫生等各个部门，加大扶持力度；结合城镇化进程和城区改造及新农村建设规划，合理布局，建设好功能齐全的社区老年服务中心，构建完善老年照护支持网络等。

在社区照料服务提供上，还要关注三个层面：

第一，发展护理服务，帮助失能老人在家养老。以居家老年护理服务为重点，开展全托、日托、临托等多种形式的社区照料服务，优先为失能高龄老人提供生活照料、医疗保健、辅具配置、精神慰藉、紧急救援等服务。

第二，发展介助服务，帮助轻度失能老人保持独立生活。城乡轻度失能老人是占比最大的一个群体（44.2%）。目前政府对中重度失能老人入住机构问题比较关注，却恰恰忽略了生活在家庭和社区之中的轻度失能老人。社区应以支持老年人独立生活为目标，有针对性地提供辅具辅器和介助服务，以延长失能老人独立生活时间、减缓其功能障碍向高等级发展的进程，降低不分等级全部提供护理服务的巨大成本。

第三，发展社会服务，支持轻微失能老人融入社区。约占37%的轻微失能老人，也是规模比较大的一个群体。针对这类老人的社会支持型的长期照料服务，不是另搞一套，而是融入社会服务的发展路径。比如，充分发挥物业服务等社会服务网络的基础作用，以社区老年人需求为导向，充分整合现有资源开发精细项目，为失能老人在家养老提供就

近就便的支持型服务；建立健全社区服务网络和队伍，培育养老服务志
愿者队伍和社会公益组织并开展多样化服务。

10.2.3　农村失能老人长期照料服务的政策思考

农村失能老人长期照料服务需求最强烈，难度最大，构建针对他们
的照料服务体系需要进行深入的思考。[①]

10.2.3.1　深度挖潜农村失能老人长期照料服务资源的优势

虽然农村失能老人长期照料服务难度最大，不过，与城镇相比，这
里也有其独特的优势。

第一，低龄老人、留守妇女可以做照料人员。农村中的年轻老人和
留守妇女是宝贵的照料人力资源。农村人口中大量青壮年外出工作，留
在家乡的多是老年人、留守妇女和儿童。年轻老人和留守妇女，他们虽
然不适合城市工厂劳动制的要求，但是承担近距离、零散的照料工作还
是可以的。而且，由于生活习惯相同、有共享的社区文化，他们的照料
更容易被接受。

第二，熟人社会。从居住方式看，农村社区以家庭成员、家族成员
相对集中居住为主，而且同村人也多是世代共同居住在一起的，亲情网
络比较健全，遇到困难和需要帮助时可以得到家庭成员和亲属的帮助。
这不仅在地理空间上具有优势，以利于实现及时便捷的服务，而且因为
是熟人社会，人们共享着共同的文化、生活习惯、地域知识，可以更好
地回应失能老人的照料需求。

邻里交往可以使老人得到生活的帮助和精神的慰藉，这一点十分重
要而往往容易被忽视。与城镇老人相比，农村老人生活在熟人社会，邻
里交往频度高，在照料方面具有明显的优势。例如，2010 年的调查数
据显示，村社区中的老年人们乐于与邻里交往，不论是男性还是女性，
都显示出了比城镇更多的邻里交往频率。2010 年调查数据显示，城市
经常到邻居家串门的老年人占 20.08%，约 33.88% 的城市老年人从不

---

① 目前农村老龄化水平高于城镇，1 亿多老年人生活在农村，农村老年人缺乏生活照料
和精神慰藉、失能无靠等问题比较突出。截至 2015 年底，全国共有农村养老服务机构约 1.6
万个、床位 177 万张，不论是机构床位缺口还是社区服务基础，都有很大差距。

到邻居家串门；农村经常到邻居家串门的老年人所占比例达到33.44%，比城市高出13.38个百分点，而农村从不串门的老年人仅占到18.72%，比城市低了约15个百分点（见表83）。

表83　2010年分城乡、分性别、分年龄段老年人到邻居家串门情况

（单位：%）

		男性	女性	60—64岁	65—69岁	70—74岁	75—79岁	80岁及以上	合计
城镇	经常	8.54	11.53	3.24	4.62	5.31	4.25	2.66	20.08
	偶尔	22.31	23.74	7.57	9.32	12.57	9.61	6.98	46.05
	从不	17.85	16.03	5.01	6.23	8.62	7.08	6.94	33.88
农村	经常	18.47	14.98	7.01	7.73	7.74	6.57	4.39	33.44
	偶尔	25.85	21.97	8.94	9.26	11.41	9.64	8.58	47.83
	从不	10.53	8.19	3.1	3.06	3.94	3.72	4.9	18.72

　　第三，组织资源。农村有村党组织、村委会；社会组织，如老年人协会等。这些组织资源，由于是存在于有限空间的熟人社会之中，有利于在发展失能老人长期照料服务中发挥作用。其中，村党组织、村委会是全覆盖；农村老年人协会的建设工作，老龄部门也在大力推进。截至2014年6月，我国农村社区老年协会约42万个，覆盖率为73%。按"十二五"规划关于实现农村老年协会覆盖率80%的目标，2015年将建成农村老年协会461253个。① 这将是一个巨大的组织资源，特别是在为老服务方面，可以发挥重要的组织、协调、服务和监督作用。

　　第四，村卫生室。村卫生室在人民公社时期就已经存在，只是其发展存在许多问题。截至2009年年底，我国有63.3万多个村卫生室、99.5万名以上的乡村医生，设施和人员缺口很大。近年来，村卫生室作为农村三级医疗卫生网的基础，逐渐受到关注，支持性政策开始出台。2014年6月3日，国家卫生计生委等5部门以国卫基层发〔2014〕

---

　　① 数据来源：全国老龄工作委员会办公室统计资料。截至2014年6月，我国村居老年协会数为492161个，建会率74%；其中城市社区老年协会72159个，建会率81%；农村老年协会（行政村老年协会）420002个，建会率73%。规划2015年村居老年协会数为546364个，其中社区老年协会85111个，农村老年协会461253个。

33 号印发了《村卫生室管理办法（试行）》（以下简称《办法》）。该《办法》规定，村卫生室是农村公共服务体系的重要组成部分，是农村医疗卫生服务体系的基础；要求各地要采取多种措施支持促进卫生室的建设。《办法》要求，稳妥推进乡村卫生服务一体化管理，村卫生室要承担公共卫生服务、基本医疗服务的工作，规定原则上按照每千服务人口不低于 1 名的比例配备村卫生室人员。《办法》还明确了提供支持的各责任方。很明显，村卫生室建设的推进，为回应农村失能老人的健康照料需求提供了重要保障。

10.2.3.2　农村互助式长期照料服务设想

第一，总结推广互助养老经验。

近年来，农村出现了多种互助养老形式，体现了整合农村养老资源、应对养老需求的基层智慧，非常值得肯定。互助养老模式是在农村社区组织相对成熟的条件下，以居家养老为基本方式，利用社区力量组织协调、监管养老过程，并进行部分社区养老资源的配置。其具体形式有多种。有的是一对一互帮互助，用以解决空巢老人日常生活照料和情感慰藉两大难题的养老模式；有的是在农村社区以集中居住和老人互助为基本方式，由家庭提供经济供养资源，入住老人互助提供照护和精神慰藉，这是一种集体住院、自我保障、互助服务，离家不离村、离亲不离情、养老在乡村的模式；有的是由村委会在本村留守人员中评选若干名爱心敬老服务员，由他们组成邻里互助养老服务小组，为本村高龄失能的空巢老人定期提供卫生、安全、家务料理、生活陪护、精神慰藉等多项服务。这些模式的共同点是，提供服务者为年轻老人、留守人员；支持者为村组织；资源（资金、场地）自备。它们体现着调动农村潜在资源、动员多方力量以应对需求的智慧，也蕴含着治理思想和福利多元主义的要义。

互助养老这一群众的创新模式已经受到政府的肯定。[①] 农村幸福院作为老年人互助养老的一个成功经验，开始在全国得到推广。民政部、财政部决定，从 2013 年起，连续三年累计投入 30 亿元，支持建设 10

---

① 2011 年，民政部调研组在河北考察农村社会养老时，对河北邯郸肥乡县的农村互助养老方式给予肯定。2012 年 3 月 29 日，全国社会养老服务体系建设工作会议在河北省邯郸市召开，会议期间代表参观了肥乡县农村幸福院。2013 年起，中央专项彩票公益金开始给予资金支持。

万个农村幸福院，用于农村幸福院设施修缮和设备用品配备，以破解农村养老难题。① 这是大力发展农村互助养老的有力举措。

第二，将互助养老内容拓宽至失能老人，创新农村长期照料形式。

目前，农村互助养老的服务对象主要为农村中的高龄独居、空巢、五保、优抚、特困老人，有的还优先保障有需求的特别是因子女长期外出务工经商或外迁，身边无人照顾的留守、独居老人和散居的五保老人。目前农村互助养老基本上未将失能老人纳入互助养老范围，主要是源于对资金、人力、安全及责任等因素的顾虑。其实，在现有各地逐步成熟的农村互助养老模式下，可考虑将互助养老内容拓宽至失能老人，创新农村长期照料形式。特别是中轻度失能老人的依赖性较弱，互助养老的专业性虽然不强但也能够基本满足照料需求。

新形式的架构如图 58 所示。

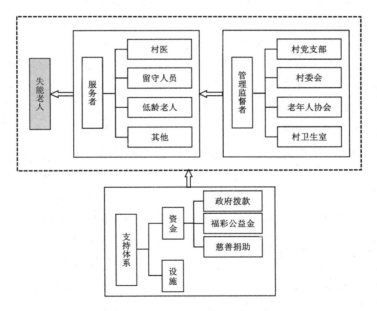

图 58　农村长期照料服务体系结构

_____

① 2013 年，当年的工作目标是建成 3.33 万个幸福院，使农村居家和社区养老服务覆盖率在现有基础上提高 10% 以上。

在这个体系内，注意了动员农村一切可以动员的照顾资源，其中的资金一项，包括付给服务者的费用，既有来自政府的拨款，又有来自福彩的补贴，此外，受助者本人——老年人的家庭（常常是他们的子女）也要承担一部分。这一结构体现了能促、参与和福利多元的理念，政府、社区、个人、家庭，都参与了福利提供。

它的主要运作模式是：

村级主办：互助养老的长期照料模式，定位在农村社区，应充分发挥农村基层组织的核心作用，由村委会主办和管理，立足于为包括失能老人在内的农村老年人提供就餐服务、生活照顾、日间休息、休闲娱乐等综合性日间照料服务。管理方式要尊重老年人意愿，符合村民自治和村务公开的要求。

政府扶持：在实行村民自治、民主管理的前提下，各级政府给予资金扶持，制定优惠政策，提供公共服务，组织开展培训，进行管理服务指导等。民政部门的彩票公益金用于专项支持。

协会管理：充分发挥农村老年协会在化解社会矛盾、维护老年人权益、开展文体活动、参与社会发展、促进农村社会和谐稳定等方面的作用，使政府的行政推动与民间的养老需求形成良性互动，促进农村养老服务工作健康发展。

社会参与：鼓励外出务工经商者回报乡亲，支持社会力量及志愿者自愿参与农村幸福院建设和管理，把农村幸福院建设成为汇聚爱心的纽带，传递亲情的桥梁。

老人互助：坚持"自我管理、自我服务、互帮互助、共建共享"的理念，坚持自主参与、自愿搭伙，不搞硬性摊派和行政命令。

第三，加大对农村长期照料的投入力度。

农村失能老人长期生活在城乡二元格局中，其失能的现状，除了年龄、健康等原因之外，也是历史积累的结果。建议：以关心农村弱势群体的情怀，以还历史欠账的态度，加大政府对农村互助养老的投入。进一步加大对农村基本公共服务设施和长期照料服务体系的建设力度，加大财政投入和政策倾斜力度，福利彩票公益金以更大比例投向农村的养老事业。

10.2.3.3 农村集中长期照料方式的创新

区域性农村敬老院。改变"一镇一院"的传统格局，针对原乡镇敬老院存在的散、小、简等问题，集中资源和力量建设区域性中心敬老院，提高机构服务的水平，扩大服务老年人的区域辐射能力。区域性中心敬老院是农村地区失能老人，特别是严重失能等需要密集照料的老年人，最需要的一种机构照料方式。所以，将中心敬老院资源对外开放，在满足"五保老人"等政府保障对象入住需求的前提下，逐步面向低收入的失能老人或独居、空巢、高龄及有需求的其他老人，以低偿和有偿方式，提供他们所需要的集中照料服务，这将是在家庭照料和社区互助不能满足需求的情况下，农村失能老人和家庭成员的最终必然选择。

农村社区老年公寓。农村老年公寓是介于老人住宅与养老院中间的一种居所，是由集体创办或社会投资兴办并按企业化经营管理的老年专用住宅，可属于半社会福利性设施，是对国家养老机构的很好补充。它既可使老人有独立的居住单元，保持家庭气氛，又可获得各种较好的社会服务。应鼓励和发动民间组织、企业、个人和海外组织采取独资、合资、民办公助等形式兴办老年公寓等各类社会福利事业。目前，有的地方农村社区充分利用闲置的办公楼改建成老年公寓；有的在新农村建设过程中由村集体组织统一设计建设老年人住房，同时配套建成相应的老年服务设施，本村的老年人可以免费或低费入住；有的将农民新居的所有一楼安排本社区老年人居住。这种集中安置老年人、与子女就近居住、社区提供照料服务的方式，投入小、成本低，不离居家环境和社区亲情，方便子女与老年人之间的互相照顾，是比较受欢迎的一种方式。

农村老年关爱之家。采取"村集体建、村和个体合资建、成功人士回报家乡无偿建和个人独资建"等方式，按照小型、就近、适用的要求建设，主要以关爱高龄、空巢、失能和半失能老人为主，统一居住，配备服务人员，为他们提供吃住、娱乐、医疗等有偿、低偿护理服务。主要方式有村办"养老院"和家办"托老所"。村办"养老院"利用农村的闲置资产和土地资源，结合本村老年人需求打造成小型养老院，解决本村高龄、空巢、失能和半失能老人的就近养老问题。家办"托老所"，则是利用农民自家的房子或者通过租赁当地村民的空余房产，来举办家庭式的托老所，以照顾好附近地区的老年人。这类看似简陋、低档的家庭托老所，在经济欠发达地区的农村能够解决现实问题，已成为一种养老新业态。

10.2.4　长期照料服务若干重点领域的政策思考

10.2.4.1　研究家庭养老支持政策，对照料者进行帮助

前文研究发现，家庭在我国养老和照料中发挥重要作用，子女数量、孝顺程度、家庭照料负担等因素也显著影响失能老人的照料需求和服务利用。但我国在经历经济转轨、社会转轨和文化转变的深刻变革的同时，家庭也在发生重大变迁。随着家庭功能的弱化，家庭在养老照料上开始显得力不从心。1990—2010 年，我国家庭户规模从 3.96 人下降到了 3.1 人；全国独生子女家庭已超过 1.5 亿户，占家庭总数的 37%；老年人独居、空巢家庭持续增加，2000—2010 年，城镇空巢老人比例由 42% 上升到 54%，农村由 37.9% 上升到 45.6%。家庭结构和规模的变化，削弱了家庭养老功能，传统的家庭养老模式面临新的挑战，老年人的生活和生命质量受到严重影响，老年人子女的生活和工作受到极大困扰。虽然如此，但并不意味着要把养老责任推到社会，家庭养老一直是我国养老保障体系中最核心的模式，国际社会的经验教训也在表明社会养老不能替代家庭养老，西方一些国家正在从院舍集中养老向家庭和社区照料回归。对欧盟一些国家的研究发现，绝大多数需要长期照料的老年人都生活在自己的家里，由家庭成员提供帮助和照料。由此可见，在老年人生活质量和晚年幸福上，无论发达国家还是发展中国家，都离不开家庭对老年人的支持、照顾和关爱，"家庭始终是一个中心议题（central issue）"[①]。

我们必须在汲取西方国家经验教训的基础上，重新审视家庭养老的重要作用和地位，建立和完善家庭养老支持政策，修复并强化家庭养老功能，着力巩固家庭养老的基础地位，确保居住在家的老年人享受到全方位的支持（aging in place），确保老年人尽可能长时间地在家养老（living at home as long as possible）。这不仅符合国际上老年人长期照料服务发展规律和实践经验，而且也顺应广大老年人的意愿和我国的养老传统，是相当长时期内符合中国实际的养老模式。

但目前我国在家庭政策方面相对滞后，缺乏将家庭发展作为经济社

---

① 邬沧萍为《中国家庭养老研究》所作的序。

会发展重要组织部分的认识，即使是现有的一些家庭养老支持政策，也存在碎片化严重、部门协同不够、政策目标群体定位不清的问题。我们需要认真学习落实习近平总书记在 2015 年春节团拜会上要重视家庭建设、要促进老年人老有所养的要求，建立和完善家庭养老支持政策。为此，要在核心理念上坚持能力取向，即增强家庭成员养老能力，修复和强化家庭养老功能，主要支持对象是居家老年人和他们的家庭照护者（配偶和子女等），达到为长期照料对象提供满意照料服务的目标。建立完善家庭养老支持政策体系，是我国整个养老服务体系的重要内容，对城乡各类失能老人长期照料服务更是至关重要。具体内容应该包括：

（1）实施有利于家庭养老的税收和住房政策，鼓励家庭成员赡养老人。

——完善户籍政策，适当放宽父母投靠子女的落户条件，为老年人随子女迁移提供便利，支持父母在老年后投靠子女落户。

——开发亲情住宅，设计和推广子女与父母就近居住的住宅产品，对购买亲情住宅的子女给予一定优惠并提供配套养老服务。

——鼓励多代同住，对多代同住家庭购买住房提供优惠，在保障性住房分配制度中赡养老年人的家庭享有优先权和优惠，农村子女与老年人同住，在新建住房时给予一定优惠。

——逐步改革个人所得税制度，按照家庭户平均收入作为所得税征收税基，对于赡养老年人的家庭给予一定额度的宽免税额。

（2）对居家照料老人的子女给予政策支持，积极鼓励和帮助。

——建立照护津贴，对照料老人的照料者提供现金支持，提供老年居家照料服务的家庭成员可以获得经济补偿。需要照顾的老年人申请家庭照护津贴，用以向承担照料工作的家庭成员支付报酬。为使家庭照护者更好地在家里照护老年人，为家庭照护者提供照护津贴。

——提供喘息服务，社区服务机构为家庭照护者提供护理知识和技能培训、喘息服务等方面的支持，当家庭照料者有事外出，可以把需要照料的老年人送到社区喘息服务中心，让工作人员免费代为照顾相应时间。

——设立护理假期，以保证护理老年人的在职子女的照料时间。这在开展护理保险的国家得以实施，如德国对于有护理需要的被保险人，为其提供护理的亲人有权利享有 6 个月的护理假期。我国可探索调整子女探亲制度、建立带薪护理假制度，在假期和用工制度方面，适当向照料老年父母的子女倾斜。

（3）对在家养老的老年人给予经济支持，建立服务补贴制度。

——建立居家养老服务补贴。对于居家养老的困难老人（失能和半失能、经济困难的高龄老人、纳入基本保障老人）给予居家养老服务补贴，有条件的地方可以拓宽发放范围，鼓励老年人在家养老。

——建立失能老人护理补贴。对于经济困难的失能老人，根据自理能力不同程度，开展护理服务评级并提供不同等级的护理补贴。

（4）支持家庭的无障碍改造，改善家庭养老的适老环境。

为保障老年人在家居住的安全和方便独立生活，为有需求的（如失能/半失能）老年人家庭进行房屋适老改造，如增设楼梯和厕所等处扶手、取消台阶门坎、加宽门框、改造厨房和浴室等，方便老年人使用，防范跌倒风险。在社区开展无障碍设施建设，如改造楼梯、增加轮椅坡道，有条件的增设电梯等。

（5）对在家养老的老年人提供社区照料服务和紧急支持。

——社区为老年人提供助餐、助浴、购物等上门及家政服务，满足老年人膳食、个人卫生等日常生活需要。为老年人提供精神援助服务，缓解空巢家庭老年人孤独问题，如开展志愿者定期探望、组织社会老年人互助活动等。

——普及社区日间照料中心，满足老年人日间照护、托管或因家里短期无人照护而短期入住的需要。

——健全老年人健康管理制度，完善社区医疗卫生服务，如建立老年人健康档案，推广家庭责任医生制度，建立家庭病床制度等。

——建立老年人紧急救助系统，应对突发疾病等紧急情况，如建立社区信息中心和"一键通"等紧急呼叫系统。

10.2.4.2 研究医养融合政策，解决照料中的突出问题

健康需求是长期照料需求中最突出的，健康照料也是长期照料服务中最短缺的。当前，我国的老年医疗卫生服务系统尚未形成，专业性老年医疗机构尤其是老年病综合医院十分缺乏，多数医院未设老年病科，老年病防治专业人才匮乏，不能对居家和社区的长期照料形成有效辐射

和支撑。同时，老年护理机构建设滞后，现有养老机构大多不具备医疗护理功能，失能老人的护理康复需求得不到有效满足。为此，2013 年，国务院下发的《关于加快发展养老服务业的意见》中明确提出要发展医养结合的养老服务。所谓医养结合，主要为失能、半失能的老年人提供集医疗、养老、养生为一体的产品和服务，重点实现生活照料、护理、康复医疗、紧急救援等功能。"医养结合"旨在鼓励更多专业医护资源进入养老领域，填补养老与医疗之间的空白。目前可以尝试三种主要医养结合模式。

（1）鼓励有条件的养老机构设立医疗机构，按照"卫生准入、民政扶持、医保定点"的方式，支持规模养老机构内设一级以上医疗机构，解决养老机构缺乏医疗服务的问题。启动养老机构建设"医务室工程"，通过政策补贴方式鼓励养老院自办医务室，支持将养老机构医务室纳入医保，失能老人足不出院就可以享受到专业的诊疗和护理服务。引导现有养老机构向护理型转变，将护理型床位作为今后建设的重点。

（2）鼓励医疗机构发展养老服务，加强医疗机构内设老年康复护理机构，为老年人提供疾病诊治、慢病管理和康复护理服务。可以尝试鼓励医院办养老机构、医院与养老机构合作、医院或社区卫生服务中心开设养老病区等模式。目前看，具有专科医院性质的护理院是医养结合最佳的结合点。护理院具有医疗护理服务和生活照料两种基本职能，有明确的收治对象范围，有利于合理利用养老和医护资源，更准确地满足参保人员需求。

（3）探索城乡社区医养结合新模式，合理配置公共卫生和医疗服务资源，鼓励社区卫生服务机构利用自身专业优势，为老年人提供灵活和人性化的健康照料。在城镇，重点培育社区医养型护理院、社区康复医院，充分发挥社区卫生服务机构作用，为老人定期开展体检，进行常见病、多发病诊治，开展慢病综合干预、康复训练指导和健康宣传教育。在农村，根据互助养老的发展趋势，建立村医与互助养老幸福院定点合作关系，由村医向养老幸福院的农村老人提供基本医疗服务并动员资源提供健康服务。

"医养结合"涉及民政、卫生、社保等部门职能的交叉区域，应注重与现有制度的衔接，将居家和社区型健康照料和生活照料服务融入医疗卫生体系，给予应有的配套政策支持，保证新型养老模式健康有序发展。

10.3　研究局限与未来展望

虽然本研究基于全国性数据对长期照料需求进行了深入的分析，但仍有一些不足和局限。

1. 数据方面的局限性。全国城乡老人生活状况调查中关于自理能力的评估方法应用的是自我报告法，自评报告方法有时会出现健康老人高估个人的日常能力，而失能老人低估个人的日常能力的倾向，这在一定程度上会影响对需求等级程度的判定。此外，由于数据不是专门针对长期照料的专项调查，在对需求类型下进行需要照料的具体项目进行分析时，有时显得照料项目不够完备，如关于精神慰藉需求仅涉及一个照料项目，这就显得不够丰满。

2. 需求研究的局限性。本研究基于调查数据构造的长期照料需求，属于布赖德肖（Bradshaw）说的感觉性需求（felt needs），而不是即将转变成行动的表达性需求（expressed needs），所以本研究中的需求更倾向于是理论上的潜在需求。在这种理念指导下对长期照料需求影响因素的研究中，没有对长期照料服务的价格和失能老人经济收入之间的关系作更多的深入研究，仅对失能老人的经济状况从困难、一般、富裕的层面作了大致分析。如果从经济学角度或从服务生产商角度来看，不能不说是一个缺憾。

3. 城乡对比中的局限性。城乡失能老人对长期照料需求的内容及项目是不同的，调查问卷本来也是根据城镇、农村分别设计的，城镇包括的服务项目的问卷题目更多、更丰富。但为了对比研究的方便和数据比较的需要，仅选取了其中城乡共有的照料服务项目进行分析，这在方便开展比较研究的同时，损失了一部分城镇失能老人对社区照料服务项目的信息，不利于全面了解城镇失能老人长期照料项目的需求情况。

4. 对数据解释的局限。本研究是对一个大规模数据进行了整理分析，至于数据背后复杂的因果联系，还需要通过进一步的研究来予以诠释。

从长远看，未来可在以下方面作进一步的深入研究：

1. 开展长期照料需求的趋势研究和照料成本预估，包括对不同类型失能老人群体的长期照料需求研究，为建立长期护理保险制度和开展长期照料实务工作作更充分的准备。

2. 在需求研究的基础上，对长期照料服务体系开展深入研究，从长期照料服务的责任主体、生产递送、运行管理体制、制度环境体系、筹资制度、人才支撑等方面，构建完整的配套衔接的长期照料服务体系。

3. 对于本研究涉及的大量变量之间存在关联的经济社会原因，进行进一步的研究和诠释。

参考文献

[1] Andersen, Ronald, John F. Newman, " Societal and Individual Determinants of Medical Care Utilization in the United States," *Milbank Memorial Fund Quarterly*, Vol. 83, No. 4, 1973.

[2] Bass, D. M., Noelker, L. S., "The Influence of Family Caregivers on Elder's Use of In-home Service: An Expanded Conceptual Framework," *Journal of Health and Social Behavior*, Vol. 28, No. 2, 1987.

[3] Bradshaw, J., "The Concept of Social Need," *New Society*, Vol. 496, No. 3, 1972.

[4] Breslow, Lester, "Health Measurement in the Third Era of Health," *American Journal of Public Health*, Vol. 96, No. 1, 2006.

[5] Cambios, E., Robine, J., "An International Comparison of Trends in Disability-free Life Expectancy", in Roland Eisen, Frank A. Sloan, eds., *Long-term Care: Economic Issues and Policy Solutions*, Kluwer Academic Publishers, 1996.

[6] Christine K. Cassel, Rosanne Leipzig, Harvey Jay Cohen, Eric B. Larson, Diane E. Meierl, *Geriatric Medicine: An Evidence-Based Approach*. Springer-Verlag New York Inc., 2003.

[7] Cha, H. B., *A Study Family Caregivers Preference and Its Determinants for the Long-term Care Service Use for the Impaired Elderly*, Chungang University, 1998.

[8] Federal Interagency Forum on Aging-related Statistics (FIFARS), "*Older Americans 2004: Key Indicators of Well-being*," U. S. Government Printing Office, 2004.

[9] Froland, C., "Formal and Informal Care: Discontinuities in a Continuum," *The Social Service Review*, Vol. 54, No. 4, 1980.

[10] George, L. K., Fillentaum, G. G., "OARS Methodology: A Decade of Experiences in Geriatric Assessment," *Journal of American Geriatrics Society*, Vol. 33, No. 9, 1985.

[11] Health Insurance Association of American, *Long-term Care: Knowing the Risk, Paying the Price*, 1997.

[12] Kane, Rosalie A., Kane, Robert L., Ladd, Richard C., *The Heart of Long-term Care*, New York: Oxford University Press, 1998.

[13] Kemper, P., "Long-term Care Research and Policy," *The Gerontologist*, Vol. 43, No. 4, 2003.

[14] Kenneth Manton, XiLiang Gu, Vicki L. Lamb., "Change in Chronic Disability from 1982 to 2004/2005 as Measured by Long-term Changes in Function and Health in the U. S. Elderly Population," *Proceedings of the National Academy of Sciences*, Vol. 103, No. 48, 2006.

[15] Litwak, Eugene, *Helping the Elderly: The Complementary Roles of Informal Networks and Formal Systems*, New York: Guilford Press, 1985.

[16] Neil Gilbert, Barbara, Gilbert, *The Enabling State: Modern Welfare Capitalism in America*, Oxford University Press, 1989.

[17] Norgard, T. M., Rodgers, W. L., "Patterns of In-home Care among Elderly Black and White Americans," *The Journals of Gerontology Series B*, Vol. 52B (Special Issue), 1997.

[18] OECD, *Long-term Care for Older People*, OECD Publishing, 2005.

[19] Paul Slater, Brendan McCormack, "Determining Older People's Needs for Care by Registered Nurses: The Nursing Needs Assessment Tool," *Journal of Advanced Nursing*, Vol. 52, No. 6, 2005.

[20] Meredith Wallace, "Try This: Best Practice in Nursing Care to Older Adults from the Hartford Institute for Geriatric Nursing," MEDSURG Nursing, Vol. 11, No. 2.

[21] Ward, R. A., "Services for Older People: An Integrated Framework for

Research," *Journal of Health and Social Behavior*, Vol. 18, No. 1, 1978.

[22] WHO, *Active Aging: A Policy Framework*, 2002.

[23] Zachary Zimmer, *Active Life Expectancy and Functional Limitations among Older Cambodians: Results from a 2004 Survey*, Population Council, 2005.

[24] 澳门社会工作局：《澳门长者长期照顾服务需求评估》，2006年。

[25] 蔡凌俊：《舍伍德·安德森研究二十年的回顾与思考》，《大舞台》2010年第12期。

[26] 曹艳春、王建云：《老年长期照护研究综述》，《社会保障研究》2013年第3期。

[27] 常迪：《论农村老年人口的养老服务需求——对徐州部分农村养老状况的调查》，《山东省农业管理干部学院学报》2010年第4期。

[28] 陈比聘：《老年人口长期照护体系的国际比较》，《厦门特区学校学报》2013年第2期。

[29] 陈超：《美国老年人长期照护法律体系及其对我国的启示》，《浙江树人大学学报》（人文社会科学版）2007年第2期。

[30] 陈功：《社会变迁中的养老和孝观念研究》，中国社会出版社2009年版。

[31] 陈建兰：《中国"空巢"家庭研究述评》，《天府新论》2008年第2期。

[32] 陈杰：《日本的护理保险及其启示》，《市场与人口分析》2002年第2期。

[33] 陈群：《解决中国养老困局的新思路——农家养老模式分析》，《山东农业大学学报》（社会科学版）2014年第3期。

[34] 陈友华：《人口老龄化与城市社区老年服务网络建设》，《南京大学学报》（哲学人文社科版）2002年第5期。

[35] 陈友华、徐愫：《中国老年人口的健康状况、福利需求与前景》，《人口学刊》2011年第2期。

[36] 陈玉娟、李立、李壮志等：《石家庄市老年人居家养老服务需求与对策》，《中国老年学杂志》2013年第4期。

［37］陈志科、马少珍：《老年人居家养老服务需求的影响因素研究——基于湖南省的社会调查》，《中南大学学报》（社会科学版）2012 年第 3 期。

［38］陈治：《福利供给变迁中的政府责任及其实现制度研究——福利供给的国外考察与启示》，《理论与改革》2007 年第 5 期。

［39］崔庆五：《转型期西部农村养老模式的优化组合》，《西南民族大学学报》（人文社会科学版）2012 年第 2 期。

［40］戴卫东：《老年长期护理需求及其影响因素分析——基于苏皖两省调查的比较研究》，《人口研究》2011 年第 4 期。

［41］戴卫东：《长期护理保险制度理论与模式构建》，《人民论坛》2011 年第 29 期。

［42］戴卫东、石才恩：《韩国老年长期护理政策新动向》，《中国卫生事业管理》2008 年第 1 期。

［43］戴卫东、陶秀彬：《青年人长期护理保险需求意愿及其影响因素分析——基于苏皖两省调查的比较研究》，《中国卫生事业管理》2012 年第 5 期。

［44］单菁菁：《社区情感与社区建设》，社会科学文献出版社 2005 年版。

［45］丁煜、叶文振：《城市老人对非家庭养老方式的态度及其影响因素》，《人口学刊》2001 年第 2 期。

［46］董芳、孔维伟：《我国农村养老资源的开发利用》，《河北大学成人教育学院学报》2007 年第 1 期。

［47］董红亚：《构建以照护为重心的基本养老体系，努力实现老有所养》，《西北人口》2009 年第 3 期。

［48］董琳：《不同模式长期护理保险制度比较分析》，《卫生经济研究》2011 年第 6 期。

［49］董彭滔：《建立健全中国家庭养老支持政策探析》，《老龄科学研究》2014 年第 2 期。

［50］杜鹏、李强：《1994—2004 年中国老年人的生活自理预期寿命及其变化》，《人口研究》2006 年第 5 期。

［51］杜鹏、武超：《中国老年人的生活自理能力状况与变化》，《人口研究》2006 年第 1 期。

[52] 范娟娟：《OECD 国家长期护理服务需求引致因素分析及对我国的启示》，《中国保险》2011 年第 9 期。

[53] 范炜峰、祁静、薛明蓉等：《政府购买公民社会组织居家养老服务研究——以南京市鼓楼区为例》，《科学决策》2010 年第 4 期。

[54] 方嘉珂：《老年服务机构的类型界定与政策支持》，《社会福利》2007 年第 4 期。

[55] 付光伟：《人口老龄化视野的农村失能老人长期照料》，《重庆社会科学》2012 年第 10 期。

[56] 高菊兰：《上海：倾力打造老年人照料需求评估体系》，《社会福利》2006 年第 7 期。

[57] 耿香玲、冯磊：《城镇社区老年群体精神需求与精神养老服务体系的构建——以苏州龙华苑社区为例》，《常熟理工学院学报》2009 年第 9 期。

[58] 龚静怡：《居家养老—社区养老服务：符合中国国情的城镇养老模式》，《河海大学学报》（哲学社会科学版）2004 年第 4 期。

[59] 顾大男：《中国高龄老人生活自理能力多变量多状态生命表分析》，《人口与经济》2004 年第 4 期。

[60] 顾大男、曾毅：《1992 年至 2002 年中国老年人生活自理能力变化研究》，《人口与经济》2006 年第 4 期。

[61] 顾大男、曾毅：《高龄老人个人社会经济特征与生活自理能力动态变化研究》，《中国人口科学》2004 年第 S1 期。

[62] 顾大男、柳玉芝：《老年人照料需要与照料费用最新研究述评》，《西北人口》2008 年第 1 期。

[63] 顾大男、柳玉芝：《我国机构养老老人与居家养老老人健康状况和死亡风险比较研究》，《人口研究》2006 年第 5 期。

[64] 桂世勋：《中国高龄老人长期护理问题的思考》，《中国人口科学》2004 年第 S1 期。

[65] 国家卫生和计划生育委员会：《中国卫生和计划生育统计年鉴2013》，中国协和医科大学出版社 2013 年版。

[66] 国家应对人口老龄化战略研究总课题组：《积极应对人口老龄化战略研讨会文集》，华龄出版社 2014 年版。

［67］国家应对人口老龄化战略研究总课题组：《国家应对人口老龄化战略研究总报告》，华龄出版社 2014 年版。

［68］国家应对人口老龄化战略研究总课题组：《长期照料服务制度研究》，华龄出版社 2014 年版。

［69］国家应对人口老龄化战略研究总课题组：《农村老龄问题研究》，华龄出版社 2014 年版。

［70］郝金磊：《区域差异背景下农村养老模式的构建》，《广西社会科学》2012 年第 12 期。

［71］何梦雅、钟建华：《当代中国城镇、农村养老比较研究》，《晋中学院学报》2012 年第 6 期。

［72］何琼：《老年人长期照护的发展现状和思考》，《中华现代护理学杂志》2010 年第 2 期。

［73］何玉东、孙湜溪：《美国长期护理保障制度改革及其对我国的启示》，《保险研究》2011 年第 10 期。

［74］和立道：《医疗卫生基本公共服务的城乡差距及均等化路径》，《财经科学》2011 年第 12 期。

［75］侯立平：《发达国家（地区）的老龄人口长期护理体系及其启示》，《城市问题》2012 年第 1 期。

［76］胡宏伟、李玉娇、张亚蓉：《健康状况、群体差异与居家养老服务保障需求》，《广西经济管理干部学院学报》2011 年第 2 期。

［77］胡艳馨：《老年长期照护服务需求及体系构建研究》，长春工业大学 2012 年博士学位论文。

［78］滑卉坤、康美玉、郭丽霞等：《城区居民家庭护理需求及影响因素分析》，《中国公共卫生》2008 年第 10 期。

［79］黄成礼：《北京市老年人口长期护理需求分析》，《卫生经济研究》2005 年第 4 期。

［80］黄成礼：《中国老年人口的健康、负担及家庭照料》，《中国卫生资源》2006 年第 5 期。

［81］黄方超、王玉环、张宏英：《社区—居家式老年人长期护理的服务内容》，《中国老年学杂志》2011 年第 11 期。

［82］黄君：《福利多元主义视角下的农村养老资源供给研究》，华中师

范大学 2012 年博士学位论文。

[83] 贾清显：《中国长期护理保险制度构建研究》，南开大学 2010 年
博士学位论文。

[84] 贾云竹：《北京市城市老年人对社区助老服务的需求研究》，《人
口研究》2002 年第 2 期。

[85] 姜海珊：《新农合制度下医疗服务利用研究》，知识产权出版社
2013 年版。

[86] 姜晶梅：《我国老年人生活自理能力受损情况分析 》，《人口学
刊》1999 年第 2 期。

[87] 姜向群、丁志宏：《我国建立长期照料社会保险制度的意义及基
本构想》，《中州学刊》2011 年第 6 期。

[88] 蒋承、顾大男、柳玉芝等：《中国老年人照料成本研究——多状
态生命表方法》，《人口研究》2009 年第 3 期。

[89] 金琳：《中高端社区居家养老服务需求及影响因素分析——基于
杭州市的实证研究》，《北方经济》2010 年第 18 期。

[90] 金星、李春玉、顾湲：《老年人家庭护理评估工具的研究》，《中
国老年学杂志》2003 年第 12 期。

[91] 荆涛：《建立适合中国国情的长期护理保险制度模式》，《保险研
究》2010 年第 4 期。

[92] 荆涛：《长期护理保险研究》，对外经济贸易大学 2005 年博士学
位论文。

[93] 荆涛：《长期护理保险的概念界定》，《保险研究》2005 年第 5 期。

[94] 荆涛：《对我国发展老年长期护理保险的探讨》，《中国老年学杂
志》2007 年第 3 期。

[95] 荆涛、王靖韬、李莎：《影响我国长期护理保险需求的实证分
析》，《北京工商大学学报》（社会科学版）2011 年第 6 期。

[96] ［英］莱恩·多亚尔、高夫·伊恩：《人的需要理论》，汪淳波、
张宝莹译，商务印书馆 2008 年版。

[97] 李朝静、唐幼纯、黄霞等：《上海老年长期照料服务实证分析》，
《劳动保障世界》（理论版）2012 年第 11 期。

[98] 李凤琴、陈泉辛：《城市社区居家养老服务模式探索——以南京

市鼓楼区政府向"心贴心老年服务中心"购买服务为例》,《西北人口》2012 年第 1 期。

[99] 李凯、郝秦:《中国高龄老人健康预期寿命的研究》,《中国老年学杂志》2004 年第 10 期。

[100] 李姗:《人口老龄化背景下我国长期护理保险制度研究》,东北师范大学 2012 年博士学位论文。

[101] 李绍先、黄鸣、易国胜:《武汉市部分老年人长期照护需求研究》,《中国医院管理》1998 年第 2 期。

[102] 李世代:《长期照护需求推估之探讨》,《小区发展季刊》2000 年第 92 期。

[103] 李伟:《农村社会养老服务需求现状及对策的实证研究》,《社会保障研究》2012 年第 2 期。

[104] 李伟峰、梁丽霞:《浅析老年人社区照顾及其对中国的本土实践启示》,《人口与发展》2008 年第 3 期。

[105] 李文君:《城市老年人养老服务需求及养老机构的调查研究——以洛阳市为例的实证分析》,《今日南国》(中旬刊)2010 年第 11 期。

[106] 李雪桢、殷婕芳:《台湾地区复健治疗介入老人长期照护体系之回顾与展望》,《台湾神经学研究数据集》2003 年第 12 期。

[107] 李艳忠、李珥:《养老机构中住养老人需求及社会工作的介入探索》,《新西部》(理论版)2009 年第 10 期。

[108] 李颖奕、杨罗观翠:《居家照顾:需求导向的老年人照顾模式》,《社会科学家》2007 年第 2 期。

[109] 李宗华、李伟峰、陈庆滨:《欧美社区照顾模式对我国的启示》,《东岳论丛》2005 年第 4 期。

[110] 厉瑛、张静:《国外护理保险现状及对我国护理发展的启示》,《护理管理杂志》2004 年第 6 期。

[111] 林倩:《失能失智老人机构养老需要研究》,中国社会科学院研究生院 2012 年硕士学位论文。

[112] 林艳、党俊武、裴晓梅等:《为什么要在中国构建长期照护服务体系?》,《人口与发展》2009 年第 4 期。

[113] 刘成：《人口老龄化背景下上海老年人长期照护的模式选择》，上海交通大学 2006 年硕士学位论文。
[114] 刘红芹、包国宪：《政府购买居家养老服务的管理机制研究——以兰州市城关区“虚拟养老院”为例》，《理论与改革》2012 年第 1 期。
[115] 刘金涛：《构建我国长期护理保险制度》，《财经问题研究》2012 年第 3 期。
[116] 刘腊梅、周兰姝、张振香：《上海市老年人照顾者社区护理需求及影响因素》，《中国老年学杂志》2011 年第 15 期。
[117] 刘鹏飞：《老年照料需求与成本——文献回顾与评述》，《中国医药指南》2009 年第 7 期。
[118] 刘晓青：《社区老年人护理需求及影响因素研究》，《齐鲁护理杂志》2011 年第 16 期。
[119] 刘艺容、彭宇：《湖南省社区居家养老的需求分析——以对部分老年人口的调研数据为基础》，《消费经济》2012 年第 2 期。
[120] 罗小华：《我国城市失能老人长期照护问题研究》，西南财经大学 2014 年博士学位论文。
[121] 马万万、张广利：《我国老人长期照护的模式选择》，《华东理工大学学报》（社会科学版）2012 年第 3 期。
[122] 钱军程、陈育德、饶克勤、孟群：《中国老年人口失能流行趋势的分析与建议》，《中国卫生统计》2012 年第 1 期。
[123] 米文婧、张开金、蔡玲玲等：《中老年人卫生服务需要、利用与医疗保障水平的研究》，《中国老年学杂志》2007 年第 5 期。
[124] 穆光宗：《老龄人口的精神赡养问题》，《中国人民大学学报》2004 年第 4 期。
[125] 穆光宗：《家庭养老制度的传统与变革》，华龄出版社 2002 年版。
[126] 倪荣、刘新功、朱晨曦：《城市失能老人长期照料现状及对策》，《卫生经济研究》2010 年第 7 期。
[127] 钮建中、陆猛、夏昭林等：《应用 OARS 问卷对社区老年人 ADL 功能的调查》，《上海预防医学杂志》1998 年第 7 期。

［128］潘金洪：《独生子女家庭养老风险研究》，中国社会出版社 2009 年版。

［129］潘金洪、王晓风、应启龙：《江苏省社区老龄服务需求调查分析》，《市场与人口分析》2000 年第 3 期。

［130］裴晓梅：《老年型城市长期照护服务的发展及其问题》，《上海城市管理职业技术学院学报》2004 年第 6 期。

［131］裴晓梅：《长期照护社会保险的世界趋势与中国推展》，《上海城市管理职业技术学院学报》2010 年第 1 期。

［132］裴晓梅：《形式多样的长期照护服务应贯穿养老过程的始终》，《人口与发展》2009 年第 4 期。

［133］裴晓梅、房莉杰：《老年长期照护导论》，社会科学文献出版社 2010 年版。

［134］彭华民：《西方社会福利理论前沿：论国家、社会、体制与政策》，中国社会出版社 2009 年版。

［135］彭荣：《国内外长期护理保险研究评述》，《合作经济与科技》2009 年第 2 期。

［136］戚敏、冉晓燕：《我国现阶段农村养老资源利用研究综述》，《农村经济与科技》2007 年第 6 期。

［137］祁峰：《英国的社区照顾及启示》，《西北人口》2010 年第 6 期。

［138］钱军程、陈育德、饶克勤等：《中国老年人口失能流行趋势的分析与建议》，《中国卫生统计》2012 年第 1 期。

［139］清华大学老年学研究中心：《老年长期照护体系的规划与发展》，《社会福利》2010 年第 4 期。

［140］丘东涛：《增加我国农村养老资源供给探析》，《广东广播电视大学学报》2011 年第 3 期。

［141］邱卓英：《〈国际功能、残疾和健康分类〉研究总论》，《中国康复理论与实践》2003 年第 1 期。

［142］全国老龄办宣传部：《全国基层老年协会文件资料汇编》，2012 年。

［143］上海市民政局：《上海：着力构建老年人长期照护六大体系》，《社会福利》2010 年第 10 期。

[144] 尚晓援:《中国面临照料福利的挑战》,《人民论坛:中旬刊》 2011 年第 1 期。

[145] 沈辉:《兰州市城关区构筑虚拟养老服务新模式》,《每日甘 肃》,2014 - 11 - 2,http://lz. gansudaily. com. cn/system/2011/ 02/15/011882071. shtml。

[146] 施巍巍:《国内外老年人长期照护制度研究综述》,《哈尔滨工业 大学学报》(社会科学版)2009 年第 4 期。

[147] 石玲:《老龄化背景下我国老年人护理保障研究综述》,《劳动保 障世界》(理论版)2012 年第 5 期。

[148] 宋宝安、杨铁光:《观念与需求:社会养老制度设计的重要依 据——东北老工业基地养老方式与需求意愿的调查与分析》, 《吉林大学社会科学学报》2003 年第 3 期。

[149] 宋春玲:《我国老年长期护理人才需求预测与供给政策探析》, 《中国民政》2013 年第 5 期。

[150] 宋言奇:《我国城市多元化养老模式的基本判断与探索》,《现代 城市》2008 年第 3 期。

[151] 苏永莉:《长期护理保险发展的需求分析》,《保险职业学院学 报》2007 年第 5 期。

[152] 孙菲、汤哲、刁丽军等:《老年人社区非医疗照料需求调查》, 《中国老年学杂志》2005 年第 2 期。

[153] 孙凌寒:《居家养老与社区照顾研究述评》,《浙江树人大学学 报》2010 年第 3 期。

[154] 孙正成:《老年长期护理现状调查与需求分析——以浙江省 17 个 县市为样本》,《社会保障研究》2013 年第 2 期。

[155] 谈孝勤、解军:《上海浦江镇老年人心理健康状况及其影响因素 调查分析》,《医学文选》2005 年第 5 期。

[156] 汤哲、项曼君:《北京市老年人生活自理能力评价与相关因素分 析》,《中国人口科学》2001 年第 S1 期。

[157] 汤哲、项曼君:《北京市老年人健康预期寿命及其变化》,《中华 流行病学杂志》2005 年第 12 期。

[158] 唐丽娜:《我国农村养老资源配置研究》,西北大学 2012 年博士

学位论文。

[159] 唐悦、梅剑飞、鹿琳等:《医养结合,如何两全其美》,《新华日报》2014年5月16日。

[160] 陶立群:《高龄老人自理能力和生活照料及其对策》,《中国人口科学》2001年第S1期。

[161] 田奇恒、孟传慧:《城镇空巢老人社区居家养老服务需求探析——以重庆市某新区为例》,《南京人口管理干部学院学报》2012年第1期。

[162] 田青:《老人社区照料服务》,华东师范大学2010年博士学位论文。

[163] 仝利民:《日本护理保险制度及其对上海的启示》,华东师范大学2008年博士学位论文。

[164] 王菲:《长期照料服务香港模式的分析与借鉴》,《兰州学刊》2011年第11期。

[165] 王来华、瑟夫·施耐德约:《论老年人家庭照顾的类型和照顾中的家庭关系——一项对老年人家庭照顾的“实地调查”》,《社会学研究》2000年第4期。

[166] 王莉莉:《基于“服务链”理论的居家养老服务需求、供给与利用研究》,《人口学刊》2013年第2期。

[167] 王莉莉:《中国老年人居家养老意愿、需求与服务利用研究》,中国人民大学2012年博士学位论文。

[168] 王莉莉:《老年人健康自评和生活自理能力》,中国社会出版社2009年版。

[169] 王全美、张丽伟:《基于社会网络理论的农村养老资源整合》,《农村经济》2009年第9期。

[170] 王维、唐幼纯、武学慧:《上海市长期护理保险制度需求影响系统结构分析》,《改革与战略》2011年第1期。

[171] 王伟:《中日韩人口老龄化与老年人问题》,中国社会科学出版社2014年版。

[172] 王晓峰、刘帆、马云博:《城市社区养老服务需求及影响分析——以长春市的调查为例》,《人口学刊》2012年第6期。

[173] 王玉环、刘素香：《福利多元主义视角下老年人长期照护政策研究》，《中国护理管理》2012 年第 5 期。

[174] 王照华：《中国老年人的长期照料》，《老年学杂志》1993 年第 6 期。

[175] 韦爱珍：《社区居民公共卫生预防保健服务需求及影响因素探析》，《大家健康》（学术版）2013 年第 17 期。

[176] 邬沧萍、杜鹏：《老龄社会与和谐社会》，中国人口出版社 2012 年版。

[177] 邬沧萍、王琳、苗瑞凤：《中国特色的人口老龄化过程、前景和对策》，《人口研究》2004 年第 1 期。

[178] 吴蓓、徐勤：《城市社区长期照料体系的现状与问题——以上海为例》，《人口研究》2007 年第 3 期。

[179] 吴莉莉：《中国城市失能老人长期照料的模式研究》，山东大学 2012 年硕士学位论文。

[180] 吴学凡：《新时期中国城乡差别问题》，社会科学文献出版社 2009 年版。

[181] 吴振云、李娟：《不同养老方式下老年人心理健康状况的比较研究》，《中国心理卫生协会第四届学术大会论文汇编》2003 年。

[182] 武学慧、唐幼纯、王维：《上海市老年长期护理（LTC）需求实证分析》，《劳动保障世界》（理论版）2010 年第 10 期。

[183] 谢敏慧：《农家养老是养老模式的有益补充》，《中国民政》2007 年第 3 期。

[184] 熊波：《老年人长期照料模式与决策》，华中科技大学 2011 年博士学位论文。

[185] 熊跃根：《需要、互惠和责任分担——中国城市老人照顾的政策与实践》，格致出版社 2008 年版。

[186] 徐勤、汤哲：《我国长期护理的现状与趋势》，《人口与经济》2007 年第 2 期。

[187] 许加明：《城市老年人长期照护需求分析》，《中国老年学杂志》2012 年第 2 期。

[188] 许琳、唐丽娜：《残障老年人居家养老服务需求影响因素的实证

分析——基于西部六省区的调查分析》,《甘肃社会科学》2013
年第 1 期。

[189] 薛鹏、管兵:《中国农村养老资源现状分析》,《现代交际》(下
半月)2011 年第 11 期。

[190] 郇建立:《病人照料与乡村孝道——基于冀南沙村的田野考察》,
《广西民族大学学报》(哲学社会科学版)2013 年第 1 期。

[191] 杨蓓蕾:《英国的社区照顾:一种新型的养老模式》,《探索与争
鸣》2000 年第 12 期。

[192] 杨龙喜:《合作社式养老:农村养老模式的新尝试》,《铜陵职业
技术学院学报》2009 年第 3 期。

[193] 杨雯雯:《老龄化背景下社区养老服务需求研究》,吉林大学
2010 年硕士学位论文。

[194] 杨晓丽:《我国城乡养老方式比较研究》,河北大学 2009 年硕士
学位论文。

[195] 叶冰清:《老年人对社区居家护理选择意愿的研究——基于北京
市海淀区的调查分析》,《经济视角(下)》2013 年第 10 期。

[196] 尹德挺:《老年人日常生活自理能力的多层次研究》,中国人民
大学出版社 2008 年版。

[197] 尹德挺:《国内外老年人日常生活自理能力研究进展》,《中国老
年学杂志》2008 年第 10 期。

[198] 尹德挺、陆杰华:《中国高龄老人日常生活自理能力的个体因素
和区域因素分析——HLM 模型在老年健康领域中的应用》,《人
口研究》2007 年第 2 期。

[199] 尹尚菁、杜鹏:《老年人长期照护需求现状及趋势研究》,《人口
学刊》2012 年第 2 期。

[200] 于泽浩:《中国城市失能老人长期照料问题研究》,中央民族大
学 2009 年硕士学位论文。

[201] 余梦秋、谌洁:《城乡一体化养老保险制度建设研究述评》,《经
济研究导刊》2011 年第 28 期。

[202] 袁城:《中国老年人口健康预期寿命延长还是缩短?——基于
Sullivan 方法的实证研究》,《西北人口》2010 年第 2 期。

［203］袁敏兰、邱彬、刘春桃等：《南充市社区老人卫生服务需求及影响因素研究》，《中国卫生产业》2011 年第 26 期。

［204］袁小波：《长期照料中的家庭关系及其对成年子女照料者的影响》，《兰州学刊》2013 年第 1 期。

［205］曾毅、顾大男、凯·兰德：《健康期望寿命估算方法的拓展及其在中国高龄老人研究中的应用》，《中国人口科学》2007 年第 6 期。

［206］曾毅等：《老年人口家庭、健康与照料需求成本研究》，科学出版社 2010 年版。

［207］曾友燕、王志红等：《国内外家庭护理需求评估工具的研究现状与启示》，《护理管理杂志》2006 年第 5 期。

［208］曾友燕、王志红、吕伟波等：《上海某社区老年人家庭护理需求的调查分析》，《解放军护理杂志》2008 年第 3 期。

［209］张爱民、蔡飞鸣、邱卓英等：《世界卫生组织残疾评定项目及其与〈国际功能、残疾和健康分类〉的关系》，《中国康复理论与实践》2003 年第 1 期。

［210］张广利、马万万：《我国老人长期照护的模式选择》，《华东理工大学学报》（社会科学版）2012 年第 3 期。

［211］张宏雁：《老年人综合健康评估方法及其应用研究进展》，《中华健康管理学杂志》2010 年第 2 期。

［212］张静、Cieza A.、Stucki G. 等：《国际功能、残疾与健康分类：发展过程和内容效度》，《中国康复理论与实践》2011 年第 1 期。

［213］张恺悌、郭平：《中国人口老龄化与老年人状况蓝皮书》，中国社会出版社 2010 年版。

［214］张勘、董伟：《上海城市社区失能老人长期照料的现况和政策建议》，《中国卫生政策研究》2009 年第 9 期。

［215］张文慧：《老年人社区卫生服务需求调查》，《中国社会医学杂志》2006 年第 3 期。

［216］张文娟、杜鹏：《中国老年人健康预期寿命变化的地区差异：扩张还是压缩?》，《人口研究》2009 年第 5 期。

［217］张小燕、李静思、吴兵：《居家养老服务需求现状的调查报

告——以河北省保定市为例》，《中国市场》2012 年第 31 期。

[218] 张旭升：《日本老年护理发展历程的启示》，《中国社会导刊》
2008 年第 2 期。

[219] 张亚蓉、胡宏伟、李玉娇：《健康状况、群体差异与居家养老服
务保障需求——基于城乡老年人调查的实证分析 》，《广西经济
管理干部学院学报》2011 年第 2 期。

[220] 张艳：《我国农村养老资源及综合养老体系的构建》，《电子科技
大学学报》（社会科学版）2009 年第 5 期。

[221] 张祖平、田军：《上海老年人口养老服务需求调查分析》，《社会
福利》（理论版）2012 年第 8 期。

[222] 赵丛、刘忠泽：《河北省农村养老模式研究》，《青年与社会》
2013 年第 11 期。

[223] 赵怀娟：《老年人长期照护服务供给——国内学者相关研究综
述》，《福建江夏学院学报》2012 年第 5 期。

[224] 赵向红：《城市失能老人长期照料问题的应对之策》，《贵州社会
科学》2012 年第 10 期。

[225] 赵向红、吕青：《家庭政策》，社会科学文献出版社 2012 年版。

[226] 郑清霞、郑文辉：《（我国）长期照顾制度的费用估算与财务处
理》，《台大社工学刊》2007 年第 15 期。

[227] 中共中央党校省部班调研组：《加快建立健全我国养老服务体
系》，《中国党政干部论坛》2011 年第 3 期。

[228] 中国老龄科学研究中心课题组、张恺悌、孙陆军等：《全国城乡
失能老年人状况研究》，《残疾人研究》2011 年第 2 期。

[229] 中国老龄协会课题组：《二十一世纪上半叶中国老龄问题对策研
究》，华龄出版社 2000 年版。

[230] 中华人民共和国卫生部：《中国卫生统计年鉴 2010》，中国协和
医科大学出版社 2010 年版。

[231] 中华人民共和国住房和城乡建设部：《中国城市建设统计年鉴
2013》，中国统计出版社 2014 年版。

[232] 钟建华：《论当代中国"四位一体"的农民养老方式》，《探索》
2011 年第 4 期。

[233] 钟建华、潘剑锋：《农村养老模式比较及中国农村养老之思考》，《湖南社会科学》2009 年第 4 期。

[234] 周国伟：《中国老年人自评自理能力：差异与发展》，《南方人口》2008 年第 1 期。

[235] 周秋光、蒋雯雯、马少珍：《养老服务需求现状及发展趋势——基于长沙市的实证分析》，《中国劳动》2012 年第 5 期。

[236] 朱冬梅：《养老服务需求多元化视角下的社会组织建设》，《山东社会科学》2013 年第 4 期。

[237] 朱微微、郭岩：《老年人长期护理需求及其影响因素的实证分析》，《中国护理管理》2010 年第 12 期。

[238] 住居广士：《日本介护保险》，中国劳动社会保障出版社 2009 年版。

[239] 左冬梅、吴静、王萍：《西安市社区老年人照护服务的利用和需求研究——基于典型社区的调查》，《西北人口》2008 年第 3 期。

附　　录

上次调查问卷编号：□□□□□□□□

《中华人民共和国统计法》第七条规定：　国家机关、企业事业单位和其他组织以及个体工商户和个人等统计调查对象，必须依照本法和国家有关规定，真实、准确、完整、及时地提供统计调查所需的资料，不得提供不真实或者不完整的统计资料，不得迟报、拒报统计资料。

《中华人民共和国统计法》第二十五条规定：统计调查中获得的能够识别或者推断单个统计对象身份的资料，任何单位和个人不得对外提供、泄露，不得用于统计以外的目的。

表　　号：

CRCA2010 – 1
制表机关：民政部
批准机关：国家统计局
批准文号：国统制〔2010〕145 号
有效期至：2011 年 1 月 31 日

* *

2010 年中国城乡老年人口
状况追踪调查城市个人问卷

* *

访问地点：

省（自治区、直辖市）＿＿＿＿＿＿＿＿＿ 市（区）＿＿＿＿＿＿

街道（镇）＿＿＿＿＿＿＿＿＿＿＿＿＿ 居（村）委会＿＿＿＿＿

家 庭 地 址：＿＿＿＿＿＿＿＿＿＿＿＿＿＿＿＿＿＿＿＿＿＿＿＿＿

访问记录：

访问次数	访问日期	成功访问	不在家	拒绝访问	其他（详细注明）
1	月　日				
2	月　日				
3	月　日				

访问员签名：＿＿＿＿＿＿＿＿＿＿＿＿＿ 日期：2010 年＿＿＿月＿＿＿日

督导员签名：＿＿＿＿＿＿＿＿＿＿＿＿＿ 日期：2010 年＿＿＿月＿＿＿日

录入员签名：＿＿＿＿＿＿＿＿＿＿＿＿＿ 日期：2010 年＿＿＿月＿＿＿日

* * * * * * * * *【卷 首 语】* * * * * * * * *

尊敬的老人家：您好！

　　我是中国老龄科学研究中心的访问员，遵照全国老龄工作委员会办公室的部署，正在进行"2010 年中国城乡老年人口状况追踪调查"。按照科学的抽样方法，我们有幸将您选为全国 1.7 亿老年人的代表。通过了解您的生活状况和愿望，我们希望增强对当前我国老年人总体状况和心态的认识，并以此为基础，为政府制定政策提供科学依据，希望能够得到您的支持。

祝您健康长寿，万事如意！

* * * * * * * 【访问对象的挑选】 * * * * * * *

本次调查的对象是您家里60周岁及以上的老年人。请问您家里年龄在60周岁和60周岁以上的成员有几人？

□1人。【调查此人】

□　人。【请用下表确定具体访问对象。方法是，先用人数确定相应的行，再用问卷编号个位数确定相应的列，而位于行列交叉框格中的数字，则代表本户所有适访对象中年龄排在第几（按由大到小排序）的成员的编号，该成员即是本户要访问的对象】

适访对象人数	问卷编号个位数									
	1	2	3	4	5	6	7	8	9	0
2	2	1	1	2	1	2	2	1	2	1
3	3	2	1	2	1	3	1	3	2	3
4	4	1	2	3	3	4	1	2	4	2
5	5	4	3	1	2	2	3	4	5	1
6	6	5	1	2	4	3	1	4	5	6
7	7	1	4	3	6	2	5	3	7	2
8	3	4	5	7	1	2	6	8	8	7

【访问员注意如果被抽出的访问者当时不在，请另约时间】

该户的访问对象确认为【访问员记录】号。

下面，我希望与（被访者姓名）谈谈。

■ 本问卷答案没有对错之分，但一定要能够反映被访者的真实情况。
■ 本问卷的题型分为两类：一类为选择题，另一类为填空题。
■ 单选题：请在答案中选择一个在相应的□中标明数字。
■ 没有注明为"复选题"的选择题，一律为单选题，只能选择一个选项。
■ 复选题：请在相应的选择□中打√。
■ 填空题：请填入反映被访者真实情况的答案（数字）。
■ 如果选择"其他"项需要详述的，请在问卷空白处给予尽可能详细的说明。

*********【填表说明】*********

A 访问员：首先，我们想了解您的一些基本情况。

A1【访问员观察】被访者性别：

1 男　　　　　2 女　　　　　　　　　　　　□

A2　您的年龄是多少周岁？　　　　　_____周岁

A3　您的文化程度：

1 不识字　2 私塾　3 小学　4 初中　5 中专/高中

6 大专　7 大学及以上　　　　　　　　　　□

A4　您属于哪个民族？

1 汉族　　2 ____族（请写出少数民族名称）　□

A5　您目前的婚姻状况属于下列哪种情况？

1 有配偶同住　　2 有配偶不同住　　　　　□

3 丧偶　　　　　4 离婚　　　　5 未婚

（略）

B 访问员：现在，我们想了解一些您在退休和就业方面的情况。

（略）

B1.4　您退（离）休前的工作单位属于什么性质？

1 党政机关　2 事业单位　3 国有企业　4 集体企业　□

5 三资企业　6 民营企业　7 部队　　　8 其他（请详述）____

（略）

D **访问员：下面，我们想了解您家的居住、家庭设施和居家环境方面的事情。**

（略）

D11　您在本社区住多少年了？_____年

E **访问员：下面，我们想了解一下您所在街道和社区的情况。**

（略）

E6　本社区有下列服务吗？今年您有没有用过？您认为自己需要吗？（复选题）

	当地有	用过	需要
A 上门护理	□	□	□
B 上门看病	□	□	□
C 聊天解闷	□	□	□
D 老年人服务热线	□	□	□
E 陪同看病	□	□	□
F 帮助日常购物	□	□	□
G 康复治疗	□	□	□
H 法律援助	□	□	□

E6.1　除了以上服务外，本社区还有下列服务吗？今年您自己有没有用过？花了多少钱？您认为自己现在需要吗？如果需要，您能接受的价格是多少？

	当地有	用过	现在价格	需要	能接受价格	计算单位
I 上门做家务	□	□	_____	□	_____	元/每小时
J 老年饭桌或送饭	□	□	_____	□	_____	元/份
K 日托站或托老所	□	□	_____	□	_____	元/天

（略）

F 访问员：下面，我们想了解一下您的家庭、子女和亲友的情况。

（略）

F2　您现在有几个子女（包括收养的子女）、几个（外）孙子女？
（逐项询问）

	同吃、同住	在外地（不住在本市）	
儿子	＿＿＿人	＿＿＿人	＿＿＿人
儿媳	＿＿＿人	＿＿＿人	＿＿＿人
女儿	＿＿＿人	＿＿＿人	＿＿＿人
女婿	＿＿＿人	＿＿＿人	＿＿＿人
（外）孙子女	＿＿＿人	＿＿＿人	＿＿＿人

F3　目前和您同吃同住在一起的还有哪些人？（逐项询问）

□配偶（如果有）今年＿＿＿周岁？　父母＿＿＿人　其他＿＿＿人

（略）

F11 ＊ 总的来说，您认为自己的子女孝顺吗？

1 很孝顺　2 比较孝顺　3 一般　4 比较不孝顺　5 很不孝顺□

（略）

F15　您觉得自己的经济状况属于下列哪种情况？

1 很宽裕　2 比较宽裕　3 大致够用　4 有些困难　5 很困难□

（略）

F19　您需要时，能帮上忙的亲属有几人？＿＿＿＿人

（略）

F22　您需要时，能帮上忙的朋友有几人？＿＿＿＿人

（略）

G 访问员：现在我们想了解您慢性疾病带病和个人生活方面的情况。

（略）

G2　下列日常生活活动中，哪些事您做起来不费力？或有些困难？
或做不了？

A 吃饭	1 不费力	2 有些困难	3 做不了□
B 穿衣	1 不费力	2 有些困难	3 做不了□
C 上厕所	1 不费力	2 有些困难	3 做不了□
D 上下床	1 不费力	2 有些困难	3 做不了□
E 扫地	1 不费力	2 有些困难	3 做不了□
F 日常购物	1 不费力	2 有些困难	3 做不了□
G 做饭	1 不费力	2 有些困难	3 做不了□
H 洗衣	1 不费力	2 有些困难	3 做不了□
I 提起 20 斤重物	1 不费力	2 有些困难	3 做不了□
J 管理个人财务	1 不费力	2 有些困难	3 做不了□
K 步行 3—4 里	1 不费力	2 有些困难	3 做不了□
L 洗澡	1 不费力	2 有些困难	3 做不了□
M 在室内走动	1 不费力	2 有些困难	3 做不了□
N 上下楼梯	1 不费力	2 有些困难	3 做不了□
O 使用电话	1 不费力	2 有些困难	3 做不了□
P 乘坐公交车	1 不费力	2 有些困难	3 做不了□

G3 您现在的日常生活需要别人照料吗？1 需要 0 不需要 （跳问 G4）□

（略）

G4 您家里是否还有其他需要照料的人？1 有 2 没有 （跳问 G5） □

（略）

H 访问员：下面我们想了解一下您的身体健康状况和就医情况。

（略）

H10 现在，您觉得自己的健康状况怎么样？

1 很差 2 较差 3 一般 4 较好 5 很好□

（略）

* *

访问员：为了便于单位核实我对您的访问情况，请留下您（或家人）的姓名和联系电话。

被访者（或家人）签名＿＿＿＿与被访者关系＿＿＿＿电话号码＿＿＿＿＿＿＿＿

调查到此结束，多谢您的支持与合作！

* *

2010 年中国城乡老年人口状况
追踪调查农村个人问卷

* *

访问地点：

省（自治区、直辖市）_____ 县（市）_____

乡（镇）_____ 村（居）委会_____

家 庭 地 址：_____

访问记录：

访问次数	访问日期	成功访问	不在家	拒绝访问	其他（详细注明）
1	月　日				
2	月　日				
3	月　日				

访问员签名：_____ 日期：2010 年____月____日

督导员签名：_____ 日期：2010 年____月____日

录入员签名：_____ 日期：2010 年____月____日

* * * * * * * * *【卷 首 语】* * * * * * * * *

尊敬的老人家：您好！

我是中国老龄科学研究中心的访问员，遵照全国老龄工作委员会办公室的部署，正在进行"2010 年中国城乡老年人口状况追踪调查"。按照科学的抽样方法，我们有幸将您选为全国 1.7 亿老年人的代表。通过了解您的生活状况和愿望，我们希望增强对当前我国老年人总体状况和心态的认识，并以此为基础，为政府制定政策提供科学依据，希望能够得到您的支持。

祝您健康长寿，万事如意！

＊＊＊＊＊＊＊【访问对象的挑选】＊＊＊＊＊＊＊

本次调查的对象是您家里 60 周岁及以上的老年人。请问您家里年龄在 60 周岁和 60 周岁以上的成员有几人？

□1 人。【调查此人】

□ 人。【请用下表确定具体访问对象。方法是，先用人数确定相应的行；再用问卷编号个位数确定相应的列，而位于行列交叉框格中的数字，则代表本户所有适访对象中年龄排在第几（按由大到小排序）的成员的编号，该成员即是本户要访问的对象】

适访对象人数	问卷编号个位数									
	1	2	3	4	5	6	7	8	9	0
2	2	1	1	2	1	2	2	1	2	1
3	3	2	1	2	1	3	1	3	2	3
4	4	1	2	3	3	4	1	2	4	2
5	5	4	3	1	2	2	3	4	5	1
6	6	5	1	2	4	3	1	4	5	6
7	7	1	4	3	6	2	5	3	7	2
8	3	4	5	7	1	2	6	8	8	7

【访问员注意如果被抽出的访问者当时不在，请另约时间】

该户的访问对象确认为【访问员记录】号。

下面，我希望与（被访者姓名）谈谈。

■ 本问卷答案没有对错之分，但一定要能够反映被访者的真实情况。
■ 本问卷的题型分为两类：一类为选择题，另一类为填空题。
■ 单选题：请在答案中选择一个选项在相应的□中标明数字。
■ 没有注明为"复选题"的选择题，一律为单选题，只能选择一个选项。
■ 复选题：请在相应的选择□中打√。
■ 填空题：请填入反映被访者真实情况的答案（数字）。
■ 如果选择"其他"项需要详述的，请在问卷空白处给予尽可能详细的说明。

＊＊＊＊＊＊＊＊【填表说明】＊＊＊＊＊＊＊＊

A 访问员：首先，我们想了解您的一些基本情况。

A1【访问员观察】被访者性别：

1 男　　　2 女　　　　　　　　　　　　　　　　　□

A2　您的年龄是多少周岁？　　　　　　＿＿＿＿周岁

A3　您的文化程度：

1 不识字　2 私塾　3 小学　4 初中　5 中专/高中

6 大专　7 大学及以上　　　　　　　　　　　　　　□

A4　您属于哪个民族？

1 汉族　　2 ＿＿＿＿族（请写出少数民族名称）　　□

A5　您目前的婚姻状况属于下列哪种情况？

1 有配偶同住　2 有配偶不同住　　　　　　　　　　□

3 丧偶　　　　　4 离婚　　　　5 未婚

（略）

D 访问员：下面，我们想了解您家的居住、家庭设施和居家环境方面的事情。

（略）

D11　您在本村住多少年了？＿＿＿＿年

（略）

E 访问员：下面，我们想了解一下您所在乡镇和村里的情况。

（略）

E6　本村有下列服务吗？今年您有没有用过？您认为自己需要吗？
（复选题）

	当地有	用过	需要
A 上门护理	☐	☐	☐
B 上门看病	☐	☐	☐
C 聊天解闷	☐	☐	☐
D 康复治疗	☐	☐	☐
E 法律援助	☐	☐	☐
F 上门做家务	☐	☐	☐

（略）

F 访问员：下面，我们想了解一下您的家庭、子女和亲友的情况。

（略）

F2　您现在有几个子女（包括收养的子女）、几个（外）孙子女？
（逐项询问）

```
          同吃、同住      在外地（不住在本县）
儿子        ____人        ____人            ____人
儿媳        ____人        ____人            ____人
女儿        ____人        ____人            ____人
女婿        ____人        ____人            ____人
（外）孙子女  ____人        ____人            ____人
```

F3　目前和您同吃同住在一起的还有哪些人？（逐项询问）

☐配偶（如果有）今年____周岁？　父母____人　其他____人

（略）

F11 *　总的来说，您认为自己的子女孝顺吗？

1 很孝顺　2 比较孝顺　3 一般　4 比较不孝顺　5 很不孝顺☐

（略）

F15　您觉得自己的经济状况属于下列哪种情况？

1 很宽裕　2 比较宽裕　3 大致够用　4 有些困难　5 很困难□

（略）

F19　您需要时，能帮上忙的亲属有几人？　　　　　_____人

（略）

F22　您需要时，能帮上忙的朋友有几人？　　　　　_____人

（略）

G 访问员：现在我们想了解您慢性疾病带病和个人生活方面的情况。

（略）

G2　下列日常生活活动中，哪些事您做起来不费力？或有些困难？或做不了？

A 吃饭	1 不费力	2 有些困难	3 做不了□
B 穿衣	1 不费力	2 有些困难	3 做不了□
C 上厕所	1 不费力	2 有些困难	3 做不了□
D 上下床	1 不费力	2 有些困难	3 做不了□
E 扫地	1 不费力	2 有些困难	3 做不了□
F 日常购物	1 不费力	2 有些困难	3 做不了□
G 做饭	1 不费力	2 有些困难	3 做不了□
H 洗衣	1 不费力	2 有些困难	3 做不了□
I 提起 20 斤重物	1 不费力	2 有些困难	3 做不了□
J 管理个人财务	1 不费力	2 有些困难	3 做不了□
K 步行 3—4 里	1 不费力	2 有些困难	3 做不了□
L 洗澡	1 不费力	2 有些困难	3 做不了□
M 在室内走动	1 不费力	2 有些困难	3 做不了□
N 上下楼梯	1 不费力	2 有些困难	3 做不了□
O 使用电话	1 不费力	2 有些困难	3 做不了□
P 乘坐公交车	1 不费力	2 有些困难	3 做不了□

G3　您现在的日常生活需要别人照料吗？1 需要

0 不需要（跳问 G4）□

（略）

G4　您家里是否还有其他需要照料的人？1 有

2 没有（跳问 G5）　□

（略）

H 访问员：下面我们想了解一下您的身体健康状况和就医情况。

（略）

H10　现在，您觉得自己的健康状况怎么样？

1 很差　2 较差　3 一般　4 较好　5 很好□

（略）

＊＊＊＊＊＊＊＊＊＊＊＊＊＊＊＊＊＊＊＊＊＊＊＊＊＊

访问员：为了便于单位核实我对您的访问情况，请留下您（或家人）的姓名和联系电话。

被访者（或家人）签名＿＿＿与被访者关系＿＿＿电话号码＿＿＿＿＿

调查到此结束，多谢您的支持与合作！

后　记

　　这本著作由我的博士学位论文改写而成。2011 年，攻读博士作为个人"十二五"规划提上了议事日程。此后，经历了从复习备考、笔试面试、课程学习到论文选题、开题报告、论文写作、检测送审、正式答辩等诸多环节的学习过程，2015 年终于收获学习成果。

　　感谢我的导师魏礼群教授。从入学伊始就教导我要以学习理论、研究政策、解决问题为目标，注重理论与实践相结合，力争学有所成、学以致用；带领我参与国家社科基金科研项目，为我创造独立开展科研工作的平台和与相关领域专家学者交流的机会；认真审读长达 20 万字的论文初稿，提出了许多具体修改意见。感谢导师组张秀兰教授和徐月宾教授，从确定选题到论文开题、写作、送审及答辩等环节，一直费心把关。感谢北京大学宋新明教授和中国社会科学院孟宪范编审，分别在核心概念界定、测量指标方面和理论工具、分析框架方面给予了有针对性的指导。感谢中国人民大学姚远教授，北京师范大学社发院陶传进教授、金承刚副教授、萨支红副教授在答辩期间的指导，以及任放博士、徐晓新博士、李晓辉同学的帮助。感谢全国老龄办的领导、同事和伙伴们，以及中国老龄科研中心对使用调查数据提供的支持。

　　本书出版得到了教育部重大攻关项目"社会管理体制创新研究"（项目编号：11JZD026）的资助和中国社会科学出版社的大力支持，有关同志对本书的编辑、出版做了大量工作。对此，一并致以诚挚谢意。